成人心脏外科术后
治疗技术与护理实践

吴怡锦　曾晓东　｜　主编
吴　敏　霍建峰

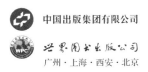

中国出版集团有限公司

世界图书出版公司
广州·上海·西安·北京

图书在版编目（CIP）数据

成人心脏外科术后治疗技术与护理实践 / 吴怡锦等
主编 . -- 广州 : 世界图书出版广东有限公司，2024.
11. -- ISBN 978-7-5232-1847-1

Ⅰ. R654.2；R473.6

中国国家版本馆 CIP 数据核字第 2024RM4950 号

书　　名	成人心脏外科术后治疗技术与护理实践
	CHENGREN XINZANG WAIKE SHUHOU ZHILIAO JISHU YU HULI SHIJIAN
主　　编	吴怡锦　曾晓东　吴　敏　霍建峰
责任编辑	曹桔方　冯彦庄　马晓君
装帧设计	北京迪睿科技有限公司
责任技编	刘上锦
出版发行	世界图书出版有限公司　世界图书出版广东有限公司
地　　址	广州市海珠区新港西路大江冲 25 号
邮　　编	510300
电　　话	（020）84460408
网　　址	http://www.gdst.com.cn
邮　　箱	wpc_gdst@163.com
经　　销	各地新华书店
印　　刷	广州市迪桦彩印有限公司
开　　本	710mm×1000mm　1/16
印　　张	21.75
字　　数	345 千字
版　　次	2024 年 11 月第 1 版　2024 年 11 月第 1 次印刷
国际书号	ISBN 978-7-5232-1847-1
定　　价	88.00 元

| 序 |

　　心脏外科手术代表了医学技术和手术技能的最高水平。从心脏瓣膜置换到冠状动脉搭桥，再到心脏移植、左心辅助，每一次手术都凝聚了无数心脏外科医疗工作者的心血和智慧。在心脏外科手术的发展历程中，技术的不断进步和创新极大地提高了手术成功率和患者生存质量。手术后的恢复过程同样复杂，需要专业的治疗技术和精细的管理。对于心脏外科手术患者而言，术后管理和护理是确保患者手术后顺利康复、预防并发症、提高手术成功率的关键环节。从术后第一时间的生命体征监测到术后并发症的综合治疗，再到长期的康复和随访，每一个环节都需要医护人员具备扎实的理论知识和丰富的实践经验。基于此，我们编写了《成人心脏外科术后治疗技术与护理实践》一书，旨在为心脏外科医护人员提供系统、全面、实用的指导。

　　本书编写结构紧密，内容详实，共分为十章，涵盖了术后管理的各个方面。第一章对心脏外科手术的发展史、类型和常见术式等进行了介绍。后续章节详细介绍了呼吸支持与管理、循环支持与管理、循环系统护理、疼痛管理与镇静、营养支持与管理、伤口管理与控制、感染与抗生素、术后康复锻炼与长期管理等具体的术后管理和护理策略。

　　《成人心脏外科术后治疗技术与护理实践》不仅是一部专业的书籍，更是广东省人民医院心外科全体医护人员对医学事业和患者健康的承诺。我们希望心脏外科医护人员能从本书中获益良多，提升术后治疗水平，帮助更多患者顺利渡过术后康复期，重获健康。

南方医科大学附属广东省人民医院心外科行政副主任

黄劲松

2024 年 6 月

| 前　言 |

心脏外科作为临床外科的重要分支之一，承载着拯救生命和改善患者生活质量的使命。从心脏瓣膜置换、冠状动脉搭桥到复杂的大血管手术和心脏移植，心脏外科手术的发展不断推动现代医学技术的进步。然而，心脏外科手术只是治疗的开始，术后的管理与护理在患者康复中扮演着至关重要的角色。因此，我们编写了《成人心脏外科术后治疗技术与护理实践》一书，旨在为心脏外科临床医护人员提供全面、系统的术后管理和护理实践指导。

在本书的编写过程中，我们聚焦于最新的心脏外科术后治疗技术和护理实践，以严谨的科学态度和丰富的临床经验为基础，涵盖了从呼吸支持、循环管理、营养支持、感染控制等多个方面的内容。全书共分为十章，内容详实，结构清晰，力求为读者提供科学、有价值的参考资料。第一章概述介绍了心脏外科手术的发展史、类型和常见术式、术后常见并发症和心外重症监护室的基本设施，为读者提供了全面的背景知识。第二章和第三章重点介绍了呼吸支持与管理、循环支持与管理的核心技术，如 ECMO、IABP 的应用与管理，呼吸机的使用与撤离策略等，旨在帮助医护人员掌握关键的术后生命支持技能。第四章和第五章详细探讨了循环系统的护理策略和镇痛镇静的原则，强调了个体化治疗的重要性，以提高患者的术后恢复效果。第六章至第八章涵盖了营养支持与管理、伤口管理与感染控制以及抗生素使用等方面的内容，提供了具体的操作指

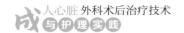
南和护理策略，帮助医护人员在实际工作中有效预防和处理术后并发症。第九章和第十章关注术后康复锻炼与长期管理、重症评分和血气分析，指导医护人员制订科学的康复计划和长期随访方案，确保患者在出院后的健康状况持续改善。本书的编写离不开所有编者的辛勤付出和智慧结晶。在此，我们特别感谢所有参与编写和审校的专家学者，他们的专业知识和实践经验是本书高质量内容的有力保障。希望本书的出版能够为广大心脏外科临床医护人员提供实用的参考，推动成人心脏外科术后治疗技术与护理实践的不断进步，造福更多患者。

本书共十章，第一章由吴敏、吴怡锦、曾晓东和黄劲松等编写；第二章由吴怡锦、曾晓东和霍建峰等编写；第三章由曾晓东、吴怡锦和吴敏等编写；第四章由霍建峰、陈官映和郭晨等编写；第五章由曾晓东、吴怡锦和霍建峰等编写；第六章由霍建峰、陈官映和吴燕芬等编写；第七章由郭晨、吴燕芬和陈官映等编写；第八章由曾晓东、吴敏和吴怡锦等编写；第九章由吴燕芬、郭晨和吴心意等编写；第十章由郭晨、吴燕芬和吴心意等编写。

我们深知医学的进步永无止境，心脏外科术后管理和护理实践也在不断更新和发展。期待读者在阅读本书的过程中能够结合临床实际，不断总结和创新，为心脏外科术后治疗、护理事业贡献更多的智慧和力量。

编　者

2024 年 6 月

| 目　录 |

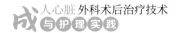

第一节　心脏外科手术概述

心脏外科是治疗心血管疾病的外科学科，其发展历程充满了挑战与成就。与其他外科技术相比，心脏外科技术是一项复杂而关键的医学技术。它的起源和发展既是现代医学进步的象征，也是医学团队合作的典范。本节将概述心脏外科手术的起源、历史发展以及当前的进展状况。

1　心脏外科手术的起源与历史

早在 2000 多年前，中国古代医学家就开始使用牛膝、玄参等草药治疗心脏病。心脏外科手术的雏形可以追溯到 19 世纪初。1812 年，英国医生库珀（Cooper）首次成功完成心包穿刺术，这是心脏外科手术的雏形，但心脏外科手术直到 20 世纪中叶才真正开始进入现代化阶段。在 20 世纪早期，由于对心脏的复杂性和手术风险缺乏足够的认识，心脏外科手术几乎被认为是不可能的。当时，医学界对心脏的结构和功能了解有限，手术治疗心脏疾病被视为极具挑战性和高风险。然而，随着对心脏解剖学和生理学的深入研究，以及外科技术的不断进步，心脏外科手术逐渐成为现实。

1938 年，美国外科医生罗伯特·格罗斯（Robert E. Gross）成功地进行了世界上第一例治疗先天性心脏病的外科手术，为一个 5 岁男孩修复了动脉导管未闭，开创了心血管外科手术的先河。这一突破性的手术打开了心脏外科领域发展的大门,激发了更多医生对心脏外科手术的兴趣与研究。20 世纪 50 年代,心脏外科手术迎来了重要的里程碑。美国外科医生阿尔弗雷德·布莱洛克(Alfred Blalock)成功完成了世界上第一例开胸心脏手术——房间隔缺损修补术。1953 年,美国医生约翰·吉本(John Gibbon)首次成功完成心肺机械辅助循环手术,为心脏外科手术提供了可靠的技术支持。此后,心脏外科手术得以快速发展。1967 年,南非医生克里斯蒂安·巴纳德(Christiaan Barnard)完成了世界上第一例心脏移植手术,使心脏外科手术迈上了新的台阶。此后,随着技术的不断改进,心脏外科手术经历了快速的发展和进步。心脏瓣膜置换术、冠状动脉搭桥手术、心脏移植术等技术的逐步完善和推广,使各种心脏外科手术的成功率得到了大幅提高。

2 心脏外科手术的进展与创新

随着医学科技的不断进步,心脏外科手术在过去几十年中取得了巨大的发展,不断涌现出新的技术和设备。在心脏瓣膜置换术领域,随着材料科学和生物技术的发展,人工瓣膜的设计和材料不断改进,生物瓣膜的应用也越来越广泛,大大提高了手术的成功率和患者的生活质量。相比于传统的心脏瓣膜手术是通过开放性手术来修复或替换受损的瓣膜,介入性心脏瓣膜手术技术则是经皮主动脉瓣膜置换术和经皮二尖瓣膜置换术,使手术创伤进一步降低,患者的术后恢复时间大大缩短,减少了手术后的并发症。

先天性心脏病是患者在胚胎发育期间就已经存在心脏结构或功能异常,给患者及其家庭带来了极大的负担和困扰。过去,大多数先天性心脏病患者在婴儿期或儿童早期就夭折了。传统的治疗方法主要是开胸手术,但开胸手术存在创伤大、复杂度高等不利因素。随着先进技术的发展,新型治疗方法也在不断涌现,为先天性心脏病患者带来新的希望。目前常用的治疗方法有心脏介入治疗和基于干细胞治疗的先天性心脏病治疗。心脏介入治疗术可以解决很多传统治疗方法无法解决的临床问题,呈现出较强的优越性。利用心脏介入治疗技术,可有效治疗各种心脏病,包括先天性心脏病。干细胞治疗具有不断更新和分化的特点，对于心肌细胞的再生和修复都具有很好的潜力，这种技术没有传统手术的副作用和创伤，实验室和临床实践结果表明干细胞治疗先天性心脏病的成功率不断提高。随着技术的进步，先天性心脏病患者能够得到有效治疗，并获得长期生存。

冠状动脉搭桥术是另一项重要的心脏外科手术，用于治疗冠状动脉疾病。随着医疗技术的进步，除了传统的开胸术，手术方式开创了微创手术、杂交手术，另外还有新型材料的应用，比如生物相容性材料和药物洗脱支架，辅助工具进展还衍生出影像导航技术和机器人辅助系统。此外，基因检测可以了解患者的遗传信息和疾病特征，为冠状动脉搭桥术患者制定更为精准的个体化治疗策略。这些进展和创新不仅提高了手术效果和患者满意度，也使得搭桥手术变得更加安全和有效，进而为冠心病患者带来了更多选择和希望。

主动脉夹层是危及生命的心血管急危重症，需要立即干预。主动脉夹层的治疗需要综合考虑夹层的类型、患者的具体情况以及治疗技术的可行性。传统的开胸手术直接血管置换，手术难度大、创伤大、术后并发症多。近年来，经导管主动脉腔内修复术的发展，使得一些患者可以通过介入性方式进行治疗，这大大降低了手术风险。随着医疗技术的不断进步，主动脉夹层的治疗策略和技术也在不断完善和发展。分型与策略的精细化、体外循环技术的改进、经典象鼻手术的创新、根部替换术和全主动脉替换术的应用等，都为主动脉夹层的治疗提供了更多的选择和可能性。未来，随着技术的进一步发展，主动脉夹层的治疗效果将进一步提高，患者的生活质量也将得到更好的保障。

心脏移植作为一种治疗晚期心脏疾病的重要手段，为那些无法通过其他手术或治疗方法得到缓解病情的患者提供了生机。近年来，心脏移植领域也取得了一系列新的进展与研究，为心脏移植技术的改进和发展提供了新的方向。例如，供体保护技术、遗传工程心脏移植、心脏再生研究、免疫抑制新药的不断改进和左心辅助装置的应用，这些新的技术和研究为心脏移植手术的效果和患者的生活质量提供了新的可能性。未来，随着技术的不断发展和研究的深入，心脏移植手术有望成为一种更加安全、有效的治疗心脏疾病的方法，并给心脏病

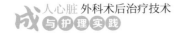
患者带来更多福音。

近年来，微创手术技术的应用和推广使得心脏手术更加安全和便捷。通过小切口或介入技术，可以实现更快的康复和减少并发症。另外，心脏导航技术和3D打印技术的应用也为手术提供了更精确的定位和更个性化的方案，进一步提高了手术的成功率和患者的生活质量。

随着计算机技术和多种影像学技术的不断发展和进步，心脏外科手术的精准度也得到了极大的提升，大大降低了手术的风险，减少了并发症的发生率。心脏外科手术的发展方向将更加注重个性化治疗。随着基因检测技术的不断成熟，医生可以更加准确地了解患者的基因情况，进而实现精准治疗。另外，虚拟现实技术的应用也将成为心脏外科手术的重要发展趋势之一。通过虚拟现实技术，医生可以在模拟环境中进行手术模拟操作，提前排除潜在的手术风险。此外，3D打印技术也将在心脏外科手术中得到广泛应用，通过3D打印技术，医生可以制造出精准的人工心脏瓣膜、血管支架等医疗器械，为手术治疗提供更加精准的工具。

总之，心脏外科手术作为治疗心脏疾病的重要手段，经历了漫长的发展历程，取得了巨大的成就和进步。随着医学技术的不断进步和创新，我们相信，心脏外科手术将会在治疗心脏疾病方面发挥更加重要和积极的作用，为更多患者带来健康和希望。

参考文献

[1] Sobczak-Budlewska K, Łubisz M, Moll M, et al. 30 years experience with the arterial switch operation: risk of pulmonary stenosis and its impact on post-operative prognosis [J]. Cardiol Young, 2023, 33(9):1550-1555.

[2] Brock S R. The Surgical Treatment of Pulmonary Stenosis [J]. Br Heart J, 1961, 23(4):337-356. PMID: 18610157.

[3] Blalock A, Taussig H B. Landmark article May 19，1945: The surgical treatment of malformations of the heart in which there is pulmonary stenosis or

pulmonary atresia. By Alfred Blalock and Helen B. Taussig [J]. JAMA. 1984, 251(16):2123-2138. PMID: 6368878.

[4] Lillehei C W, Varco R L. The first open-heart repairs of ventricular septal defect, atrioventricular communis, and tetralogy of Fallot using extracorporeal circulation by cross-circulation: A 30-year follow-up [J]. Annals of Thoracic Surgery, 1955, 79(6): 2166-2170.

[5] Carpentier A, Loulmet D, Carpentier A, et al. Open heart operation under videosurgery and minithoracotomy. First case (mitral valvuloplasty) operated with success [J]. C R Acad Sci III, 1996, 319(3):219-223. French. PMID: 8761668.

[6] Bonow R O, Carabello B A. ACC/AHA 2006 guidelines for the management of patients with valvular heart disease: a report of the American College of Cardiology/ American Heart Association Task Force on Practice Guidelines (writing Committee to Revise the 1998 Guidelines for the Management of Patients With Valvular Heart Disease): developed in collaboration with the Society of Cardiovascular Anesthesiologists: endorsed by the Society for Cardiovascular Angiography and Interventions and the Society of Thoracic Surgeons [J]. Circulation, 114(5): e84-e231.

[7] Cohn L H, Edmunds Jr L H. Cardiac Surgery in the Adult [M]. New York: McGraw-Hill Education, 2018.

[8] Bonow R O, Gersh B J. Valvular Heart Disease: A Companion to Braunwalds Heart Disease [M]. Philadelphia: W. B. Saunders, 2012.

[9] Hoffman J I E, Kaplan S. The Incidence of Congenital Heart Disease [J]. Journal of the American College of Cardiology, 2022, 39(12): 1890-1900.

[10] Andrew B G, Peter C, Michael B, et al. Interfacility Transfer of Medicare Beneficiaries with Acute Type A Aortic Dissection and Regionalization of Care in the United States [J]. Circulation, 2019, 140(15): 1239-1250.

[11] Dake M D, Kato N, Mitchell R S, et al. Endovascular stent-graft placement for the treatment of acute aortic dissection [J]. New Engl J Med, 1999, 340 (20): 1546-

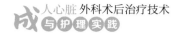
1552.

[12] Morris A A, Khazanie P, Drazner M H, et al. American Heart Association Heart Failure and Transplantation Committee of the Council on Clinical Cardiology ; Council on Arteriosclerosis, Thrombosis and Vascular Biology: Council on Cardiovascular Radiology and Intervention; and Council on Hypertension. Guidance for Timely and Appropriate Referral of Patients With Advanced Heart Failure: A Scientific Statement From the American Heart Association [J]. Circulation, 2021, 144(15):e238–e250.

[13] Obradovic D, Freund A, Feistritzer H J, et al. Temporary mechanical circulatory support in cardiogenic shock [J]. Prog Cardiovasc Dis, 2021, 69:35–46.

[14] Matsuda H, Ichikawa H, Ueno T, et al. Heart transplantation for adults with congenital heart disease: current status and future prospects [J]. Gen Thorac Cardiovasc Surg, 2017, 65(6):309–320.

第二节　心脏外科手术类型与常见术式

心脏外科手术是治疗心脏疾病的重要手段，涉及多种手术类型和术式。本节内容将结合广东省人民医院心外科治疗经验和最新的循证医学证据，介绍成人心脏外科手术的常见类型，包括心脏瓣膜病、成人先天性心脏病、主动脉夹层、冠心病、心脏移植和左心辅助等。

1 心脏瓣膜病

1.1 瓣膜修复

瓣膜修复手术旨在通过修复受损的瓣膜组织，以保留原有的瓣膜结构和功能。这种手术适用于瓣膜病变不严重且瓣膜结构尚未严重破坏时，如二尖瓣整形术、三尖瓣整形术等，其优点在于保留了患者自身的瓣膜组织，减少了人工瓣膜带来的风险，且预后效果较好。常见的瓣膜修复手术包括瓣环缝合术和瓣叶修补术。其中瓣叶修补术针对瓣叶进行修复，可能涉及修剪、缝合或重建，以改善瓣膜的闭合功能。这种手术常用于二尖瓣狭窄或关闭不全的患者。

1.2 瓣膜置换

瓣膜置换术是指用人工瓣膜替换病变的心脏瓣膜的手术。瓣膜置换术适用于瓣膜病变严重、瓣膜结构受损严重或瓣膜成形术无法修复的患者，其目的是完全移除受损的瓣膜，并置换成人工瓣膜。根据材料不同，人工瓣膜可分为机械瓣和生物瓣两大类。

心脏人工瓣膜的选择，是根据患者年龄、存在抗凝禁忌症或高风险与否、患者自身依从性、生活方式或个人意愿等综合决定。但最主要决定因素是患者的个人意愿、年龄、预期寿命、抗凝治疗的适应证 / 禁忌证、合并症及其未来再次手术的风险。

机械瓣以合金不锈钢或其他材料为瓣架，装上活动灵便的热解碳的瓣片，具有耐酸、耐碱、耐高温和耐磨等特性。机械瓣适合人群有以下 2 种：① 60 岁以下且预期寿命较长的患者，在接受主动脉瓣或二尖瓣置换术且无抗凝禁忌症或高风险时，特别是术前持续房颤和多瓣膜病变患者。60～65 岁接受主动脉瓣或二尖瓣置换术且无抗凝禁忌症或高风险的患者，根据个人意愿选择机械瓣膜或者生物瓣膜。②不适合植入生物瓣的患者。如患者主动脉根部细小，或左室较小，左室流出道不宽，这种情况下二尖瓣位置植入生物瓣常常可以导致左室流出道继发狭窄，支持使用机械瓣。机械瓣耐久性好，但需要终身抗凝治疗。缺点：①表面易形成血栓，须终身服用抗凝药华法林，定期抽血复查凝血酶原时间（PT）、国际标准化比值（INR），有出血或栓塞风险。②瓣膜本身开放时有"咔嗒"的声音，如同机械手表一样，需要适应。③机械瓣膜功能可能出现障碍，需再次手术干预。

生物瓣是由合金不锈钢或高分子材料制成瓣架，在其上缝制经过特殊处理的生物组织膜（目前以猪主动脉瓣、牛心包、牛主动脉瓣等较为常用）作为瓣膜。生物瓣柔韧、灵活，与人体心脏自身"原装"的瓣膜更为相似，置换后更接近正常的血流动力学状态。生物瓣适合人群有以下 6 种：①超过 65 岁，需要接受主动脉瓣或二尖瓣置换术的患者，没有特殊禁忌。②因生活方式不同，不愿终身进行抗凝治疗的患者。③处于孕期或有怀孕计划的育龄女性。④活动量较大，因条件限制，无法坚持定期血液检查的患者。⑤对生活质量要求较高，不愿在饮食、服药和运动方面受到限制的患者。⑥因出血史、受伤风险增高，无法进行抗凝治疗的患者。生物瓣无须终身抗凝，一般只需服用华法林 3～6 个月即可，抗凝治疗的相关并发症风险低。缺点：①生物瓣寿命相对较短，易衰败，一般寿命在 8～15 年。②费用相对较高。③由于结构原因，生物瓣的瓣架更大，对于本身体重轻、瓣环小的患者，可能存在生物瓣放不进去的情况，术中需行瓣环扩大或改换机械瓣。

1.3 胸腔镜手术

近年来，随着技术的进步，一些瓣膜手术可以通过微创手术进行，这种手术通常称为胸腔镜手术。相比传统的开放性手术，胸腔镜手术具有更小的创伤、更快的康复和更低的术后并发症风险的特点。常见的胸腔镜瓣膜手术包括腔镜二尖瓣修复术或置换术、三尖瓣修复术或置换术、主动脉瓣膜修复术或置换术等。其中，经导管介入主动脉瓣置换（TAVI）术具有无须开胸、创伤小、恢复快等特点。介入瓣膜手术往往是无法耐受传统开放手术患者所选择的替代方案。对于相对低危的患者要考虑年龄：小于 65 岁的患者首选外科手术，大于 80 岁的首选 TAVI，65～80 岁的则需根据具体情况研究决定。

2 成人先天性心脏病

成人先天性心脏病是指在出生时已经存在，但在成年后才被发现或诊断的心脏结构存在异常。治疗成人先天性心脏病通常需要进行心脏外科手术，修复或改善心脏结构和功能。以下是成人先天性心脏病常见的手术类型。

2.1 房室间隔缺损修复术

房室间隔缺损是指心脏的房室之间存在异常通道，导致氧合血和非氧合血在心脏内混合。这种病变会导致心脏负荷增加、肺动脉高压等并发症，进一步影响心功能。手术目的是关闭异常通道，恢复正常的心脏结构和功能。常见的房室间隔缺损修复术包括房室间隔缺损修补术和补片修复术。

（1）房室间隔缺损修补术：通过手术将房室缺损处进行缝合或修补，以关闭异常通道。

（2）补片修复术：使用人造补片或自体组织修复房室缺损，以避免氧合血和非氧合血混合。

2.2 动脉导管未闭修复术

动脉导管未闭是指出生后动脉导管未能正常关闭，导致氧合血和非氧合血在心脏内混合，延误治疗可导致心力衰竭、肺动脉高压等并发症。手术旨在关闭未闭的动脉导管，恢复正常的血液循环。常见的动脉导管未闭修复术包括介入性封堵术和开胸修补手术。

（1）介入性封堵术：通过导管插入至动脉导管位置，使用封堵材料进行封堵，以关闭动脉导管。

（2）开胸修补手术：对于复杂的动脉导管未闭，需要进行开胸手术，通过手术缝合或其他方法关闭动脉导管。

2.3 瓣膜修复或置换术

成人先天性心脏病可能伴随有瓣膜病变，如二尖瓣关闭不全、主动脉瓣狭窄等。针对瓣膜病变，可能需要进行瓣膜修复或置换手术，恢复瓣膜的正常功能。

3 冠心病

冠心病是指冠状动脉供血不足，导致心肌缺血或心肌梗死的疾病。在冠心病的治疗中，心脏外科手术通常用于重症患者或无法通过介入治疗手段改善病情的患者。

3.1 冠状动脉旁路移植术（CABG）

冠状动脉旁路移植术，也称为冠状动脉搭桥术，是治疗冠心病的重要手段。该手术通过搭建旁路，绕过狭窄或闭塞的冠状动脉段，以恢复心肌的血液供应。常见的 CABG 术式包括单旁路移植术和多旁路移植术。

（1）单旁路移植术：搭建一条旁路绕过一条狭窄或闭塞的冠状动脉。

（2）多旁路移植术：搭建多条旁路以绕过多个狭窄或闭塞的冠状动脉段。

手术的方式有 3 种：①体外循环下 CABG；② off-pump CABG（OPCABG）；③微创腔镜 CABG。

桥血管的选择有大隐静脉、胸廓内动脉、桡动脉、胃网膜右动脉、腹壁下动脉、尺动脉等。大隐静脉由于其来源丰富，成为临床上最常使用的旁路血管，但受到移植后静脉要承受动脉压力等多种因素的影响，旁路的 10 年通畅率仅为 50%～60%。中国动脉化冠状动脉旁路移植术专家共识指出，左胸廓内动脉（LITA）的通畅率 1 年达到 98% 左右，5 年达到 95% 左右，10 年仍可超过

90%；右胸廓内动脉（RITA）的通畅率1年达到93%左右，5年达到90%左右，10年仍超过80%；右桡动脉（RA）的通畅率1年达到95%左右，5年达到90%左右，10年仍可超过85%。由于技术难度、手术资源的制约，以及缺乏坚实的循证医学证据，除了左侧胸廓内动脉（LITA）以外的第二支动脉旁路血管的使用目前尚未普及。21世纪以来，随着前瞻性随机对照研究的深入开展，多支动脉冠状动脉旁路移植术（MA-CABG）的临床获益逐渐被重新认识。

3.2 梗死心肌修复术

对于冠心病患者，他们可能会发生心肌梗死导致的心肌损伤，这就可能需要对其进行梗死心肌修复术，以恢复心肌的结构和功能。常见的心肌梗死修复术包括梗死心肌切除术和心肌修复术。

（1）梗死心肌切除术：切除心肌梗死区域，以减轻心脏的负荷并改善心脏功能。

（2）心肌修复术：使用自体组织、补片或其他方法修复心肌梗死区域，以恢复心脏功能。

3.3 冠状动脉内血管成形术

冠状动脉内血管成形术，通常称为经皮冠状动脉成形术（PTCA）或冠状动脉介入治疗（PCI），是一种通过血管内介入手段治疗冠心病的方法。它虽然不是传统的开放性手术，但也是治疗冠心病的重要手段之一。常见的PTCA/PCI术式包括球囊扩张术和支架植入术。

（1）球囊扩张术：使用球囊扩张狭窄的冠状动脉，进而恢复血流通畅。

（2）支架植入术：在扩张后的冠状动脉段植入支架，以维持血管通畅。

4　主动脉夹层

主动脉夹层是严重威胁生命的心血管疾病，通常需要紧急进行外科手术治疗，以防止夹层进一步扩展或破裂，导致死亡等严重并发症，是一种极度凶险的心血管疾病。

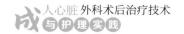

4.1 主动脉夹层修复术

主动脉夹层修复术的目标是修复主动脉夹层，防止其进一步扩展或破裂，以恢复主动脉的正常形态和功能。手术类型可以根据夹层的位置、程度和解剖结构的不同而有所不同。常见的主动脉夹层修复术包括开胸手术和主动脉内修复术。

（1）开胸手术：通过开胸手术进行主动脉夹层修复，需要切开胸骨，让心脏停跳并进行主动脉修复。

（2）主动脉内修复术：一些患者可能适合进行主动脉内修复术，通过在动脉内放置支架或修补材料来修复夹层。

4.2 主动脉置换术

由于主动脉夹层的严重程度和解剖特点，可能需要进行主动脉置换术，即移除受损的主动脉段并进行置换。常见的主动脉置换术包括根部主动脉置换术、主动脉弓置换术和其他主动脉置换术。

（1）根部主动脉置换术：通过切除受损的主动脉根部并植入人工主动脉瓣和人工主动脉根部。包括 Bentall 手术（带瓣人工血管主动脉根部替换+双侧冠状动脉开口移植术）、Cabrol 手术（带瓣人工血管主动脉根部替换+双侧冠状动脉开口移植至人造冠状动脉术）、Wheat 手术（保留主动脉窦的主动脉瓣和升主动脉替换术）、David 手术（保留主动脉瓣的主动脉根部替换术）。

（2）主动脉弓置换术：在主动脉夹层涉及主动脉弓时，需要进行主动脉弓置换术，包括对主动脉弓的切除和置换。

其他主动脉置换术还有胸主动脉置换术，腹主动脉置换术，胸、腹主动脉置换术，弓部替换及象鼻手术等。

5 心脏移植

心脏移植是治疗终末期心脏疾病的重要手段，通常用于治疗无法通过其他治疗方法缓解症状或改善预后的严重的心脏衰竭患者。

5.1 心脏单独移植

心脏单独移植是指将患者的病变心脏完全移除，并植入来自供体的健康心脏。手术适用于心脏疾病晚期，如扩张型心肌病、限制性心肌病、难治性心律失常等。心脏单独移植包括以下步骤：

（1）心脏评估：由专业的移植团队进行供体、受体的匹配，并进行心功能的评估。

（2）心脏获取：从供体中获取健康的心脏。

（3）心脏植入：将供体心脏植入到患者的胸腔内，连接对应的血管。

5.2 心脏联合移植

心脏联合移植是指除了心脏之外，还移植其他脏器，如肺、肾等。这种手术适用于多器官功能衰竭的患者。心脏联合移植的常见术式包括心肺联合移植、心肾联合移植。

（1）心肺联合移植：同时移植心脏和肺，适用于同时存在严重心脏和肺功能不全的患者。

（2）心肾联合移植：同时移植心脏和肾脏，适用于同时存在严重心脏和肾功能不全的患者。

6　左心辅助

左心辅助是一种用于治疗严重左心功能不全的患者，它可以帮助左心室泵血，维持全身的血液循环。左心辅助通常用于治疗心力衰竭患者，尤其是等待心脏移植或需要长期治疗的患者。

6.1 左心辅助装置（LVAD）

LVAD 是一种机械泵装置，植入到左心室和主动脉之间，帮助心脏泵血，维持全身的血液循环。

（1）置入手术：在手术中，医生会将 LVAD 植入到患者的左心室和主动脉之间。通常通过开胸手术进行植入，在某些医院也会通过小切口进行。

（2）手术操作和调试：LVAD 植入后，需要进行手术操作和调试，以确保

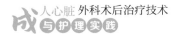

LVAD 的正常运转和最佳性能，需要专业团队来精准维护。

6.2 心脏辅助装置与心脏移植

LVAD 常被用作临时过渡措施，在等待心脏移植期间维持患者的心脏功能。在一些情况下，LVAD 也可作为长期治疗的选择，而不是进行心脏移植。

（1）移植前桥接：将 LVAD 植入患者，以维持其心脏功能，并在等待心脏移植时起到临时支持的作用。

（2）长期治疗：将 LVAD 作为长期治疗的选择，而不是进行心脏移植。这种情况下，LVAD 通常是永久植入，并且患者可能不再需要进行心脏移植。有些患者心功能在卸负荷后会好转，LVAD 可以到达拆除。

总之，心脏外科手术在治疗多种心脏疾病中起着至关重要的作用。针对不同类型的心脏疾病，有多种手术类型和术式可供选择。通过不断的技术创新和临床实践，心脏外科手术可为患者提供安全且有效的治疗方案。

参考文献

[1] Mokashi S A, Svensson L G. Guidelines for the management of thoracic aortic disease in 2017 [J]. Gen Thorac Cardiovas, 2017, 67 (1): 59-65.

[2] Thonghong T, De Backer O, Søndergaard L. Comprehensive update on the new indications for transcatheter aortic valve replacement in the latest 2017 European guidelines for the management of valvular heart disease [J]. Open Heart, 2018, 5 (1): e000753.

[3] Nishimura R A, Otto C M, Bonow R O, et al. 2017 AHA/ACC Focused Update of the 2014 AHA/ACC Guideline for the Management of Patients With Valvular Heart Disease: A Report of the American College of Cardiology/American Heart Association Task Force on Clinical Practice Guidelines [J]. Circulation, 2017, 135 (25): e1159-e1195.

[4] Otto C M, Nishimura R A, Bonow R O, et al. 2020 ACC/AHA Guideline for the Management of Patients With Valvular Heart Disease: Executive Summary:

A Report of the American College of Cardiology/American Heart Association Joint Committee on Clinical Practice Guidelines [J]. Circulation, 2020, 143 (5): e35-e71.

[5] Stout K K, Daniels C J, Aboulhosn J A, et al. 2018 AHA/ACC Guideline for the Management of Adults With Congenital Heart Disease: A Report of the American College of Cardiology/American Heart Association Task Force on Clinical Practice Guidelines [J]. Circulation, 2019, 139(14): e698-e800.

[6] Baumgartner H, De Backer J, Babu-Narayan S V, et al. ESC Scientific Document Group. 2020 ESC Guidelines for the management of adult congenital heart disease [J]. Eur Heart J, 2021, 42(6): 563-645.

[7] Warnes C A, Williams R G, Bashore T M, et al. ACC/AHA 2008 Guidelines for the Management of Adults with Congenital Heart Disease: Executive Summary: a report of the American College of Cardiology/American Heart Association Task Force on Practice Guidelines (writing committee to develop guidelines for the management of adults with congenital heart disease) [J]. Circulation, 2008, 118(23):2395-2451.

[8] Neumann F J, Sousa-Uva M, Ahlsson A, et al. ESC Scientific Document Group. 2018 ESC/EACTS Guidelines on myocardial revascularization [J]. Eur Heart J, 2019, 40(2): 87-165.

[9] Lawton J S, Tamis-Holland J E, Bangalore S,et al. 2021 ACC/AHA/SCAI Guideline for Coronary Artery Revascularization: Executive Summary: A Report of the American College of Cardiology/American Heart Association Joint Committee on Clinical Practice Guidelines [J]. Circulation, 2022, 145(3):e4-e17.

[10] Kolh P, Windecker S, Alfonso F, et al. 2014 ESC/EACTS Guidelines on myocardial revascularization: the Task Force on Myocardial Revascularization of the European Society of Cardiology (ESC) and the European Association for Cardio-Thoracic Surgery (EACTS). Developed with the special contribution of the European Association of Percutaneous Cardiovascular Interventions (EAPCI) [J]. Eur J Cardio-Thorac, 2014, 46 (4): 517-592.

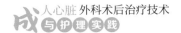

[11] Erbel R, Aboyans V, Boileau C, et al. ESC Committee for Practice Guidelines. 2014 ESC Guidelines on the diagnosis and treatment of aortic diseases: Document covering acute and chronic aortic diseases of the thoracic and abdominal aorta of the adult. The Task Force for the Diagnosis and Treatment of Aortic Diseases of the European Society of Cardiology (ESC) [J]. Eur Heart J, 2014, 35(41):2873-2926.

[12] Hiratzka L F, Bakris G L, Beckman J A, et al. American College of Cardiology Foundation/American Heart Association Task Force on Practice Guidelines ; American Association for Thoracic Surgery; American College of Radiology ; American Stroke Association; Society of Cardiovascular Anesthesiologists; Society for Cardiovascular Angiography and Interventions; Society of Interventional Radiology; Society of Thoracic Surgeons; Society for Vascular Medicine. 2010 ACCF/AHA/AATS/ACR/ASA/SCA/SCAI/SIR/STS/SVM guidelines for the diagnosis and management of patients with Thoracic Aortic Disease: a report of the American College of Cardiology Foundation/American Heart Association Task Force on Practice Guidelines, American Association for Thoracic Surgery, American College of Radiology, American Stroke Association, Society of Cardiovascular Anesthesiologists, Society for Cardiovascular Angiography and Interventions, Society of Interventional Radiology, Society of Thoracic Surgeons, and Society for Vascular Medicine [J]. Circulation, 2010, 121(13): e266-e369.

[13] Khush K K, Cherikh W S, Chambers D C, et al. International Society for Heart and Lung Transplantation. The International Thoracic Organ Transplant Registry of the International Society for Heart and Lung Transplantation: Thirty-sixth adult heart transplantation report - 2019; focus theme: Donor and recipient size match [J]. J Heart Lung Transplant, 2019, 38(10):1056-1066.

[14] Zipes D P, Calkins H, Daubert J P, et al. American College of Cardiology ; American Heart Association; Heart Rhythm Society.2015 ACC/AHA/HRS

Advanced Training Statement on Clinical Cardiac Electrophysiology (A Revision of the ACC/AHA 2006 Update of the Clinical Competence Statement on Invasive Electrophysiology Studies, Catheter Ablation, and Cardioversion) [J]. Circ Arrhythm Electrophysiol, 2015, 8(6):1522-1551.

[15] Kirklin J K, Naftel D C, Pagani F D, et al.Seventh INTERMACS annual report:15,000 patients and counting [J]. J Heart Lung Transplant, 2015, 34(12): 1495-1504.

[16] Slaughter M S, Rogers J G, Milano C A, et al. HeartMate II Investigators. Advanced heart failure treated with continuous-flow left ventricular assist device [J]. N Engl J Med, 2009, 361(23):2241-2251.

[17] 陈鑫.冠状动脉旁路移植术的现状和展望 [J]. 中华外科杂志，2020，58(5):321-325.

[18] 中国动脉化冠状动脉旁路移植术专家共识组 . 中国动脉化冠状动脉旁路移植术专家共识 2019 版 [J]. 中华胸心血管外科杂志，2019，35(4):193-200.

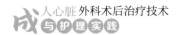

第三节　心脏外科手术常见并发症

心脏外科手术是一项复杂而风险高的医疗技术，尽管科学技术水平和医疗设备在不断更新进步，但仍然存在很多并发症，尤其是近几年，老年人、重症患者等不断增多。这些并发症可能会对患者的康复和生存产生重大影响。因此，在心脏外科手术中，及时识别并高效处理这些常见的并发症至关重要，直接决定手术的成败。

1 低心排血量综合征

1.1 概念

低心排血量综合征（low cardiac output syndrome，LCOS），往往简称为低心排，是心脏术后最常见的并发症之一，每一个医护人员都不容忽视。低心排是指心脏舒张或收缩功能受损，导致心脏每分钟泵出的血量减少，无法满足身体各组织器官灌注需求。在心脏外科手术后，由于手术创伤、心肌损伤、血容量不足或循环动力学紊乱等因素，患者可能会发生低心排的情况。

1.2 发病机制

心脏外科术后低心排的发病机制涉及多个因素。首先，最常见的是手术操作会导致心肌受损或心功能下降，影响心脏的泵血能力。其次，术中大量出血或输液可能导致血容量不足或血流动力学的紊乱，从而影响心脏的排血量。再次，术后常见的心律失常如心房颤动、室性心动过速等，也可能对心脏的泵血功能产生不利影响。最后，术后可能出现的血管张力异常，也会加重心脏负担，进而影响心脏泵血功能。

1.3 临床表现

LCOS 的临床表现主要取决于心脏泵血功能的受损程度和全身器官的灌注情况。血压下降是低心排的常见表现，患者早期出现头晕、乏力等症状，临床医生往往容易忽视。早期超声检查可以发现端倪，心脏外科对心脏术后的患者，在进入重症监护室（ICU）后常规进行超声检查。心输出量减少会导致组织器官灌注不足，患者表现为皮肤苍白、四肢湿冷等，提示临床医师病情发生变化，要引起重视。严重的心脏泵血功能受损，可能导致心力衰竭的表现，如呼吸困难、肺水肿等。由于组织灌注不足，可出现肾功能损害、肝功能不全等器官功能障碍表现，如少尿、黄疸、肝酶升高。

1.4 主要治疗原则

LCOS 的治疗目标是维持有效的心脏泵血功能，保证组织器官的灌注。

首先选用血管活性药物，使用强心药物（多巴胺、肾上腺素、米力农等）、血管收缩剂（如去氧肾上腺素、去甲肾上腺素、血管升压素等）或血管扩张剂（如硝普钠、硝酸甘油等）维持血压稳定。其次，注意液体管理，确保患者血容量充足，纠正血容量不足或血浆胶体渗透压不平衡等问题。必要时可考虑心室辅助治疗，如主动脉球囊反搏，ECMO 等机械辅助技术支持心脏功能。

同时要纠正电解质紊乱，特别是钾、钙、镁等电解质的调节。严格纠正内环境紊乱、代谢性酸中毒发生严重失衡时，血管活性药物反应性会下降，应该引起重视。

总体而言，术后低心排是心脏外科手术后最常见的严重并发症，其治疗需要综合考虑多种因素，并在重症监护和专业团队的密切监护下进行。及时识别和有效处理术后低心排，对于挽救患者的生命至关重要。

2　心脏术后心律失常

2.1 概念

心脏术后心律失常（postoperative arrhythmia after cardiac surgery，PAC）

是指心脏跳动的节律异常，包括快速性心律失常［如心房颤动（AF）、室上性心动过速、室性心动过速、心室颤动（VF）］和慢性心律失常（如窦性心动过缓、房室传导阻滞）等。在心脏外科手术后，由于手术操作、电解质紊乱、术后心肌缺血等因素，患者发生心律失常的风险增加。

2.2 发病机制

首先，心脏外科手术过程中对心脏的操作可能引起心肌组织的损伤，导致心肌电活动异常。围术期电解质紊乱，尤其是术后患者常常存在电解质紊乱，如低钾血症、低镁血症等，影响心肌细胞的兴奋性和传导性。术后心肌缺血可能导致心肌细胞的兴奋性和传导性异常，促发心律失常。手术和术后应激状态可能导致交感神经兴奋增加，引起心脏自律性和传导性的改变。

2.3 常见类型

心房颤动是最常见的心律失常之一，术后发生率较高，特别是在心脏手术后。室性期前收缩是术后常见的室性心律失常，可能由手术操作或心肌缺血引起。心室颤动是一种严重的心律失常，术后发生率较低，但危害性较大，严重影响血流动力状况。

2.4 临床表现

术后心律失常的临床表现取决于具体类型和发作频率。心悸、胸闷、心律失常时，患者可能感觉心跳过快、过慢或不规则跳动。心律失常引起心脏排血不足，使患者出现胸闷、呼吸困难等症状，严重时可导致脑供血不足，出现头晕、眩晕甚至昏厥。

2.5 主要治疗原则

（1）选用抗心律失常药物：选用合适的抗心律失常药物，如β受体阻滞剂、胺碘酮、钙通道阻滞剂等，控制心律失常的发作。

（2）电复律治疗：对于某些类型的心律失常，如心房颤动，可以进行电复律以恢复窦性心律，尤其是伴有血流动力学不稳定时，建议尽早进行电复律。

（3）起搏治疗：对于心室传导阻滞等需要起搏治疗的心律失常，必要时可植入心脏起搏器。

（4）手术治疗：对于部分难治性心律失常，如室性心律失常，可能需要行射频消融或手术治疗。

3　右心功能不全

3.1　概念

右心功能不全（right heart failure，RHF）是指右心室泵血功能受损，导致心脏无法有效地将血液推送到肺动脉，从而影响肺循环。在心脏外科手术后，右心功能不全原因包括手术操作不当、肺循环障碍、心肌损伤等。

3.2　发病机制

心脏外科手术直接或间接影响右心功能。例如，手术过程中的右室心肌损伤或右心室顺应性改变。术后可能会出现肺动脉高压、肺动脉狭窄等情况，从而影响右心室充盈和排血功能。手术过程中可引起右室心肌缺血、损伤或梗死，导致严重的右心功能不全。

3.3　临床表现

常见的临床表现是呼吸困难。由于右心室功能不全，肺循环受到影响，患者可能出现呼吸困难、气促等症状，还会有颈静脉淤血表现。右心功能不全时，颈静脉回流受阻，可导致颈静脉充盈明显增加。右心功能不全导致心脏排血不畅，患者可能出现水肿、浮肿等表现，特别是下肢水肿较为常见。由于静脉回流受阻，可导致肝淤血，表现为肝区胀痛、黄疸等症状。中心静脉压高，表现为少尿、胸腹水等。

3.4　主要治疗原则

（1）利尿治疗：控制液体负荷，通过利尿药物促进水钠排泄，缓解水肿症状。

（2）心血管支持：使用血管活性药物，如血管收缩剂或血管扩张剂，维持血压稳定，支持心脏功能。

（3）氧疗：给予氧气吸入，改善氧合情况，减轻心脏负荷，促进心脏功能恢复。

（4）纠正电解质紊乱：维持正常的电解质平衡，特别是钾、镁等电解质的调节。

（5）积极处理原发病：如果右心功能不全是其他心脏疾病引起，如肺动脉高压或心脏瓣膜疾病，应积极处理基础疾病。

4 围术期心肌梗死

4.1 概念

围术期心肌梗死（perioperative myocardial infarction，PMI）是指心脏外科手术围术期发生的心肌梗死，通常发生在手术后早期。区别于传统观念的心肌梗死，后者往往是冠状动脉的血液供应不足导致心肌缺血、坏死，而围术期心肌梗死与手术过程中的缺血、手术创伤、血流动力学改变等因素相关。

4.2 发病机制

（1）冠脉供血不足：手术中可能冠脉灌注不足导致心肌缺血，尤其是在心脏停跳期间。

（2）血流动力学改变：术后可能出现血流动力学不稳定，如低血压、心律失常等，进一步加重心肌缺血程度。

（3）血栓形成：术后可能出现血液高凝状态，血栓形成导致冠状动脉栓塞，加重心肌梗死的程度。

（4）手术创伤：手术过程中可能对心肌组织造成直接或间接的损伤，引发心肌梗死。

4.3 临床表现

（1）胸痛：典型的心绞痛或心肌梗死样胸痛，可能表现为持续性、剧烈性的胸痛，甚至放射至颈部、背部等。

（2）心电图改变：心肌梗死时，心电图可能显示 ST 段抬高、T 波倒置、Q 波出现等特征性改变。

（3）心肌标志物升高：术后围术期心肌梗死时，血清心肌标志物如肌钙蛋白、肌酸激酶等可能升高。一般在肌钙蛋白升高 100 倍时有明显的临床意义，大于 400 倍时可考虑围术期心梗的诊断。

（4）心功能损害：心肌梗死导致心肌坏死，可能影响心脏的泵血功能，导致心功能不全等表现。

4.4 主要治疗原则

（1）急诊处理：对于出现急性心肌梗死的患者，应尽快进行急救处理，包括给予氧气吸入，使用阿司匹林等抗血小板药物，以及行静脉溶栓治疗等。

（2）冠状动脉介入治疗：对于急诊指征的患者，请心内科急会诊，可以进行冠状动脉介入治疗，包括冠状动脉球囊扩张术和支架植入术等。

（3）药物治疗：给予抗血小板药物、抗凝药物、β受体阻滞剂、ACEI/ARB等药物，以维持血流动力学稳定，保护心肌功能。

（4）心血管支持治疗：对于心功能不全的患者，可能需要行主动脉内球囊反搏（IABP）辅助循环、心脏起搏器等支持治疗，维护心脏功能。

5 低氧血症

5.1 概念

低氧血症（hypoxemia）是指动脉血氧分压（PaO_2）降低，通常伴随着动脉血氧饱和度（SaO_2）降低的情况。主要为肺功能障碍、通气/血流比失衡、炎症反应、气胸或胸腔积液等因素所致。

5.2 发病机制

造成心脏手术低氧血症有很多因素。术中因为麻醉、肌松药物使用、机械通气等因素导致肺功能受损，气道闭合和肺泡不张等情况发生，影响气体交换。术后出现通气/血流比例失衡，即肺泡通气与肺血流不匹配，导致部分肺泡通气但不参与氧合，从而引起低氧血症。手术创伤、全身炎症反应等因素可能导致肺水肿，影响气体弥散和肺泡气体交换。

5.3 临床表现

呼吸困难是最常见的症状之一，患者感觉气促、呼吸急促、吸气困难等。由于组织器官缺氧，患者出现皮肤、黏膜发绀。为应对低氧血症，患者心率加快以提高心输出量，出现心动过速的情况。缺氧导致脑组织缺血缺氧，患者表现为焦虑、烦躁、意识模糊等症状。血气分析提示动脉血氧分压低,甚至达到呼吸衰竭。

5.4 主要治疗原则

(1)一般处理:临床医师应立即寻找病因,尽可能去除病因。

(2)氧疗:给予高浓度氧气,纠正低氧血症,提高动脉血氧分压和血氧饱和度。

(3)积极处理肺功能障碍:采取措施保护肺功能,避免使用过量麻醉药物、及时调整机械通气参数等。

(4)液体管理:控制液体入量,在保障有效血容量同时加强利尿,让肺组织液保持在低值。

(5)支持治疗:给予呼吸支持、心血管支持等治疗,维持生命体征的稳定。

(6)积极处理基础疾病:对于导致低氧血症的基础疾病,如肺水肿、肺栓塞等,应积极处理。

6 急性肾损伤

6.1 概念

急性肾损伤(acute kidney injury,AKI)是指肾脏在短时间内发生的肾功能急剧下降,表现为血清肌酐和尿素氮水平升高、尿量减少等临床特征。在心脏外科手术后,手术创伤、术中低血压、缺氧等因素导致急性肾损伤的发生,因此 AKI 发生率并不低。

6.2 发病机制

缺血再灌注损伤是急性肾损伤的主要因素,手术中心脏停跳、使用血管内球囊等操作都可能导致肾脏缺血再灌注损伤。手术和术后引起全身炎症反应,释放炎症介质,影响肾小管功能和肾血流动力学。药物、抗生素等药物对肾脏造成毒性损伤,导致肾小管坏死。术后液体管理不当,如过度输液或利尿不足,导致肾血流减少,加重肾脏损伤。

6.3 临床表现

尿量减少是最常见的表现之一，甚至出现少尿或无尿。血清肌酐和尿素氮水平升高，是诊断急性肾损伤的重要指标。高钾血症、低钠血症等电解质紊乱是常见的并发症，表现为心律失常、肌无力等症状。由于肾脏排酸功能受损，出现代谢性酸中毒的表现，如呼吸深快、恶心呕吐等。

6.4 主要治疗原则

（1）液体管理：控制入量，避免过度输液，避免低血压和低灌注状态，以维持肾脏灌注。

（2）预防性治疗：采取措施预防肾损伤的发生，如避免使用肾毒性药物，定期监测肾功能指标等。

（3）纠正电解质紊乱：及时纠正电解质紊乱，如高钾血症、高磷血症等，以维持电解质平衡。

（4）肾替代治疗：对于轻、中度肾损伤往往不需要血液透析治疗，但对于严重的急性肾损伤患者，要及时进行血液透析或血液滤过等肾替代治疗。

（5）控制基础疾病：若有基础疾病，如高血压、糖尿病等，则应积极控制，减少肾脏进一步受损的风险。

7 急性肝功能不全

7.1 概念

急性肝功能不全（acute hepatic insufficiency）是指在心脏术后短时间内发生的肝功能急剧下降，表现为血清转氨酶、胆红素水平升高，凝血功能异常等临床特征。心脏外科手术后，手术创伤、肝缺血再灌注损伤、全身炎症反应等因素导致急性肝功能不全的发生。

7.2 发病机制

心脏术后肝功能不全受众多因素影响，手术过程中肝脏缺血再灌注损伤，导致肝细胞受损和氧自由基产生，进而引发肝功能不全。手术创伤和术后全身炎症反应释放大量炎症介质，影响肝细胞的正常功能。使用麻醉药物、抗生素等对肝脏造成毒性损伤,导致肝功能异常。术后液体管理不当,如过度输液或低血容量状态,导致肝脏灌注不足,加重肝功能损伤。

7.3 临床表现

黄疸是最常见的表现之一,患者出现皮肤、巩膜黄染,尿液颜色加深。血清转氨酶(AST、ALT)升高,胆红素水平升高,凝血功能异常(PT、INR 延长)等。右上腹痛或不适感,是肝脏肿胀或炎症反应引起的。由于胆汁淤积或消化功能受损,会有恶心、呕吐等消化系统症状。胆酶分离往往预示着预后不良。

7.4 主要治疗原则

(1)液体管理:确保血容量充足,但避免过度输液,以维持肝脏灌注。

(2)肝功能支持治疗:肝脏保护剂,如多烯磷脂酰胆碱、谷胱甘肽、异甘草酸镁注射液(天晴甘美)、腺苷蛋氨酸等,减少肝脏损伤。

(3)控制炎症反应:使用有效的抗生素治疗,控制感染,减少炎症反应对肝脏的影响。

(4)纠正凝血功能异常:新鲜冰冻血浆、冷沉淀或凝血因子补充剂,纠正凝血功能异常。

(5)积极处理基础病:若有基础疾病,如肝硬化、肝癌等,则应积极处理,减少肝脏进一步受损的风险。

8 肺部感染

8.1 概念

心脏术后肺部感染(pulmonary infection)是指围术期细菌、病毒或真菌等病原体侵入肺组织并引起感染的疾病。手术创伤、呼吸机使用等因素导致肺部感染的发生,尤其是呼吸机相关性肺炎。

8.2 发病机制

首先,手术创伤导致肺组织受损,为病原体侵入提供了条件。例如,胸腔镜手术对肺组织的损伤较大。使用呼吸机时,机械通气导致呼吸道黏膜损伤、气道梗阻,增加了细菌侵入的风险,尤其是对于长时间的机械通气患者,容易引起呼吸机相关性肺炎。另外，手术和术后全身炎症反应，免疫抑制状态增加了细菌、真菌感染的风险。

8.3 临床表现

发热是最常见的症状之一，患者持续性发热，体温升高。干咳或有痰，痰液可为脓性或黏稠。可出现胸闷、胸痛等不适感，尤其是在深呼吸或咳嗽时加重。严重的患者出现气促、呼吸急促等呼吸困难症状。

8.4 主要治疗原则

（1）抗感染治疗：根据病原菌培养和药敏结果，及时选用合适的抗生素进行治疗。

（2）呼吸支持治疗：氧疗和合适的呼吸支持，保持呼吸道通畅。

（3）液体治疗：补充足够的液体，维持患者的血容量。若出现感染性休克，要液体复苏。

（4）气道护理：适当的体位引流或支气管镜吸痰，帮助患者清除痰液，预防肺部感染的扩散。

（5）预防措施：采取措施预防呼吸机相关性肺炎等院内感染的发生，如口腔护理等。

9 肺动脉高压

9.1 概念

肺动脉高压（pulmonary hypertension，PH）是指心脏外科手术后，由于多种原因导致肺血管阻力增加，肺动脉压力升高，进而影响右心功能的一种病理生理状态。常见于心脏手术后的早期或远期并发症之一。

9.2 发病机制

心脏手术会导致肺血管收缩、肺动脉舒张功能障碍等，增加肺动脉压力。术后患者发生肺血栓栓塞，导致肺动脉阻力升高。围术期出现肺水肿，影响肺血管床的通透性，增加肺动脉压力。同时，全身炎症反应，释放炎症介质，影响肺血管舒张功能，导致肺动脉高压。

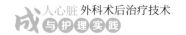
9.3 临床表现

呼吸困难是最常见的症状之一,患者出现进行性加重的呼吸困难。持续性胸闷、胸痛,加重于活动或深呼吸时。可出现右心功能不全导致的腹水,表现为腹部肿胀、腹水征阳性。阳性体征包括颈静脉怒张、肝颈静脉回流征阳性、肺动脉瓣第二音亢进等。

9.4 主要治疗原则

(1)氧疗:高浓度氧疗,改善氧合,减轻右心负荷。

(2)利尿:对于肺水较多、有腹水的患者,适当利尿减轻右心负荷。

(3)抗心力衰竭治疗:洋地黄类药物、利尿剂等,帮助减轻右心负荷,改善心功能。

(4)抗凝治疗:对于有血栓栓塞的患者,进行抗凝治疗,预防血栓形成。

(5)肺动脉扩张剂:吸入一氧化氮、硝酸酯类药物等,有助于降低肺动脉阻力,改善肺循环。

(6)靶向药物治疗:肺动脉高压是否使用靶向药物治疗应根据具体的分型而定,如左心相关的肺动脉高压,目前尚未有靶向药物治疗的循证医学证据。

(7)手术干预:对于严重的肺动脉高压患者,可能需要考虑手术干预,如肺动脉内球囊扩张术、房间隔打孔等。

10 伤口感染

10.1 概念

心脏术后伤口感染(wound infection)是指心脏外科手术后,手术切口受到细菌侵袭,引起局部组织感染的疾病。感染发生在手术切口表面,也可能累及深部组织,甚至形成深部组织感染。

10.2 发病机制

手术过程中,尽管采取了严格的无菌操作,但仍然可能发生手术切口受到空气、皮肤、器械等污染的情况。术后出现全身炎症反应,术后患者免疫功能降低,增加了感染的风险。细菌通过手术切口直接侵入组织,引发感染,尤其是在手术后的早期阶段。因为围术期术口肿胀、出血等情况会影响局部血液循环，从而降低组织对于感染的抵抗能力。

10.3 临床表现

手术切口红肿、热痛、渗液等炎症表现。发热是常见的感染指标之一，持续性发热，切口脓性、黄色、恶臭的分泌物，说明切口已经受到感染。同时伴有全身症状，如乏力、食欲减退、恶心呕吐等。

10.4 主要治疗原则

（1）抗感染治疗：根据细菌培养和药敏结果，选择适当的抗生素进行治疗。

（2）伤口处理：对于有渗液、坏死组织的伤口，进行局部清创，促进伤口愈合，必要时予 VSD 负压持续吸引，详见第七章第二节。

（3）局部护理：保持伤口清洁、干燥，避免二次感染，定期更换敷料。

（4）营养支持：给予患者足够的营养支持，提高免疫力，促进伤口愈合。

（5）早期发现早期处理：对于高危患者，应加强监测，早期发现并及时处理感染。

11 脓毒血症

11.1 概念

脓毒血症（sepsis）是指心脏外科手术后，手术创口感染、细菌侵入血液等导致全身炎症反应，严重时引发感染性休克及多器官功能衰竭的一种临床综合征。

11.2 发病机制

手术过程中，切口可能受到细菌污染，引发局部感染，细菌进入血液循环后引发全身炎症反应，释放大量炎症介质，如细胞因子、白细胞介素等，导致毛细血管扩张、血管通透性增加，引发感染性休克等并发症。术后出现免疫抑制状态，机体对细菌的清除能力降低，增加感染的风险。某些细菌产生的毒素直接损伤血管内皮细胞，导致血管扩张、血栓形成等，加重全身炎症反应。

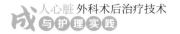

11.3 临床表现

发热是最常见的症状之一。患者有高热、寒战等全身炎症反应表现。由于全身炎症反应，患者可能出现心率增快、血压下降等循环系统表现。可出现进行性加重的呼吸困难，是感染性休克的早期征象之一。严重脓毒血症患者可出现意识模糊、神志不清等中枢神经系统受累表现。

11.4 主要治疗原则

（1）抗感染治疗：根据细菌培养和药敏结果，及时选用适当的抗生素进行治疗。

（2）液体复苏：液体复苏纠正低血容量状态，维持组织灌注。

（3）血流动力学支持：给予血管升压药物、血管活性药物等，维持循环稳定。

（4）免疫调节治疗：应用糖皮质激素、丙种球蛋白等，调节机体免疫反应。

（5）器官支持治疗：对于出现多器官功能衰竭的患者，可能需要进行相应的器官支持治疗，如肾脏替代治疗、机械通气等。

参考文献

[1] Lomivorotov V V, Efremov S M, Kirov M Y, et al. Low-Cardiac-Output Syndrome After Cardiac Surgery [J]. J Cardiothor Vas Anesth, 2016, 31 (1): 291-308.

[2] Merekin D, Lomivorotov V, Efremov S, et al. Low cardiac output syndrome in cardiac surgery [J]. Almanc of Clinical Medicine, 2019, 47 (3): 276-297.

[3] Park S J, Kim J B, Jung S H, et al. Outcomes of extracorporeal life support for low cardiac output syndrome after major cardiac surgery [J]. J Thorac Cardiov Sur, 2012, 147 (1): 283-289.

[4] Ferro C R, Oliveira D C, Nunes F P, et al. Postoperative atrial fibrillation after cardiac surgery [J]. Arq Bras Cardiol, 2009, 93 (1): 59-63.

[5] Ha A C, Mazer C D, Verma S, et al. Management of postoperative atrial fibrillation after cardiac surgery [J]. Curr Opin Cardiol, 2016, 31 (2): 183-190.

[6] Wijeysundera H C, Machado M, Farahati F, et al. Association of temporal

trends in risk factors and treatment uptake with coronary heart disease mortality, 1994–2005 [J]. Jama–Jam Med Assoc, 2010, 303 (18): 1841–1847.

[7] Merlo A, Cirelli C, Vizzardi E, et al. Right Ventricular Dysfunction before and after Cardiac Surgery: Prognostic Implications [J]. J Clin Med, 2024, 13 (6).

[8] Mattei A, Strumia A, Benedetto M, et al. Perioperative Right Ventricular Dysfunction and Abnormalities of the Tricuspid Valve Apparatus in Patients Undergoing Cardiac Surgery [J]. J Clin Med, 2023, 12 (22). DOI: 10.3390/jcm12227152.

[9] Bootsma I T, De Lange F, Scheeren T W L, et al. High Versus Normal Blood Pressure Targets in Relation to Right Ventricular Dysfunction After Cardiac Surgery: A Randomized Controlled Trial [J]. J Cardiothor Vas Anesth, 2021, 35 (10): 2980–2990.

[10] Gaudino M, Flather M, Capodanno D, et al. European Association of Cardio–Thoracic Surgery (EACTS) expert consensus statement on perioperative myocardial infarction after cardiac surgery [J]. Eur J Cardio–Thorac, 2024, 65 (2). DOI: 10.1093/ejcts/ezad415.

[11] Biaz A, Drissi M, Maataoui A E, et al. Positivity threshold value for cardiac troponin lc in the diagnosis of perioperative myocardial infarction after on–pump cardiac surgery in adult patients [J]. Pan Afr Med J, 2018, 29–40.

[12] Westphal S, Stoppe C, Gruenewald M, et al. Genome–wide association study of myocardial infarction, atrial fibrillation, acute stroke, acute kidney injury and delirium after cardiac surgery – a sub–analysis of the RIPHeart–Study [J]. BMC Cardiovasc Disord, 2019, 19 (1): 26.

[13] Vives M, Wijeysundera D, Marczin N, et al. Cardiac surgery–associated acute kidney injury [J]. Interact Cardiov Th, 2014, 18 (5): 637–645.

[14] Massoth C, Zarbock A. Diagnosis of Cardiac Surgery–Associated Acute Kidney Injury [J]. J Clin Med, 2021, 10 (16). DOI: 10.3390/jcm10163664.

[15] Massoth C, Zarbock A, Meersch M. Acute Kidney Injury in Cardiac Surgery [J]. Crit Care Clin, 2021, 37 (2): 267–278.

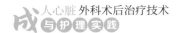
[16] Vives M, Hernandez A, Parramon F, et al. Acute kidney injury after cardiac surgery: prevalence, impact and management challenges [J]. Int J Nephrol Renovasc Dis, 2019, 12: 153-166.

[17] Yoon U, Topper J, Goldhammer J. Preoperative Evaluation and Anesthetic Management of Patients With Liver Cirrhosis Undergoing Cardiac Surgery [J]. J Cardiothor Vas Anesth, 2020, 36 (5): 1429-1448.

[18] Eke C, Szabó A, Nagy Á, et al. Association between Hepatic Venous Congestion and Adverse Outcomes after Cardiac Surgery [J]. Diagnostics (Basel), 2022, 12 (12). DOI: 10.3390/diagnostics12123175.

[19] Wang D, Huang X, Wang H, et al. Risk factors for postoperative pneumonia after cardiac surgery: a prediction model [J]. J Thorac Dis, 2021, 13 (4): 2351-2362.

[20] Bardia A, Blitz D, Dai F, et al. Preoperative chlorhexidine mouthwash to reduce pneumonia after cardiac surgery: A systematic review and meta-analysis [J]. J Thorac Cardiov Sur, 2019, 158 (4): 1094-1100.

[21] Ailawadi G, Chang H L, O Gara P T, et al. Pneumonia after cardiac surgery: Experience of the National Institutes of Health/Canadian Institutes of Health Research Cardiothoracic Surgical Trials Network [J]. J Thorac Cardiov Sur, 2017, 153 (6): 1384-1391.e3.

[22] Vera Urquiza R, Bucio Reta E R, Berríos Bárcenas E A, et al. Risk factors for the development of postoperative pneumonia after cardiac surgery [J]. Arch Cardiol Mex, 2016, 86 (3): 203-207.

[23] Hassoun-Kheir N, Hussein K, Abboud Z, et al. Risk factors for ventilator-associated pneumonia following cardiac surgery: case-control study [J]. J Hosp Infect, 2020.

[24] Fayad F H, Sellke F W, Feng J. Pulmonary hypertension associated with cardiopulmonary bypass and cardiac surgery [J]. J Cardiac Surg, 2022, 37 (12): 5269-5287.

[25] Santos-Martínez L E, Baranda-Tovar F M, Telona-Fermán E, et al. Inhaled iloprost, a selective pulmonary vasodilator. Clinical evidence from its use in perioperative pulmonary hypertension cardiovascular surgery [J]. Arch Cardiol Mex, 2014, 85 (2): 136-144.

[26] Al-Azem M A, Al-Hazmi M S. Saudi Guidelines on the Diagnosis and Treatment of Pulmonary Hypertension: Intensive care management of pulmonary hypertension [J]. Ann Thorac Med, 2014, 9 (Supple 1): S121-126.

[27] Mishra A, Kumar B, Dutta V, et al. Comparative Effect of Levosimendan and Milrinone in Cardiac Surgery Patients With Pulmonary Hypertension and Left Ventricular Dysfunction [J]. J Cardiothor Vas Anesth, 2016, 30 (3): 639-646.

[28] Cardiac Intensive Care Committee of Chinese Medical Doctor Association. Consensus on diagnosis and treatment of perioperative pulmonary hypertension in cardiac surgery [J]. Zhonghua Wei Zhong Bing Ji Jiu Yi Xue, 2020, 32 (8): 905-914.

[29] Toeg H, French D, Gilbert S, et al. Incidence of sternal wound infection after tracheostomy in patients undergoing cardiac surgery: A systematic review and meta-analysis [J]. J Thorac Cardiov Sur, 2016, 153 (6): 1394-1400, e7.

[30] Pradeep A, Rangasamy J, Varma P K. Recent developments in controlling sternal wound infection after cardiac surgery and measures to enhance sternal healing [J]. Med Res Rev, 2020, 41 (2): 709-724.

[31] Elsayed R S, N Carey J, Cohen R G, et al. Early onset of deep sternal wound infection after cardiac surgery is associated with decreased survival: A propensity weighted analysis [J]. J Cardiac Surg, 2021, 36 (12): 4509-4518.

[32] Isaac A A. Predictors of sternal wound infection post cardiac surgery in a Saudi Centre: a case control study [J]. J Cardiothorac Surg, 2023, 18 (1): 28.

[33] Arribas-Leal J M, Rivera-Caravaca J M, Hernández-Torres A, et al. Incidence and predictors of sternal surgical wound infection in cardiac surgery: A prospective study [J]. Int Wound J, 2022, 20 (4): 917-924.

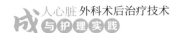
[34] Vos R J, Van Putte B P, Kloppenburg G T L. Prevention of deep sternal wound infection in cardiac surgery: a literature review [J]. J Hosp Infect, 2018, 100 (4): 411-420.

[35] Cotogni P, Barbero C, Rinaldi M. Deep sternal wound infection after cardiac surgery: Evidences and controversies [J]. World J Crit Care Med, 2015, 4 (4): 265-273.

[36] Howitt S H, Herring M, Malagon I, et al. Incidence and outcomes of sepsis after cardiac surgery as defined by the Sepsis-3 guidelines [J]. Brit J Anaesth, 2017, 120 (3): 509-516.

[37] Karamnov S, Brovman E Y, Greco K J, et al. Risk Factors and Outcomes Associated With Sepsis After Coronary Artery Bypass and Open Heart Valve Surgeries [J]. Semin Cardiothorac V, 2018, 22 (4): 359-368.

[38] Sablotzki A, Mühling J, Dehne M G, et al. Treatment of sepsis in cardiac surgery: role of immunoglobulins [J]. Perfusion-UK, 2001, 16 (2): 113-120.

[39] Oliveira D C, Oliveira Filho J B, Silva R F, et al. Sepsis in the postoperative period of cardiac surgery: problem description [J]. Arq Bras Cardiol, 2010, 94 (3): 332-336, 352-356.

第四节　心外重症监护室环境与基本设施

心外重症监护室（cardiac surgery intensive care unit，CSICU）是专门用于监护心脏外科疾病患者和其他重症患者的特殊医疗环境。大型医院一般设有两个病区：心外重症监护一科（成人心脏手术，包括瓣膜、冠心病、大血管、心脏移植和心室辅助等）和心外重症监护二科（小儿先天性心脏病和微创手术）。

1　工作环境

心外重症监护室通常位于医院的心外科或重症监护室内，环境要求安静、整洁、明亮。为了确保患者得到最佳的监护和治疗，监护室内的空气质量应该良好，温度适宜，通风良好。此外，监护室内还需要具备处理紧急情况的能力，如配备有紧急呼叫系统、消防设备等，以应对突发状况。

2　医护床位配比

心外重症监护室的医护床位配比通常根据监护室的大小和医院的实际情况而定。一般来说，每个监护床位需要配备专业的医护团队，包括心脏科医生、重症医学医生、护士和技术人员等。床位的配比需要根据医院的资源情况和患者的需求进行合理安排，以确保每个患者都能得到充分的监护和护理。专科医生人数和床位数之比为 1 :（0.8~1.1）。目前，某些医院心脏外科医护团队中配备了专门的呼吸机治疗师。

3 基本设备

心外重症监护室配备有各种先进的基本设备,以确保对重症患者的高度监护和治疗。

(1)氧气吸入装置:用于给予患者氧气供应,维持组织的氧合,如高流量氧疗仪。

(2)心电监护仪:用于监测患者心电图信号的重要设备,能够实时监测心脏的电活动,并记录心电图数据。心电监护仪用于监测心律失常、心肌缺血、心肌梗死等心脏疾病的患者。它能够提供连续、可靠的心电监测,及时发现心电异常,为医生做出治疗决策提供重要依据。

(3)呼吸机:也称为人工呼吸机或呼吸支持机,是一种用于辅助患者呼吸的重要设备。呼吸机能够提供气道支持、人工通气和氧气输送,用于治疗呼吸衰竭、急性呼吸窘迫综合征(ARDS)等呼吸系统疾病。它能够调节患者的呼吸频率和潮气量,维持患者的气道通畅和氧合状态,是重症患者生命支持的重要装备之一。

(4)心电图机:是用于记录患者心电图的设备。通过心电图机,医护人员可以获取患者的心电图数据,分析心脏的电活动情况,判断心律失常、心肌缺血、心肌梗死等心脏疾病。心电图机的应用能够为医生提供重要的诊断信息,指导临床治疗方案的制定。

(5)纤支镜:是一种用于检查患者气道的内窥镜,常用于CSICU的呼吸治疗和监护。纤支镜能够通过患者的鼻腔或口腔进入气道,观察气道的情况,并进行病变的检查和治疗。它在呼吸道疾病的诊断和治疗中具有重要作用,能够及时发现气道异物、气道狭窄、支气管炎等病变,为患者提供有效的治疗措施。

(6)除颤仪:是用于处理心脏停跳或快速心律失常的重要设备,也是CSICU必备的配备。除颤仪能够通过除颤治疗来恢复心脏的正常节律,处理心室颤动、室速等严重心律失常,挽救患者的生命。及时使用除颤仪进行心脏除颤或复律,对于抢救心脏骤停等紧急情况至关重要。

(7)抢救车:是移动急救设备,用于处理心脏骤停、严重休克、严重呼吸衰竭等急危重症患者。抢救车配备有心肺复苏设备、氧气供给设备、急救药品等，能够在短时间内提供全面的急救措施，为患者提供及时的紧急抢救。

输液泵和微量泵是用于给予患者静脉输液、药物输注等的设备。输液泵和微量泵能够精确控制液体和药物的输注速度和剂量，确保患者得到合适的治疗和支持，减少药物过量或不足的风险。

4　心血管支持设备

（1）主动脉内球囊反搏（intra-aortic balloon pump, IABP）：是一种通过在主动脉内放置气囊来改善心脏泵血功能的装置，常用于治疗心脏功能不全、心源性休克等情况。IABP通过气囊在心脏舒张期充气、心脏收缩期排气的方式，改善心脏的泵血功能，增加冠状动脉灌注压，提高心脏输出量。常用于处理急性心衰、心肌梗死、心肌梗塞等，能够有效改善患者的心脏功能，提高生存率。建议有条件的单位，每7～10张床位配备一台IABP。

（2）体外膜肺氧合机（extracorporeal membrane oxygenation, ECMO）：是一种通过将患者的血液抽出体外，经过人工氧合后再返回体内的装置，用于治疗严重的心肺功能不全、呼吸衰竭等情况。通过将患者的血液抽出体外，经过人工氧合后再返回体内，维持患者的氧合和循环功能。常用于治疗严重的ARDS、心肌梗死后休克等情况，是挽救患者生命的重要手段之一。

（3）心脏起搏器：是一种用于治疗心律失常、心脏传导阻滞等情况的装置，通过电刺激心脏起搏点，维持心脏的正常节律和传导。心脏起搏器通过发放电脉冲刺激心脏起搏点，使心脏产生心搏，维持心脏的正常节律和传导。常用于治疗心室颤动、心室心动过速、心脏停跳等紧急情况，能够有效挽救患者的生命。

（4）血液净化设备：主要是连续性肾脏替代治疗（continuous renal replacement therapy，CRRT）、血液透析机等，用于治疗急性肾损伤、中毒、电解质紊乱等情况。血液净化设备通过滤器和吸附剂将患者的血液清除体外，去除体内的代谢产物、毒素和过多的水分，维持体内的水电解质平衡。常用于处理急性肾损伤、中毒等情况，能够有效改善患者的肾功能和代谢状态。

（5）脉搏指示连续心输出量（pulse indicator continuous cardiac output，PICCO）：是一种用于监测患者心输出量、心脏前负荷、心脏后负荷等指标的装置，通过经皮动脉血流监测技术实现。通过经皮动脉插管将导管置入主动脉内，利用热稀释技术测量心输出量等指标，帮助临床医生了解患者的血流动力学状态。常用于监测重症患者的血流动力学状态，指导液体管理和血管活性药物的使用。

（6）漂浮导管：是一种用于监测患者中心静脉压力、深静脉血氧饱和度等指标的装置，通过在患者体内植入漂浮导管实现。通过置入患者的中心静脉，监测中心静脉压力、深静脉血氧饱和度等指标，帮助医生了解患者的循环状态。常用于监测重症患者的循环状态，指导液体管理和循环支持的调整。

参考文献

[1] Chen Y, Gong Y. Teamwork and Patient Safety in Intensive Care Units: Challenges and Opportunities [J]. Study Health Technol Inform, 2022, 290: 469-473. DOI: 10.3233/SHTI220120.

[2] Stoddart J C. Design, staffing, and equipment requirements for an intensive care unit [J]. Int Anesthesiol Clin, 1981, 19 (2): 77-95.

[3] Kim E, Kim H. Intensive care unit nurses knowledge, attitudes, perceptions of a safe environment, and compliance with the use of personal protective equipment: a descriptive observational study [J]. J Korean Biol Nurs Sci, 2023, 25 (1): 63-72.

[4] Cahyaning Pramesti A. Evaluation of Knowledge and Compliance of Nurses on The Use Personal Protective Equipment (PPE) in Intensive Care Unit (ICU) RSUD Panembahan Senopati Bantul Yogyakarta [J]. Jmmr, 2017, 6 (3).

[5] Rihal C S, Naidu S S, Givertz M M, et al. 2015 SCAI/ACC/HFSA/STS Clinical Expert Consensus Statement on the Use of Percutaneous Mechanical Circulatory Support Devices in Cardiovascular Care (Endorsed by the American Heart Association, the Cardiological Society of India, and Sociedad Latino Americana de

Cardiología Intervencionista; Affirmation of Value by the Canadian Association of Interventional Cardiology–Association Canadienne de Cardiologie d intervention) [J]. Catheter Cardio Inte, 2015, 85 (7): 1112–1114. DOI: 10.1002/ccd.25719.

[6] Abrams D, Combes A, Brodie D. Extracorporeal membrane oxygenation in cardiopulmonary disease in adults [J]. J Am Coll Cardiol, 2014, 63 (25 Pt A): 2769–2778. DOI: 10.1016/j.jacc.2014.03.046.

[7] Marasco S F, Lukas G, McDonald M, et al. Review of ECMO (extra corporeal membrane oxygenation) support in critically ill adult patients [J]. Heart Lung Circ, 2008, 17 (Supple 4). DOI: 10.1016/j.hlc.2008.08.009.

[8] Bagaswoto H P, Ardelia Y P, Setianto B Y. Corrigendum to First 24–h Sardjito Cardiovascular Intensive Care (SCIENCE) admission risk score to predict mortality in cardiovascular intensive care unit (CICU) [J]. Indian Heart J, 2022, 74: 513–518. DOI: 10.1016/j.ihj.2024.03.006.

[9] Klinkhammer B, Glotzer T V. Management of Arrhythmias in the Cardiovascular Intensive Care Unit [J]. Crit Care Clin, 2023, 40 (1): 89–103.

第二章 呼吸支持与管理

第一节 高流量氧疗的原理与应用

氧气治疗是对各种原因引起的低氧血症患者常规和必不可少治疗手段，在纠正缺氧、缓解呼吸困难、保护重要器官、促进疾病康复等方面具有重要作用。经鼻高流量氧疗（high flow nasal cannula oxygen，HFNCO）是一种通过无须密封的导管经鼻输入，将加温湿化的高流量空氧混合气体输送给患者的氧气治疗方法。HFNCO 因其具备维持气道黏膜正常功能、呼气末正压效应、冲刷生理无效腔及降低呼吸功的作用，不仅适用于慢性低氧血症患者，在外科术后患者、重症患者有创通气脱机后的序贯治疗中也有应用。

1 HFNCO 设备的结构特点及作用原理

1.1 HFNCO 设备的结构特点

HFNCO 设备由空氧混合器装置、主动加温装置、加热导丝单回路管路和鼻导管组成，通过专用的连接管亦可用于气管切开的患者。此外，有部分品牌的呼吸机在有创通气的基础上配备了 HFNCO 功能，实现了呼吸支持一体化。（图 2-1-1）

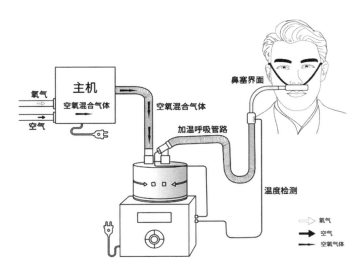

图 2-1-1　经鼻高流量氧疗设备连接示意图

1.2　HFNCO 生理学效应

（1）可控性精准给氧：HFNCO 可提供高达 60～80 L/min 的气体流量，即使呼吸窘迫的患者亦可最大限度避免吸气时空气的混入，从而保证精确的吸入氧浓度（FiO_2）。然而，张口呼吸会降低 HFNCO 实际 FiO_2。

（2）充分加温湿化，防止黏膜干燥：HFNCO 可提供 37℃ 及绝对湿度 44 mgH_2O/L（相对湿度 100%）的加温湿化能力。通过充分加温湿化增加黏膜湿度，促进分泌物清除，避免上皮损伤，保护黏膜及纤毛功能，从而使患者更舒适。

（3）减少解剖死腔：HFNCO 高流量气体持续冲刷鼻咽解剖死腔，减少呼出气体再吸入，增加肺泡有效通气量，从而帮助患者提高呼吸效率，改善氧合，缓解呼吸困难，降低呼吸频率。

（4）产生一定的气道正压：HFNCO 治疗时，鼻咽部及气道对高流量气体的阻力会形成一定的呼气末正压（positive end-expiratory pressure, PEEP），且与气体流量呈正相关。

（5）增加呼气末肺容积和跨肺压：全肺及局部呼气末肺容积会随着 HFNCO 流量的增加而增加。这提示了呼气末肺容积和跨肺压的增加。

（6）降低呼吸功：HFNCO 可减轻吸气肌肉的负担，从而减少吸气努力。HFNCO 还可以通过改善动态肺顺应性和气道阻力来减少吸气努力。

（7）改善气体分布：HFNCO 可通过减少吸气努力，复张塌陷的肺泡来缓解患者自主呼吸诱导的肺损伤。

2 临床适应证及禁忌证

2.1 适应证

（1）轻～中度 I 型呼吸衰竭（100 mmHg≤PaO_2/FiO_2＜300 mmHg）。

（2）轻度呼吸窘迫（呼吸频率＞24 次 / 分）。

（3）轻度通气功能障碍（pH≥7.3）。

（4）对传统氧疗或无创正压通气不耐受或有禁忌证者。

2.2 相对禁忌证

（1）重度 I 型呼吸衰竭（PaO_2/FiO_2＜100 mmHg）。

（2）通气功能障碍（pH＜7.30）。

（3）矛盾呼吸。

（4）气道保护能力差，有误吸高危风险。

（5）血流动力学不稳定，需要应用血管活性药物。

（6）面部或上呼吸道手术不能佩戴 HFNCO 者。

（7）鼻腔严重堵塞。

（8）HFNCO 不耐受。

2.3 绝对禁忌证

（1）心跳呼吸骤停，需紧急气管插管有创机械通气。

（2）自主呼吸微弱，昏迷。

（3）极重度 I 型呼吸衰竭（PaO_2/FiO_2＜60 mmHg）。

（4）通气功能障碍（pH＜7.25）。

3 临床应用

3.1 急性Ⅰ型呼吸衰竭

（1）重症肺炎

两中心的前瞻性队列研究结果显示，以社区获得性肺炎（CAP）为主的重症肺炎患者接受 HFNCO（2 h 后 SpO_2/FiO_2 约 100），其中 28% 因失败需行气管插管，治疗 12 h 后 ROX 指数（即 SpO_2/FiO_2 与呼吸频率比值）≥4.88 是预测成功的重要指标。多中心随机对照试验结果显示，HFNCO 治疗急性Ⅰ型呼吸衰竭患者 78% 为重症肺炎，PaO_2/FiO_2 为（157±89）mmHg，28 d 气管插管率为 38%，与非重复吸入面罩和无创正压通气（NPPV）相比的差异无统计学意义，但在 PaO_2/FiO_2≤200 mmHg 亚组比较中 HFNCO 优于对照组；HFNCO 比对照组更能改善 90 d 的生存率。重症 H1N1 肺炎（PaO_2/FiO_2 为 84～210 mmHg）的回顾性队列研究结果显示，HFNCO 可使常规氧疗失败的 45% 患者避免气管插管，成功的相关预测因素包括无休克、较低的 SOFA（<4 分）或 APACHE Ⅱ 评分（<12 分），以及 HFNCO 后 6 h 内 PaO_2/FiO_2 明显改善；存在呼吸系统慢性基础疾病（哮喘或慢阻肺）者使用 HFNCO 的成功率较高。HFNCO 治疗失败后转为有创通气患者的病死率为 27.3%，高于起始使用有创通气患者 20% 的病死率，但气管插管的延迟与病死率之间无统计学关联。

推荐建议：重症肺炎合并急性Ⅰ型呼吸衰竭（100 mmHg≤PaO_2/FiO_2<300mmHg）可考虑应用 HFNCO（证据等级Ⅱ），成功的相关因素包括无休克、较低的 SOFA（<4 分）或 APACHE Ⅱ 评分（<12 分），以及 HFNCO 后 6 h 内 PaO_2/FiO_2 明显改善（证据等级Ⅱ）。

（2）急性呼吸窘迫综合征（acute respiratory distress syndrome，ARDS）

ARDS 是以急性顽固性Ⅰ型呼吸衰竭为主要临床表现的综合征，纠正缺氧是 ARDS 治疗的重要策略。一项多中心随机开放研究结果显示，将患者分成 HFNCO 组、传统氧疗组以及 NPPV 组，第 28 天的气管插管率分别为 38%、47% 和 50%（P>0.05），提示与传统氧疗和 NPPV 比较，HFNCO 并不能降低气管插管率，但可以改善 90 d 病死率；进一步亚组分析，氧合指数＜200mmHg 的患者，与标准氧疗和 NPPV 比较，HFNCO 组气管插管率更低。一项根据柏林定义 ARDS 的诊断和严重程度分级的临床研究结果显示，45 例 ARDS 患者采用 HFNCO 治疗，其中 33% 患者为重度 ARDS，38% 为中度 ARDS，29% 为轻度 ARDS，结果成功 27 例（60%）；对治疗失败的患者资料分析结果显示，简化急性生理评分 II（SAPS II）评分较成功组高，多器官功能不全、血流动力学不稳定和意识障碍是 HFNCO 失败的独立预测因素；该研究结果同时证明，HFNCO 仅可在轻中度 I 型呼吸衰竭患者中使用，在重度低氧性呼吸衰竭患者中不被推荐。一项单中心观察性研究结果显示，与传统氧疗相比，HFNCO 同 NPPV 类似，可以显著降低呼吸频率、改善氧分压，且 HFNCO 耐受性比 NPPV 好，但如果 HFNCO 治疗 1 h 后呼吸频率仍高于 30 次 / 分，则需要插管的风险明显增高。最近一项荟萃分析结果表明，HFNCO 与 NPPV 比较，治疗 ARDS 时的气管插管率和拔管后的再插管率的差异无统计学意义，但由于纳入的患者群体不同，不同的研究存在一些互相矛盾的结果。

推荐建议：HFNCO 可作为轻度 ARDS 患者（PaO_2/FiO_2 为 200～300 mmHg）的一线治疗手段（证据等级 II）；对于中度 ARDS 患者（PaO_2/FiO_2 为 150～200 mmHg），在无明确的气管插管指征下，可先使用 HFNCO 1 h 后再次进行评估，如症状无改善则需改为 NPPV 或有创通气（证据等级 II）；PaO_2/FiO_2＜150mmHg 的 ARDS 患者，不建议常规应用 HFNCO 治疗（证据等级 III）。预测 HFNCO 治疗失败的因素包括：SAPS II 评分≥30 分、多器官功能不全、血流动力学不稳定、意识状况改变、合并 II 型呼吸衰竭的 ARDS 患者（证据等级 III）。

（3）其他 I 型呼吸衰竭疾病

一项急诊科纳入急性心源性肺水肿患者（SpO_2 为 88.7%±8%）的随机对照研究结果显示，在 30 min 内 HFNCO 比传统氧疗能更明显地降低呼吸频率，两者都能提高 SpO_2 且差异无统计学意义，在改善住院率、机械通气率及病死率等方面也无统计学差异。一篇纳入免疫抑制继发急性呼吸衰竭患者（PaO_2/FiO_2 为 116～155 mmHg）的荟萃分析结果表明，相比于 NPPV 和传统氧疗，

HFNCO 可显著降低短期病死率（包括 ICU 病死率、28 d 病死率和住院病死率）（$RR=0.66$）和气管插管率（$RR=0.76$），但没有降低住 ICU 时间。近期发表的一项针对免疫抑制继发呼吸衰竭的随机对照研究中，HFNCO 组和常规氧疗组 PaO_2/FiO_2 分别是 136（96～187）mmHg 和 128（92～164）mmHg，结果显示 HFNCO 组改善氧合更显著（分别为 150 和 119 mmHg），但不能改变死亡预后。有 4 例 PaO_2/FiO_2 为 63～88 mmHg 的特发性肺纤维化急性加重患者应用 HFNCO 治疗能显著改善氧合，降低呼吸频率，缓解呼吸困难，直至急性加重病程缓解，患者的主观舒适性及耐受性良好。对 PaO_2/FiO_2 为 61.7 mmHg 的皮肌炎相关间质性肺炎的病例报道，HFNCO 可避免气管插管，缓解呼吸窘迫，减少焦虑，并允许患者早期下床康复活动，显著提高了住院期间的生活质量。

推荐建议：HFNCO 对急性心源性呼吸衰竭、免疫抑制继发急性 Ⅰ 型呼吸衰竭和间质性肺疾病急性加重能在一定程度上改善氧合（证据等级 Ⅲ），但不能改变预后（证据等级 Ⅱ）。

3.2 有创通气撤机

（1）ICU 危重症患者撤机

与鼻导管吸氧相比，HFNCO 可以降低再插管率，但与 NPPV 比较，再插管率没有明显差异。研究结果显示，再次插管低风险患者拔管后接受 HFNCO 治疗，相比传统氧疗 72 h 再插管风险显著降低；同时，与传统氧疗相比，HFNCO 可以显著降低拔管后呼吸衰竭发生率，但是两组再次插管的时间、呼吸道感染发生率、脓毒症发生率、多脏器功能衰竭发生率、住 ICU 时间、住院时间、ICU 及住院病死率没有明显差异。另有荟萃分析研究比较了成人患者拔管后使用 HFNCO 与传统氧疗和 NPPV 之间的差异，发现 HFNCO 组相比传统氧疗再次插管率明显降低（$OR=0.52$，95% CI 为 0.34～0.80，$P=0.003$），与 NPPV 比较再插管率差异无统计学意义（$OR=1.13$，95% CI 为 0.86～1.49，$P=0.38$），且 3 组间的 ICU 病死率及 ICU 住院时间之间均没有明显差异。但在针对无高碳酸血症的再次插管高风险患者的一项多中心的研究结果显示，HFNCO 组与传统氧疗组的再插管率、住 ICU 时间、住院时间及病死率没有明显差异。其他的研究结果表明，HFNCO 与传统鼻导管氧疗、文丘里面罩等比较，氧合改善更为明显；与传统 NPPV 比较可以降低痰液黏稠度和鼻面部压疮的发生率，舒适性更好。临床上也可以考虑 HFNCO 与 NPPV 交替使用，对改善氧合与提高患者的舒适度可有效兼顾。

推荐建议：对于再次插管低风险患者，HFNCO 与传统氧疗比较可以降低拔管后再插管率，但与 NPPV 比较不能降低再插管率；对于再次插管高风险患者（无高碳酸血症），HFNCO 与传统氧疗比较不能降低再插管率（证据等级Ⅱ）；有创机械通气撤机后 HFNCO 不能缩短住 ICU 时间及住院时间，也不能降低病死率（证据等级Ⅲ）。

（2）外科术后患者撤机

①腹部手术后：一项法国的多中心随机对照试验（RCT）研究了腹部手术或胸腹联合术后的患者脱机拔管后即刻序贯传统氧疗或 HFNCO，结果发现与传统氧疗相比，HFNCO 在应用后第 1 小时和应用结束时均不能明显改善腹部术后拔管患者的氧合情况（PaO_2），但 HFNCO 可以缩短患者需要接受氧疗的时间，但不能降低再插管率和升级呼吸支持的需要，在术后 7 d 中肺部其他并发症的发生率也没有显著差异。

②心脏手术后：与传统氧疗相比，在心脏术后患者的拔管过程中序贯 HFNCO 的临床效果似乎更为理想。相关荟萃分析结果显示，HFNCO 能降低心脏术后患者升级呼吸支持的需要（$RR=0.61$，$P<0.001$），但 ICU 住院天数无明显差异（$RR=0.96$，$P=0.98$）。应用 HFNCO4h 后患者舒适度明显优于传统氧疗组。

③肺部手术后：英国的一项单中心 RCT 研究了选择性肺叶切除的患者脱机拔管后即刻序贯传统氧疗或 HFNCO，结果显示两组的 6 min 步行距离差异无统计学意义，但 HFNCO 降低了患者的住院天数。

推荐建议：外科手术后脱机序贯应用 HFNCO 可以提高患者的舒适度，降低心脏术后患者升级呼吸支持的需求（证据等级Ⅰ），减少胸外科手术患者的住院天数（证据等级Ⅱ）。但与传统氧疗相比，HFNCO 不能降低腹部外科手术患者的再插管率（证据等级Ⅱ）。

3.3　Ⅱ型呼吸衰竭

有研究者发现，高碳酸血症（$PaCO_2 > 45$ mmHg）患者应用 HFNCO 可以降低稳定期慢阻肺患者的 $PaCO_2$，而且与其漏气量和流速有关。有两项研究比较 HFNCO 和 NPPV 对慢阻肺伴有轻度高碳酸血症患者的结果显示，二者均能降低患者的 $PaCO_2$ 水平，且 HFNCO 和 NPPV 之间差异无统计学意义。但也有小样本的研究结果证明，应用 HFNCO 后可能引起 pH 值下降，$PaCO_2$ 增高。有 4 项 RCT 对长期（12 个月）应用 HFNCO 进行了研究，结果显示与常规长期氧疗相比，长期应用 HFNCO 可以减少慢阻肺患者急性加重次数和天数，减少住院次数，能够显著降低 $PaCO_2$，改善健康相关生活质量，但对肺功能、6 min 步行距离、呼吸困难症状和氧合的改善存在一定分歧。目前，慢阻肺稳定期患者 HFNCO 的临床研究仍然较少，缺乏较大规模的前瞻性随机对照研究提供证据支持。

推荐建议：对于意识清楚的急性低氧血症合并高碳酸血症患者，可在密切监测下尝试 HFNCO，若 1 h 后病情加重，建议立即更换无创呼吸机或气管插管，不建议作为常规一线治疗手段（证据等级Ⅱ）。对于慢阻肺稳定期患者，存在长期氧疗指征时（即 $PaO_2 \leqslant 55$mmHg 或 $SaO_2 < 88\%$ 伴或不伴有高碳酸血症；或 55mmHg $< PaO_2 \leqslant 60$mmHg，伴有肺动脉高压、肺心病临床表现或红细胞比容 > 0.55），可以尝试应用 HFNCO，用于改善患者的运动耐力和生活质量（证据等级Ⅱ）。（表 2-1-1）

表 2-1-1　经鼻高流量湿化氧疗临床应用推荐表

疾　病	推荐内容	证据等级
Ⅰ型呼吸衰竭		
重症肺炎	重症肺炎合并急性Ⅰ型呼吸衰竭（100 mmHg $\leqslant PmO_2$/$FiO_2 < 300$ mmHg）可考虑 HFNCO 成功的相关因素包括无休克、较低的 SOFA（< 4 分）或 APACHE Ⅱ 评分（< 12 分），以及 HFNCO 后 6 h 内 PaO_2/FiO_2，明显改善	证据等级Ⅱ 证据等级Ⅱ

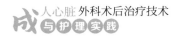

续表

疾　病	推荐内容	证据等级
急性呼吸窘迫综合征	HFNCO 可作为轻度 ARDS 患者（PaO_2/FiO_2 为 200～300mm Hg）的一线治疗手段中度 ARDS（PaO_2/FiO_2 为 150～200 mmHg）患者在无明确的气管插管指征下，可先使用 HFNCO，1 h 后再次进行评估，如症状无改善则需改为 NPPV 或有创通气	证据等级 Ⅱ 证据等级 Ⅱ
	PaO_2/FiO_2＜150 mmHg 的 ARDS 患者，不建议常规应用 HFNCO 治疗	证据等级 Ⅲ
	预测 HFNCO 治疗失败的因素包括 SAPS Ⅱ 评分≥30 分，多器官功能不全、血流动力学不稳定、意识状况改变、合并 Ⅱ 型呼吸衰竭的 ARDS 患者	证据等级 Ⅲ
其他 Ⅰ 型呼吸衰竭	HFNCO 对急性心源性呼吸衰竭、免疫抑制继发急性 Ⅰ 型呼吸衰竭和间质性肺疾病急性加重能在一定程度上改善氧合，但不能改变预后	证据等级 Ⅲ
有创通气撤机	对于再次插管低风险患者，HFNCO 与传统氧疗比较可以降低拔管后再插管率，但与 NPPV 比较不能降低那插管率	证据等级 Ⅱ
	对于再次插管高风险患者（无高碳酸血症），HFNCO 与传统氧疗比较不能降低再插管率	证据等级 Ⅱ
	有创机械通气撤机后，HFNCO 不能缩短住 ICU 时间及住院时间，也不能降低死率	证据等级 Ⅲ
外科术后	外科手术后脱机序贯应用 HFNCO 可以提高患者的舒适度，降低心脏术后患者升级呼吸支持的需求	证据等级 Ⅰ
	减少胸外科手术患者的住院天数	证据等级 Ⅱ
	与传统氧疗相比，HFNCO 不能降低腹部外科手术患者的再插管率	证据等级 Ⅱ
Ⅱ 型呼吸衰竭	对于意识清楚的急性低氧血症合并高碳酸血症患者，可在密切监测下尝试 HFNCO。若 1 h 后病情加重，建议立即更换无创呼吸机或气管插管，不建议作为常规一线治疗手段	证据等级 Ⅱ
	对于慢阻肺稳定期患者，存在长期氧疗指征时（即 PaO_2≤55 mmHg 或 SaO_2＜88% 伴或不作有高碳酸血症；或 55 mmHg＜PaO_2s≤60 mmHg，伴有肺动脉高压、肺心临床表现或红细胞比容＞0.55），可以尝试应用 HFNCO，用于改善患者的运动耐力和生活质量	证据等级 Ⅱ

4　HFNCO 参数设置及撤离标准

（1）HFNCO 参数设置。① Ⅰ 型呼吸衰竭：气体流量（flow）初始设置 30～40 L/min；滴定 FiO_2 维持脉氧饱和度（SpO_2）在 92%～96%，结合血气分析动态调整；若没有达到氧合目标，可以逐渐增加吸气流量和提高 FiO_2 最高至 100%；温度设置范围 31～37℃，依据患者舒适性和耐受度，以及痰液黏稠度适当调节。② Ⅱ 型呼吸衰竭：气体流量初始设置 20～30 L/min，根据患者耐受性和依从性调节；如果患者二氧化碳潴留明显，流量可设置在 45～55 L/min 甚至更高，达到患者能耐受的最大流量；滴定 FiO_2 维持 SpO_2 在 88%～92%，结合血气分析动态调整；温度设置范围 31～37℃，依据患者舒适性和耐受度，以及痰液黏稠度适当调节。

（2）HFNCO 撤离标准：原发病控制后逐渐降低 HFNCO 参数，如果达到以下标准即可考虑撤离 HFNCO：吸气流量＜20 L/min，且 FiO_2＜30%。

5　注意事项

（1）上机前应和患者充分交流，说明治疗目的的同时取得患者配合，半卧位或头高位（＞20°）。

（2）选择合适型号的鼻塞，选取小于鼻孔内径 50% 的鼻导管。

（3）严密监测患者生命体征、呼吸形式运动及血气分析的变化，及时做出针对性调整。

（4）张口呼吸患者需嘱其配合闭口呼吸，如不能配合者且不伴有二氧化碳潴留，可应用转接头将鼻塞转变为鼻/面罩方式进行氧疗。

（5）舌后坠伴 HFNCO 效果不佳者，先予以口咽通气道打开上气道，后将 HFNCO 鼻塞与口咽通气道开口处连通，如仍不能改善，可考虑无创通气其他呼吸支持方式。

（6）避免湿化过度或湿化不足，密切关注气道分泌物性状变化，按需吸痰，防止痰堵窒息等紧急事件的发生。

（7）注意管路积水现象并及时处理，警惕误入气道引起呛咳和误吸。应注意患者鼻塞位置高度高于机器和管路水平，一旦报警，应及时处理管路冷凝水。

（8）若出现患者无法耐受的异常高温，应停机检测，避免灼伤气道。

（9）为克服呼吸管路阻力，建议最低流量最好不小于 15 L/min。

（10）注意调节鼻塞固定带松紧，避免固定带过紧引起颜面部皮肤损伤。

（11）使用过程中如有机器报警，及时查看并处理，直至报警消除。

（12）使用过程中出现任何机器故障报错，应及时更换并记录报错代码提供厂家售后，严禁报错机器继续使用。

6 总结

HFNCO 作为一种新的呼吸支持技术在临床得到广泛应用，与传统的氧疗相比，HFNCO 在精确的氧浓度、PEEP 效应、改善氧合等方面具有明显优势，对于无创通气来说，其舒适性和温湿化要更占优势。但是受到患者体位、选择的鼻塞型号、张口呼吸以及管路冷凝水等因素的影响，高流量氧疗的临床效果并不确切，所以在临床应用中如何规范合理使用，明确其适应证，尚需要更多的研究论证。

参考文献

[1] 谈定玉，吕菁君，罗杰英，等 . 急诊成人经鼻高流量氧疗临床应用专家共识 [J]. 中国急救医学，2021，41(09)：739-749.

[2] 中华医学会呼吸病学分会呼吸危重症医学学组，中国医师协会呼吸医师分会危重症医学工作委员会 . 成人经鼻高流量湿化氧疗临床规范应用专家共识 [J]. 中华结核和呼吸杂志，2019，42(2)：83-91.

[3] 任梅惠，侯春英，王乐乐，等 . 经鼻高流量氧疗在心脏术后的应用现状 [J]. 护理研究，2019，33(2)：315-317.

[4] 朱茜，江海娇，胡斌，等 . 成人患者低氧血症经鼻高流量氧疗进展 [J]. 齐齐哈尔医学院学报，2023，44(13)：1249-1252.

[5] 齐晓玖，吴欣娟，高艳红，等 . 成人经鼻高流量氧疗护理规范（团体标准解读）[J]. 中华急危重症护理杂志，2023(2)：136-139.

[6] 张树军，翁欣 . 经鼻高流量氧疗在胸部创伤患者中的应用进展 [J]. 现代临床医学，2024，50(1)：77-80.

[7] 周曦，钟洁，曹阳君，等 . 经鼻高流量氧疗与常规氧疗对气管插管拔除后患者疗效的 Meta 分析 [J]. 当代护士，2023，30(13)：53-57.

[8] 田强，赵雪利，刘拴虎，等 . 高流量氧疗在有创机械通气撤机的研究进展 [J]. 吉林医学，2022，43(6)：1696-1699.

[9] 刘晓英，隋永芹，吴萌萌，等 . 经鼻高流量氧疗的生理效应及应用进展 [J]. 河北医药，2023，45(6)：923-927.

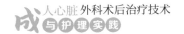
第二节　呼吸机支持与参数调节

呼吸机作为一项能人工替代自主通气功能的有效手段，已普遍用于各种原因所致的呼吸衰竭、大手术期间的麻醉呼吸管理、呼吸支持治疗和急救复苏中。呼吸机是一种能够预防和治疗呼吸衰竭、减少并发症、挽救及延长患者生命的重要医疗设备。

呼吸机能代替、控制或改变人的正常生理呼吸，增加肺通气量，改善呼吸功能，减轻呼吸功消耗，节约心脏储备能力。

1　呼吸机基本功能与基本原理

1.1　基本功能

呼吸机必须具备四个基本功能，即向肺充气、吸气向呼气转换，排出肺泡气以及呼气向吸气转换。依次循环往复。

1.2　基本原理

自主通气时吸气动作产生胸腔负压，肺被动扩张出现肺泡和气道负压，从而构成了气道口与肺泡之间的压力差而完成吸气；吸气后胸廓及肺弹性回缩，产生相反的压力差完成呼气。因此，正常呼吸是由于机体通过呼吸动作产生肺泡与气道口"主动性负压力差"而完成吸气，吸气后的胸廓及肺弹性回缩产生肺泡与气道口被动性正压力差而呼气，以满足生理通气的需要。而呼吸机通气是由体外机械驱动使气道口和肺泡产生正压力差，而呼气是在撤去体外机械驱动压后胸廓及肺弹性回缩产生肺泡与气道口被动性正压力差而呼气，即呼吸周期均存在"被动性正压力差"而完成呼吸。

2　呼吸机机械通气的条件、适应证及禁忌证

2.1　通气条件

呼吸机是否行机械通气参考以下条件：

（1）呼吸衰竭一般治疗方法无效者。

（2）呼吸频率大于 35～40 次 / 分或小于 6～8 次 / 分。

（3）呼吸节律异常或自主呼吸微弱或消失。

（4）呼吸衰竭伴有严重意识障碍。

（5）严重肺水肿。

（6）PaO_2 小于 50 mmHg，尤其是吸氧后仍小于 50 mmHg。

（7）$PaCO_2$ 进行性升高，pH 动态下降。

2.2　适应证

（1）各种原因引起的急性呼吸衰竭，包括呼吸窘迫综合征（ARDS）。

（2）慢性呼吸衰竭急性加剧。

（3）重度急性肺水肿和哮喘持续状态。

（4）胸部外伤或手术：如胸部创伤、心脏手术等，需要使用呼吸机来支持呼吸。

（5）窒息和无自主呼吸：在患者无自主呼吸或呼吸将要停止的情况下，如窒息、麻醉等，需要使用呼吸机进行心肺复苏。

2.3　禁忌证

呼吸机治疗无绝对禁忌证。正压通气的相对禁忌证有以下几种：

（1）伴有肺大疱的呼吸衰竭。

（2）未经引流的气胸和纵隔气肿。

（3）严重肺出血。

（4）急性心肌梗死。

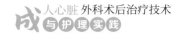

（5）低血容量性休克未补足血容量者。

3 相关并发症

呼吸机相关并发症是指在使用呼吸机治疗时出现的不良反应或健康问题。以下是一些常见的呼吸机并发症：

（1）气压伤：包括气胸、皮下气肿和纵隔气肿等。这些并发症通常是呼吸机使用不当或呼吸道压力过高导致的。

（2）肺部感染：是呼吸机治疗期间最常见的并发症之一。由于呼吸机管道和面罩等设备的存在，患者容易吸入细菌或病毒，导致肺部感染。

（3）呼吸机相关性肺炎（VAP）：是由于使用呼吸机而导致的肺炎，通常发生在机械通气后的几天到几周内。VAP 可能导致患者病情恶化，延长呼吸机使用时间，甚至导致死亡。

（4）呼吸道堵塞：可能是由于呼吸道分泌物过多、气管插管过紧或气管插管位置不当等原因导致的。呼吸道堵塞可能导致单肺通气，表现为呼吸道压力异常升高。

（5）通气不足：可能是由于呼吸机设置不当、气管插管位置不当或患者自身呼吸肌疲劳等原因导致的。通气不足可能导致患者烦躁不安、皮肤潮红、心跳加快和血压升高。

（6）通气过度：是呼吸频率过快或潮气量过大导致的。通气过度可能导致患者碱中毒，表现为昏迷和抽搐等症状。

（7）呼吸机依赖：在改善患者呼吸状况的同时，长时间通过呼吸机机械通气的患者自主活动会缩短且会对患者的神经肌肉功能造成一定的损伤，容易出现脱机困难的情况。

此外，还有一些其他较少见的呼吸机并发症，如低血压、腹胀、消化道出血、酸碱平衡失调和肺不张等。

4 呼吸机常用模式及参数设置

4.1 常用模式

（1）机械控制通气（CMV 或 IPPV）：完全按照呼吸机设定的参数进行通气，在没有自主呼吸的情况下使用。若患者有自主呼吸，则人机对抗会较明显。

（2）辅助 / 控制通气（A/C 或 IPPV Assist）：在机械通气基础上，允许患者在通气间隙按照设定的参数自主触发呼吸（有辅助通气），主要用于有正常呼吸驱动但呼吸肌疲劳和肺顺应性下降、呼吸功增加的患者。

（3）间歇指令通气（IMV）：与 A/C 相似，但患者自主通气时呼吸机无辅助通气，用于 A/C 类将要脱机的患者。

（4）同步间歇指令通气（SIMV 或 PLV）：在 IMV 的基础上与患者呼吸的同步性增强。当呼吸机在设定时间内没有探测到患者呼吸，即给予通气；SIMV 模式中压力支持参数最少为 6 cmH$_2$O（1 cmH$_2$O＝0.098 kPa）（抵消管路阻力的最小压力），一般在 8～12 cmH$_2$O。

（5）压力支持（PSV）：完全在患者自主呼吸的同时给予患者辅助通气，用于患者呼吸肌力量训练，或脱机有自主呼吸者。（此类包含在 SPONT——自主呼吸模式中：压力支持＋持续气道正压通气即 CPAP 模式）。

（6）双水平正压通气（BIPAP）：由 CPAP 发展而来，建立在两个不同 CPAP 水平上的通气模式。呼吸机按照预设的高低压水平及高低压时间送气，高压时气流进入患者肺内——相当于吸气；低压时气体由患者肺内流出——相当于呼气。允许患者在高低压两个压力水平上自主呼吸，还可以在低压水平上设置压力支持。BIPAP 类似于两个水平的 CPAP。

4.2 主要参数设置

（1）吸入氧浓度（FiO$_2$）：起始设定 100%，平稳后可根据患者血氧饱和度逐渐下调（以最低的氧浓度达到目标氧合为最佳）。

（2）潮气量（V$_T$）：6 mL/kg（心肺复苏、严重哮喘、ARDS 者）；8 mL/kg（常用）；10 mL/kg（大潮气量，颅内压增高者，可降颅压）。

（3）呼吸频率（f）：10～20 次 / 分，根据患者呼吸功及 CO_2 水平来调节，随着患者自主呼吸能力增加，参数可逐渐下调。如血气分析显示有 CO_2 潴留，可适当调高呼吸频率，反之则减少呼吸频率。

（4）峰流速：是指令通气时呼吸机送气的流速，常设定在 40～60 L/min。对有自主呼吸的患者峰流速应大于患者自主呼吸时的流速，否则患者感到"空气饥饿"，会增加呼吸做功，太大会造成压力伤。

（5）吸呼比：通常为 1：（1.5～2.5）。成人吸气时间通常为 0.8～1.2 s。吸呼比大于 1：1 者称为反比通气，用于肺顺应性差者，如 ARDS 者。

（6）平台时间：平台时间的设定可以促进气体在肺内的均匀分布和增加氧合时间，根据患者氧合情况通常设定为 0.1～0.3 s，或呼吸周期的 5%～10%，一般不超过呼吸周期的 15%。特殊患者（ARDS 者），为了增加氧合时间，可以将平台时间设定为 0.5 s。

（7）吸气触发灵敏度：压力触发为 −0.5 至 −1.5 cmH$_2$O；流量触发为 1～3 L/min。

（8）呼气触发灵敏度：需有自主呼吸时才涉及，参考值为 25%。

（9）呼气末正压（PEEP）：呼气末气道内持续存在的压力，其作用是对抗内源性 PEEP，维持小气道和肺泡开放，肺水重新分布，改善肺顺应性，降低呼吸功，并能使萎陷的肺泡复张。还可以减轻肺水肿，改善通气血流比，减轻心脏前负荷，克服管道阻力。通常为 3～5 cmH$_2$O（特殊情况下可达到 20 cmH$_2$O），如过高（8 cmH$_2$O 以上），可明显增加颅内压。当 FiO$_2$＞60%，患者 SaO$_2$ 仍＜90% 时，可调高 PEEP 以增加氧合。

（10）压力上升梯度：从基线压上升到设置压力的快慢，通常为 0.1～1 s。如患者对吸气流速需求大（如慢性阻塞性肺病患者），可适当调高；如患者对吸气流速需求小（如 ARDS 者），可适当调低。

5 呼吸机报警处理

呼吸机报警原因大致分为患者原因、机器原因、回路问题、气道问题、气囊问题、人为因素。呼吸机报警项目大致分为以下几个：①压力报警，包括气道高压报警、气道低压报警;②容量(呼出气量)报警,分为呼出气量低限或高限报警;③流量(每分钟呼出气量)报警,分为分钟呼气量低限报警、分钟呼气量高限报警;④时间(通气频率)报警,包括通气频率高限或低限报警;⑤窒息报警;⑥氧浓度报警;⑦气源报警;⑧电源报警;⑨湿化器报警,等等。

5.1　压力报警

压力报警是呼吸机具有的重要保护装置,主要用于对患者气道的压力监测。报警参数的设置主要依据患者正常情况下的气道压水平。高压设置通常较实际吸气峰压高 10 cmH$_2$O,限定值一般不超过 45 cmH$_2$O。低压设定在能保持吸气的最低压力水平,一般设定低于吸气峰压 5～10 cmH$_2$O。

(1)气道压力过高报警

气道高压报警属高危报警,发生频率最高,危害大,可直接导致通气不足、气压伤,同时提示患者病情有改变。迅速处理气道高压是有效呼吸支持的保障。气道压力(Paw)分为 3 种:①气道峰压(Ppeak 或吸气峰压 PIP),吸气相气道压力最高值;②平台压(Pplat),吸气末暂停时密闭气道内压力 = 吸气末肺泡内压力;③呼气末正压(PEEP),呼气末气道压力。气道高压报警原因一般分为 4 种:①呼吸机。如工作异常(吸气阀及/或呼气阀故障、压力传感器损坏等),回路扭曲、打折、受压、冷凝水积聚。②人工气道。管腔狭窄、扭曲、打折、分泌物阻塞,人工气道脱出、插管过深、末端贴壁、气囊阻塞。③患者。咳嗽、支气管痉挛、气道分泌物、肺顺应性降低、气胸、胸腔积液、胸壁顺应性降低、人机不协调等。④人为因素。设置不当,如高压报警上限设置过低。遇到气道高压报警,处理的基本原则是保证患者通气和氧合,避免并发症发生。

(2)气道压力过低报警

低压报警常见原因:①呼吸机回路漏气。患者与呼吸机脱节,管道是否破裂、有无针眼,回路连接处松动,积水瓶是否拧紧,湿化器注水口是否盖紧,加湿器温度探头是否脱落,呼气活瓣有无封闭不严或安装不当。②气道漏气。气囊漏气、充气不足或破裂,套囊适当充气或更换导管;气管导管移位到声门以上气道。③支气管胸膜瘘、胸腔引流导管漏气。④患者吸气力量过强。⑤呼吸机工作异常：压力传感器异常，呼吸机内部漏气（呼气阀漏气，如阀门破裂或漏气，封闭不严或连接不恰当）。⑥下限报警阈值设置不当。⑦气源不足造成通气量下降。注意当发生低压报警时，应首先检查以明确患者是否还在通气，如果病人没有得到基本的通气保障，应立即将病人脱离呼吸机，用简易呼吸器替代呼吸机通气或更换其他呼吸机进行通气，在及时查找去除漏气原因后，应重新设置报警阈值，并检查设置的阈值是否恰当。当怀疑漏气时应用模拟肺对漏气的位置进行判断，如接模拟肺时呼吸机能正常通气，说明漏气可能发生在患者端，否则寻找呼吸机回路的因素。

5.2 容量（呼出气量）报警

（1）呼出潮气量低限报警

当4次呼吸所测得潮气量平均值小于所设报警下限时开始报警。主要原因为病人管道回路及气道漏气（情况同吸气压力过低报警）；痰液增多，辅助呼吸时病人自主呼吸减弱致使自主潮气量降低；呼气流量传感器损害；吸气时间设置过低；流速设置过慢；触发灵敏度设置不合理；呼出潮气量过低；报警限设置过高等。

（2）呼出潮气量高限报警

此报警通常为第三等级报警，但如果连续报警超过3次，即转变为第一等级报警。此种情形多见于患者自主呼吸增强的情况下，如呼吸窘迫、严重代谢性酸中毒、患者病情好转但通气支持过高等，多预示患者可能存在自主呼吸与呼吸机对抗或不协调，处理方法见高压报警，同时检查所设置的通气方式、潮气量、呼吸频率等参数是否合适。

5.3 流量（每分钟呼出气量）报警

（1）分钟呼气量低限报警

①呼吸机回路或气囊漏气：呼出潮气量显著小于预设（吸入的）潮气量提示呼吸机回路漏气的存在。处理：将气管导管气囊内的气体抽出后重新注气，若气囊破裂，更换导管；呼/吸气阀破裂，及时更换；套管位置有误，调整套管位置；其他对症处理。②患者原因：如多次吸气压力过高报警引起（如重症哮喘

患者容控时因气道痉挛严重，气道峰压达 70～80 cmH$_2$O，气体不易吹进去）；患者病情加重，自主呼吸减弱，触发灵敏度过低而不触发呼吸机；痰液阻塞。处理：解除痉挛，调整触发灵敏度或更换模式，吸痰等。③人为因素：每分钟呼出气量低限报警的限定设置过高；呼吸机模式及参数设置不当，如应用 PSV、SIMV 或 SIMV＋PSV 通气模式时，患者呼吸频率过慢，潮气量设置过小，分钟呼气量低限可有间断报警，调整参数或更换呼吸模式，同时注意依情况适当增加吸气时间、吸气流速等。④机器故障：如呼气流量传感器损坏，控制气体输出量的电位器故障等。

（2）分钟呼气量高限报警

①患者原因：如 ARDS 或其他原因（缺氧、通气不足、气管内吸引后、体温升高、疼痛刺激、烦躁不安）致呼吸频率增快。处理：增加吸氧浓度，加大通气量，应用退热、止痛、镇静药等，降低氧耗。②呼吸机回路或人工气道因素：呼吸机管路内积水，造成频繁的假触发，诱发呼吸机频繁送气，触发分钟通气量过高报警。③呼气流量传感器进水阻塞。处理：及时清除传感器内的积水和堵塞物，注意平时要及时倒掉积水瓶内的积水。④人为因素：潮气量或呼吸频率设置过高，呼吸机的触发灵敏度过高致呼吸频率过快，每分钟呼出气量高限报警阈值设置过低。处理：调整潮气量或呼吸频率，如病情需要，则调整报警上限，合理调整触发灵敏度，合理设置报警阈值。另外，机械通气时进行雾化吸入可增加呼出潮气量而出现分钟呼气量高限、呼出潮气量高限报警。

5.4 时间（通气频率）报警

通气频率高限或低限报警，和分钟呼气量报警一样，高呼吸机频率（呼吸机自动触发，如触发灵敏度过高或误触发）或各种原因引起的患者高自主呼吸频率均可致通气频率高限报警。窒息报警、患者病情加重致低呼吸频率、触发灵敏度过低可发生低限报警。其他如不恰当的吸气时间，呼吸机的参数导致吸气时间过长时应告诫操作者，可能是气道阻塞或呼气复式接头的故障所致；不恰当的呼气时间，如果呼气时间过长，这可能是"窒息"时间，如果呼气时间过短，表明反比通气或潜在气体陷闭。

5.5 窒息报警

窒息报警即呼吸机没有检出呼吸，既没有自主呼吸，也没有通气机输送的呼吸。有些呼吸机预设窒息报警时间为 15 s，有些呼吸机让操作者来预设窒息报警时间。气源报警时常伴有窒息报警，原因及处理见气源报警，窒息报警常伴随着低压或低分钟通气（Low VE）报警。可能原因：①患者无自主呼吸或自主呼吸频率太低；②呼吸管道及连接处脱开或漏气；③机器故障，流量传感器检测功能不良或损坏，定时板等机械故障；④不恰当的触发灵敏度（或内源性 PEEP 的发生可能使患者不能触发，导致无效触发用力）；⑤设置的窒息报警参数不恰当；⑥流量传感器安装位置不合适；⑦分钟通气量设置太低，等等。处理：首先明确患者是否正在通气，根据患者的情况，予重新连接呼吸机、更换通气模式（部分呼吸机自动转换为后备通气，一旦发现了患者用力，就会自动取消后备通气）、简易呼吸器辅助通气等处理；明确患者正在通气后进一步查明纠正原因（指令呼吸的频率，触发灵敏度及其他设置是否合适，依情况正确设置，纠正回路漏气，检查流量传感器功能或予以更换，必要时更换呼吸机）。

5.6 氧浓度报警

报警界限高于或低于实际设置氧浓度的 10%～20%。原因：①空气压缩机电源未接好或开关未开，致纯氧供气。检查空气压缩机电源供电并启动。②机器故障，氧电池耗尽，氧电池需校准，空气—氧气混合器故障，空气压缩机故障。请工程师重新校准氧电池或更换/关闭氧电池，更换空氧混合器，更换空气压缩机。③注意正确设置报警界限。

5.7 气源报警

呼吸机没有足够的氧气或空气供应，工作压力表指针读数为零或在吸气时摆动大，摆动幅度超过 20 cmH$_2$O。气源（氧气和压缩空气）的稳定供应对呼吸机的正常运转十分重要。发生原因：①机械故障。氧气/空气压缩机供气压力不足，空气压缩机过压或过热保护，空氧混合器故障，吸气阀脱开。检查氧气瓶或中心供气压力和空气压缩机压力，保证供气压力 3.0～5.5 kg/cm^2，使过压或过热保护按钮复原，更换空氧混合器，调整吸气阀。②人为因素。空气压缩机电源未接好或开关未开，空气／氧气插头未连接好，插头不符、滑脱，氧气开关未开足，空气压缩机进气口过滤海绵灰尘阻塞等，予相应处理。

5.8 电源报警

外接电源故障或蓄电池电力不足，应立即将呼吸机与患者的人工气道脱开，给予人工通气，并及时处理。建议在选购呼吸机时选购带内置电池的呼吸机，并配置稳压电源，以便在突然停电时机械通气仍可继续进行。

5.9 湿化器报警

湿化器是呼吸机的重要组成部分，良好的加温、加湿可预防和减少机械通气患者呼吸道继发感染，使气道不易产生痰痂，并可降低分泌物黏稠度，促进排痰。湿化器报警有不加热、过热，保险丝烧坏，加热导丝损坏，温度传感器损坏，湿化效果不满意，漏气、漏水等。高温报警多由于温度设置不当，加水不及时，仪器故障等引起。低温报警除仪器故障引起外，应注意下列问题：呼吸机管道连接不当，如误将湿化器连接到呼气回路上，温度探头连接到 Y 形管呼气端或呼吸共同端上等；Y 形管上温度探头脱落或是方向朝下；加热导丝电源线与呼吸机湿化器脱开；呼吸机回路有泄漏等，应及时处理；仪器若发生故障，应及时找设备人员维修。

参考文献

[1] 黎伟珍，王媚.ICU 患者机械通气时呼吸机报警的常见原因及处理对策 [J]. 医学信息，2015(11)：112-112.

[2] 王新平，曹国辉. 呼吸机常见报警原因分析及处理措施 [J]. 医学研究与教育，2015(1)：70-75.

[3] 阳杰宏. 呼吸机的常见故障排除技巧与维护校准分析 [J]. 中国设备工程，2024(9)：175-177.

[4] 许海兵. 呼吸机常用参数的设置原则 [J]. 医疗装备，2013，26(8)：10-12.

[5] 周文，郝峻涛，杨更朴，等. 胸外科重症监护中机械通气报警分析 [J]. 山西医药杂志（下半月版），2013，42(8)：462-463.

[6] 顾春红, 赵明华, 高云, 等 .237 例机械通气呼吸机常见报警和原因分析 [J]. 国际呼吸杂志，2014，34(13)：1018-1020.

[7] 王仕凡 . 呼吸机常用参数的设置 [J]. 医疗设备信息，2008，23(3)：108-109.

第三节　呼吸机撤离与康复

呼吸机撤离是指在合适的时间和条件下，将患者从呼吸机上撤离，患者能自主呼吸。呼吸机撤离包括了脱机和拔管两个过程。

呼吸机撤离是重症患者康复过程中的重要环节，意味着患者呼吸功能逐步恢复。然而，撤离呼吸机并不意味着病情完全康复，患者仍需经过一段时间的康复期，以巩固治疗效果，提高生活质量。

1　呼吸机撤离前的准备

（1）患者清醒：注意观察患者的意识变化，患者意识清醒，神态自如，情绪稳定，瞳孔大小正常，对光反射正常以后才能撤离呼吸机。

（2）呼吸功能恢复：患者逐步减少辅助通气频率，自主呼吸为主，呼吸深度适中，并无明显的呼吸困难或呼吸急促现象，具有较强的自主排痰能力。

（3）血氧饱和度稳定：呼吸机调至自主模式后，患者自主呼吸能够维持稳定的血氧饱和度，血氧饱和度应维持在 90% 以上，以确保身体各部位得到充足的氧气供应。

（4）血流动力学稳定：患者心率、血压在正常范围内，心脏功能较前有改善，血气分析指标稳定，酸碱失衡及电解质紊乱得到纠正后，乳酸值不高，没有二氧化碳潴留，方可撤机。

（5）气道通畅：撤机前应先对患者气道进行评估，无分泌物堵塞或喉头水肿等现象，确保气道通畅。

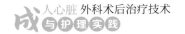
2 呼吸机撤离的方法

（1）T形管吸氧法：这种方法是让患者脱离呼吸机后，通过T形管进行一段时间的自主呼吸并吸氧。然后，再进行一段时间的机械通气，自主呼吸与机械通气交替进行，并逐渐延长自主呼吸的时间，直到患者完全脱离呼吸机。在自主呼吸期间，需要密切观察和评价患者的呼吸肌功能。一旦出现呼吸肌疲劳，应立即进行机械通气以恢复呼吸肌的活力。

（2）持续气道正压通气（CPAP）撤机法：CPAP与T形管吸氧法不同，其治疗效果也有所不同。当患者的肺容量较低，或者仍需要PEEP治疗来维持适当的 PaO_2 时，选用CPAP撤机法更为适合。

（3）同步间歇指令通气（SIMV）撤机法：这是一种目前较为常用的撤机方法。SIMV允许患者进行自主呼吸。当开始撤机的标准达到后，可以逐渐减少SIMV的频率，直到患者完全脱离呼吸机。SIMV撤机法能维护呼吸肌的活力，减少镇静药的用量，并维持适当的通气血流比值。

（4）压力支持通气（PSV）撤机法：在使用PSV撤机时，首先设定一定的压力以获得足够的潮气量。然后，在维持适当的肺泡通气量的基础上，逐渐降低压力，并过渡到完全自主呼吸。

3 拔管过程

拔管主要包括四个阶段：

（1）初步计划；

（2）拔管准备；

（3）实施拔管；

（4）拔管后处理。

拔管前应对气道及其危险因素进行评估，根据危险因素的评估结果，可将拔管分为"低风险"和"高风险"拔管。

（1）"低风险"拔管：指常规拔管操作，患者的气道在诱导期间无特殊状况，手术过程中无气道相关风险增加，再次气管插管较容易，患者常规禁食且不存在一般危险因素。

（2）"高风险"拔管：指患者存在术前为困难气道，术中气道管理风险增加，术后再插管受限、饱胃，合并一项或多项拔管危险因素，拔管后可能需要再次插管且再次插管困难的情况。

3.1 拔管危险因素的评估

（1）气道危险因素。①困难气道：包括诱导期间已预料的和未预料的困难气道，如病态肥胖、阻塞性睡眠呼吸暂停综合征等。②围手术期气道恶化：例如，解剖结构的改变、出血、血肿、手术或创伤导致的水肿以及其他非手术因素导致的气道恶化；口腔颌面外科手术、头颈部手术及其他原因导致肺水肿或呼吸道痉挛等。③气道操作受限制：术后因为各种固定装置导致气道操作困难或无法进行，如与外科共用气道、下颌骨金属丝固定、植入物固定、头部或颈部活动受限等。

（2）肌松残余：术中使用肌肉松弛药物的患者，术后肌松残余发生率为2%～64%。

（3）手术的特殊要求：部分手术要求患者平稳苏醒，避免呛咳和躁动。

（4）人为因素：工具准备不充分、缺乏经验以及与患者沟通障碍等。

（5）手术并发症：腔镜手术造成高碳酸血症或全身广泛性皮下气肿或肺二氧化碳栓塞。

（6）一般危险因素：患者的整体情况也需要引起关注，它们可能导致延迟拔管，包括呼吸功能受损、循环系统不稳定、神经功能受损、低温或高温、凝血功能障碍、酸碱失衡及电解质紊乱等。

3.2 拔管准备

拔管准备是检查并优化拔管条件、选择气道和全身情况的最佳时机，以降低拔管风险，减少并发症。

（1）评价并优化气道情况

手术结束拔管前需要重新评估并优化气道情况，并制定拔管失败情况下的补救措施以及重新插管计划。①上呼吸道：拔管后存在呼吸道梗阻的风险，故应做好相应准备。"高风险"拔管患者可以使用普通喉镜、可视喉镜、可视插管软镜检查气道有无水肿、出血、血凝块、外伤或气道扭曲等。②喉：套囊放气试验可以用来评估气道有无水肿。以套囊放气后可听到明显的漏气声为标准，如果合适的导管型号下听不到漏气的声音，常常需要延迟拔管。③下呼吸道：下呼吸道外伤、水肿、感染、气管软化以及大量分泌物等可限制拔管实施。胸片、超声和可视插管软镜有助于评估喉部、气管和支气管的解剖及胸部病理改变。④胃胀气：胃胀气可能压迫膈肌而影响呼吸，在实施面罩正压通气或声门上通工具正压通气时，建议进行经鼻或经口胃管减压。

（2）评估并优化患者的一般情况

应在患者的气道保护性反射完全恢复后拔管，并拮抗肌肉松弛药。维持血流动力学稳定及适当的有效循环血量，调节患者的体温、电解质、酸碱平衡及凝血功能至正常范围，提供良好的术后镇痛，防止气道不良反射的发生。

（3）评估并优化拔管的物品准备

拔管操作与气管插管具有同样的风险，所以在拔管时应配置与插管时相同级别的设备及人员。与手术团队的充分沟通也是拔管安全的重要保障。

3.3 拔管流程

拔管后的目标是保证患者维持有效的通气，避免气道刺激。拔管前要制定一套方案来应对拔管失败的突发性状况，确保在最短的时间内对患者进行有效通气或再插管，保证拔管时的安全。制定方案要依据手术、患者情况以及医生的技术和经验综合考虑。理想的拔管方案是待患者自主呼吸完全恢复，在可控、分步且可逆的前提下拔除气管导管。

所有的拔管操作都应该尽量避免干扰肺通气，保证氧供。

（1）氧储备：拔管前需建立充分的氧储备，吸入纯氧以维持拔管后呼吸暂停时机体的氧摄取，同时可以为进一步气道处理争取时间。

（2）体位：尚无证据表明某一种体位适合所有拔管的患者，目前主要倾向于头高脚低位（半卧位）和半侧卧位。头高脚低位尤其适用于肥胖或患有睡眠性呼吸暂停的患者，左侧卧头低位常用于未禁食和禁饮的患者。利多卡因和阿片类药物可以使拔管过程平稳，但会延长清醒时间。拔管后，病人保持平卧位或侧卧位。

（3）吸引：拔管前必须保证充分吸引分泌物和血液，直视下吸引损伤更轻。

（4）肺复张措施：在吸气高峰同时放松气管导管套囊并随着发生的正压呼气拔出气管导管可产生一个正压的呼气，有利于分泌物的排出，并减少喉痉挛和屏气的发生。

（5）牙垫：牙垫可防止麻醉中患者咬闭气管导管导致气道梗阻。

（6）拔管时机：根据拔管时机可将拔管分为清醒和深麻醉下拔管。

3.4 "高风险" 拔管

"高风险" 拔管主要用于已证实存在气道或全身危险因素，以致无法保证拔管后维持充分自主通气的患者。"高风险" 拔管的关键在于拔管后患者是否能保证安全。如果考虑能安全拔管，清醒拔管或其他高级技术可以克服绝大多数困难；如果考虑无法安全拔管，则应延迟拔管或实施气管切开。

（1）相对安全拔管

①清醒拔管："高风险" 患者的清醒拔管在技术上同 "低风险" 患者没有差别，而且适用于绝大多数的 "高风险" 患者，例如，有误吸风险、肥胖以及绝大多数困难气道患者。但是在某些情况下，以下一种或多种技术可能对患者更有利。对拔管后的 "高风险" 患者进行经鼻高流量氧疗和无创机械通气会减少再插管的发生率。

②瑞芬太尼输注技术：对于颅脑手术、颌面手术、整形手术以及严重心脑血管疾病的患者，为避免拔管引发的呛咳、躁动及血流动力学波动，可采用输注瑞芬太尼输注技术，使患者在耐管的情况下，意识完全清醒且能遵循指令。

③喉罩替换技术：该技术既可用于清醒拔管，也可用于深麻醉拔管，主要适用于气管导管引起的心血管系统刺激可能影响手术修复效果的患者，同时对于吸烟、哮喘等其他气道高敏患者可能更有好处，对饱胃风险的患者不适用。插管型喉罩亦可应用于气管拔管，纤支镜定位和引导再插管更容易。足够的麻

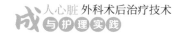

醉深度是避免喉痉挛的关键。

④气道交换导管（AEC）辅助技术：对再次插管有风险的情况，可在拔管前把气道交换导管、插管软探条或硬质鼻胃管等工具置入气管内，使气道可以在需要时快速重建。AEC是一种内径很细的中空半硬质导管，既可以作为重新插管的导引，也可以作为吸氧和喷射通气的通道，使麻醉医生有更多的时间来评估重新插管的必要性。

（2）不安全拔管

①延迟拔管：当气道损害严重时，往往需要延迟拔管。延迟拔管几小时或几天待气道水肿消退后再拔管可增加拔管的成功率。如果患者在24小时内有再回到手术室的可能，明智的做法是保留气管插管。

②气管切开：当患者由于预先存在的气道问题、手术（如游离皮瓣重建）、肿瘤、水肿以及出血可能在较长的一段时间内无法保持气道通畅时，应考虑行气管切开。

3.5 拔管后处理

拔管后可能导致生命危险的并发症并不只局限发生于气管导管拔除后即刻，拔管后仍应持续管理监测。注意以下几方面问题。

（1）人员配置和交流：患者气道反射恢复、生理情况稳定前需要专人持续监测与护理，保证随时能联系到经验丰富的麻醉医生。对于困难气道患者，麻醉医生应在手术结束前与手术医生进行充分沟通麻醉恢复问题。将患者转运至恢复室或相关ICU时，必须进行口头及书面交接。

（2）监测和预警信号：拔管后密切监测意识、呼吸频率、心率、血压、血氧饱和度、体温和疼痛程度。有条件者使用特制的CO_2监测面罩能早期发现气道梗阻。喘鸣、阻塞性通气症状和躁动常提示气道问题，而引流量、游离皮瓣血供、气道出血和血肿形成常提示手术方面问题。

（3）设备：拔管后早期患者停留区域应包具备有困难气道抢救车、急救车、监护仪和CO_2监测等设备。

（4）转运：所有的拔管均应在医生监测下进行，"高风险"拔管应该在手术室、麻醉恢复室（PACU）或 ICU 内进行。存在气道风险的患者运送至 PACU 或 ICU 时，应有医生陪同。

（5）气道损害患者的呼吸管理：吸入湿化的氧气，监测呼气末 CO_2，鼓励患者深吸气或咳出分泌物。术后第 1 天应高度警惕创面的出血和呼吸道的梗阻，术后第 2 天拔管是较安全的选择。拔管后应用鼻咽通气道、头高位或半坐位和皮质激素等有助于改善气道梗阻、减轻气道水肿。急诊饱胃、有恶心症状的患者注意防范拔管后反流误吸。

（6）镇痛：良好的镇痛可促进术后呼吸功能的恢复，但要注意部分镇痛药物存在的呼吸抑制作用，同时要避免或谨慎使用镇静药物，尤其是镇痛药物和镇静药物联合使用时应严密监测患者的呼吸情况。

（7）再插管：高龄、术前合并症较多、手术时长、胸部手术患者和颈椎手术患者术后早期使用抗凝治疗，术后再次插管的风险增加。

4　呼吸机机械通气患者的康复计划

4.1　早期康复训练

（1）早期训练的必要性

随着机械通气的理论和实践不断更新，机械通气技术在 ICU 使用率已经普遍，短时间使用可改善气体交换，避免血流灌注和通气比例失调，减少缺氧情况。尽管机械通气技术是危重患者的急救措施和呼吸支持技术，但长时间使用可能出现各种并发症，延长住院时间。持续 1 周对患者身体认知功能、精神状态等各部分有重要影响，超过 2 周则使死亡率达到 30%，1 年死亡率高达 60%。有研究表明，入住 ICU 的患者，机械通气治疗时有 35%~40% 的患者预后不好，使病死率增加。持续应用机械通气会出现呼吸机依赖、组织灌注不足、血流动力学改变等病理生理反应，成为 ICU 获得性衰弱（ICU-acquired weakness，ICU-AW）、肌力减弱、ICU 谵妄、呼吸机相关性肺炎（VAP）、呼吸机相关性肺损伤（VALI）等并发症的高危人群。因此，支持 ICU 机械通气患者早期活动（early mobilization，EM）来预防并发症，改善其预后，已被确定为 ICU 机械通气患者研究的重要方向。

（2）早期训练的时机

国内外学者对 ICU 机械通气患者早期活动训练时间存在差异。欧洲呼吸学者指出，ICU 早期康复是通过临床和 / 或生理相关指标来衡量生存质量，帮助患者恢复最佳生活状态。早在 21 世纪初，莫里斯（Morris）等率先引领了 ICU 早期康复团队，团队成员包括危重症护士、助理护士、物理治疗师等，在机械通气 48 h 内进行了渐进式早期康复活动，根据患者意识、耐受程度，从床边移椅到离床活动，证实了 ICU 物理治疗带来的好处。有研究表明，机械通气时间≤7 d 患者进行早期活动率明显高于机械通气时间＞7 d 患者，肌力恢复时间缩短，生活质量提高。然而，就早期活动的具体时间点而言，不同的学者有不同的看法。贝利（Bailey）等认为机械通气＞4 d 为早期活动训练时间；当（Dong）等认为应在机械通气＞72 h 开始早期活动训练；帕特尔（Patel）等认为应在 24～96 h 内进行早期活动训练。国内相关研究表明，机械通气患者的早期活动训练时间存在较大差异，通气开始时间在 24～120 h 不等。覃碧琼等报告机械通气时间≤24h，崔雯等报告机械通气时间＞120h，生命体征平稳时就进行早期活动训练。有研究表明，机械通气 18 h 和 69 h 后，慢肌纤维和快肌纤维的横截面积分别减少了 57% 和 53%，膈肌纤维明显萎缩，易出现膈肌功能障碍，长时间无法脱机，延长机械通气时间。然而，重症患者早期活动训练的最佳时机尚未统一，理想状态是 ICU 机械通气患者早期活动训练时间应在患者生命体征平稳、生理功能稳定基础上，立即开始采取一系列的物理、心理等干预治疗措施，以改善患者的预后。

（3）训练方案

①四级活动训练方案。一级活动训练标准：意识昏迷、RASS≤−3、无能力配合的患者，每 2 h 翻身叩背，每天进行四肢关节被动活动训练；二级活动训练标准：恢复意识、可配合活动的患者，要求在一级活动的基础上增加每日床上坐位和抗阻力关节活动，进行腹式呼吸、缩唇呼吸和床上站立；三级活动训练标准：患者意识清醒、上肢肌力 3 级以上的患者，要求二级活动的基础上

增加每日床边坐位和下肢踏步动作，进行患者腹部放置 1 kg 重沙袋的呼吸肌训练和运用主动呼吸循环技术排痰；四级活动训练标准：意识清醒、下肢肌力 3 级以上的患者，要求在三级活动的基础上协助床移至椅，患者耐受情况下协助步行。本方案强调借助床上活动、坐位和站立等步骤逐渐增加活动难度和强度。

②六级活动训练方案。a.0 级：针对生命体征不稳定的昏迷患者，置于仰卧位或端坐卧位，每 2 h 翻身一次；b.1～2 级：除了翻身、保持关节活动度以防止肌肉萎缩外，为有意识的患者放置正常肢体位置，3 次 / 日，每天至少坐起 20 min；c.3 级：与 2 级相似，可坐在床边进行上肢反重力训练；d.4 级：与 3 级相似，增加下肢反重力训练，每天至少站立或坐在椅子上 20 min；e.5 级：患者主动从床上移动并走在床边。气管插管患者选择 1～3 级运动，气管切开术患者选择 3～5 级运动。本方案细化了患者的主动活动能力，从简单的翻身到床边活动，再到走动。

③早期标准化活动方案结合 5A 护理模式。5A 模式是一种系统的护理模式，用于指导 ICU 机械通气患者的护理工作。该模式包括询问、评估、建议、支持和随访 5 个步骤。a.询问(ask)：护理人员与患者家属进行交流，了解患者的病情、病史等信息，以便更好地记录患者存在的问题。b. 评估(assess)：通过调查病史和临床评估，再次确认 ICU 机械通气患者的病情程度和心理状态等情况。c.建议(advise)：根据评估结果，在患者恢复自主意识后，护理人员应提供相应的饮食、心理和用药等方面指导，并列出注意事项。d. 支持(assist)：根据 ICU 机械通气患者的实际情况制定个性化护理方案，包括组建微信群聊，向患者提供相关知识和培训，并定期推送健康信息。e. 随访(arrange follow-up)：患者出院后，通过微信定期随访，评估患者的状况并纠正不良行为。

早期标准化活动方案根据肌力水平制定，针对不同级别的肌力提供相应的康复训练措施：肌力＜2 级，护理人员会为患者进行 2 次 / 日被动活动、端坐位、半卧位练习、挤捏腓肠肌。肌力为 2 级，进行 2 次 / 日上肢手握握力圈练习，下肢踝泵运动。肌力为 3 级，进行 2 次 / 日两次扩胸、举哑铃运动和下肢搭桥运动等。肌力＞3 级，进行 2 次 / 日床边站立和原地踏步运动。

5A 护理模式的 5 个环节相互衔接，可以根据患者需求和目前状况，提供心理和信息支持，帮助提高康复意识并纠正不良行为，为早期标准化活动方案的实施创造有利条件，还有助于医护人员全面掌握患者病情变化，有利于顺利进行治疗和护理工作，同时缩短 ICU 住院时间并促进肌力恢复。早期标准化活动方案可以通过组建专业团队，并明确团队成员的分工，实时掌握患者病情。根据患者的实际情况和肌力状况，对患者进行针对性干预，通过主动和被动运动促进肢体血液循环，有效改善肌肉萎缩，增加肌肉力量，提高关节灵活度，并避免下肢深静脉血栓形成。此外，还可以增加机体代谢功能，改善通气状态和凝血功能，从而缩短 ICU 住院时间。

④体质量支撑跑步机训练（BWSTT）。ICU 患者纳入标准是机械通气时间≥48h，通过可以了解患者配合状态的标准化 5 问题问卷（standardized five questions，S5Q）进行评估，根据医学研究理事会（medical research council，MRC）的徒手肌力测试显示双侧股四头肌力量≥2，并且在无支撑的情况下患者能坐在床边，符合上述标准的患者每天可进行体质量支撑跑步机训练。持续时间由初始训练课程的表现决定，从仅步行几步到步行几分钟不等。当 Borg 量表将患者感知到的劳累评定为非常用力时，或者生命体征超过安全标准时，训练停止。从 ICU 转出后，BWSTT 在常规病房继续进行，直到患者能够使用助行器走。一直提供常规护理物理治疗，直到患者出院。常规护理物理治疗包括行走训练、肺物理治疗、主动力量锻炼、转移训练、骑自行车、平衡训练、吸气肌训练（IMT）和下床活动。

⑤腹部负重训练配合咳痰机。腹式负重训练（abdominal weight training，AWT）：腹部放置沙袋维持 30 min，首次重量 1~2 kg，每日递增 0.5 kg。咳痰机训练（cough machine，CM）：在咳痰机 Comfort cough II（CC20）的基础上进行；吸呼比 1:3；首次从 10~15 cmH$_2$O 的压力逐渐增加到 30~40 cmH$_2$O；重复 4~6 次，2 次/日，5 天/周，直到受试者脱离呼吸机或转出病房。腹部重量训练在临床上方便、简单、容易，配合用咳痰机可提高咳痰效果，可作为临床护理选择呼吸肌辅助训练时的参考。

4.2 营养支持

重症患者在急救、大手术复苏期间应用呼吸机机械辅助通气不能进食，存在人工气道多数并发感染，代谢加快，营养需求增加，容易引起营养不良。营养不良会加速呼吸功能相关肌肉的衰竭和萎缩，引起肌无力，导致患者撤机失败。

（1）营养状况

①营养失衡：营养失衡是导致呼吸机撤机困难的独立危险因素。使用呼吸机的患者普遍存在血清蛋白偏低现象，营养不良，呼吸肌肌力下降。部分撤机困难的患者存在低蛋白血症和贫血。有研究显示，血红蛋白低于 10 g/dL 的患者撤机困难程度是正常患者的 5 倍。

②体质指数：体质指数可以判断人体是否存在营养不良、超重、肥胖等。体质指数降低，会导致肌纤维结构改变、肌蛋白分解、呼吸肌肌力降低，故体质指数偏低的患者更容易发生撤机困难。因此，机械通气同时需要加强患者营养支持。

（2）营养评估：目前对于机械通气患者的营养状况评估，临床上并无统一标准，多以患者综合情况进行评估。

①营养指数：在患者清晨空腹便后状态测量身高和体重，营养指数＝体重（g）/ 身高（cm）× 100%。成年男女的参考值为 350～450。

②三头肌皮脂厚度：皮脂厚度测量仪测量患者左手肩峰与尺骨鹰嘴连线中点的脂肪厚度。男性参考值为 12.7 mm，女性参考值为 20.1 mm。

③血清总蛋白：采用全自动生化分析仪测定患者血清总蛋白水平。

④氮平衡：摄入氮和排出氮水平差值，负值为负氮平衡，表示营养不良。

（3）营养支持方式

①肠内营养：肠内营养是临床常采用的营养干预方式，是机械通气患者的首选营养支持方案。肠内营养可维持机体正常的生理功能，避免长时间消化道禁食出现的生理屏障功能紊乱，一定程度上可预防多器官功能障碍综合征的发生。目前肠内营养液种类包括肠内营养乳剂和肠内营养混悬液等，主要成分为谷氨酰胺、精氨酸、膳食纤维、生长激素等。肠内营养液应由稀到稠，由少到多，

每次给予患者肠内营养液 100～200 mL，3～5 次/日。鼻饲时床头需要抬高至 15°～30°，营养液温度保持为 40℃左右。

②肠外营养：肠外营养液主要由葡萄糖、脂肪乳、维生素、氨基酸、电解质及各种微量元素构成。临床上当单纯使用肠内营养已经无法满足患者机体代谢需求时，或患者不能通过胃肠道摄取足够的营养时，需要运用肠外营养支持来改善患者营养状态。有研究显示，采用脂肪乳剂作为肠外营养的主要能量来源，患者撤机成功率明显提高，拔管时间明显缩短。肠外营养干预时需要注意进行肠外营养时应匀速、缓慢注射，控制输液泵输液速度，以便营养物质均匀输入体内更好地代谢利用。

4.3 心理疏导及社会支持

（1）心理疏导：经常与患者进行交流和沟通。沟通过程注意态度和蔼，并保持端庄和微笑。主动了解患者的主诉和内心顾虑，尽可能地满足患者的合理需求，根据患者的年龄、职业、性别给予患者针对性的心理疏导；邀请治疗效果显著的患者来院现身说法，与患者交流治疗心得，鼓励患者积极面对治疗，提高患者的治疗信心。

（2）环境护理：确保病房环境温馨舒适，在室内摆放新鲜的花草，以净化室内空气，改善患者的治疗心情；将病房内的摆设装点成暖色调颜色，例如，床单、被褥、窗帘更换成粉红色，确保病房环境舒适。

（3）社会支持：患者在治疗过程中由于劳动能力和生活自理能力的丧失，必然伴随有焦虑、抑郁等不良心理情绪，同时患者家属也承受着较重的心理负担，因此，护理过程中还应对患者家属进行相应的心理疏导，告知患者家属疾病治疗的有效性，提醒患者家属应重视家属陪伴，给予患者最大的支持和安慰，不能用不耐心、辱骂、责怪的态度对待患者。

（4）音乐振动疗法：音乐振动疗法是利用音乐的振动频率直接作用于人体的一种治疗方法，可应用于疼痛、肌无力、心理障碍及 ICU 机械通气患者。音乐疗法的干预时间和频率存在差异。有研究认为，每天应由家属分 5 个时段播放音乐，播放 20～30 分/次，音量以 20～40 分贝为宜。还有部分研究认为，每天音乐治疗应进行 3～4 次,且每次持续 60min,有利于缓解患者紧张状态及消极情绪,降低疼痛程度,改善患者睡眠质量。对行 ICU 机械通气患者进行音乐治疗,通过低音正弦波律动音乐的振动刺激,触发患者听觉、触觉,从而激发肌肉收缩反应,改善脑组织循环、氧代谢和血液高凝状态,使血流增加,进而刺激脑神经,缩短平均苏醒时间,从而改善机械通气(MV)患者肌肉力量、机体协调性,减轻意识障碍程度。

(5)ICU 日记:ICU 日记是加强与患者、家属沟通关怀行为的表达,通常由 ICU 医护人员、患者家属或朋友记录患者入 ICU 期间病情发展变化程度的一种治疗工具。ICU 日记在国外发展较快。20 世纪 80 年代,最早由丹麦学者开始了对 ICU 日记的探索及临床应用,随后在其他国家开展;2011 年,挪威颁布了 ICU 日记国家实施的建议,规范了日记的实施标准、伦理问题。国外将 ICU 日记作为日常护理,患者及家属均易接受此方法,可以帮助患者了解疾病发展过程,使患者家属更深入地了解患者。国内 ICU 日记的记录者主要是医护人员,这可能会增加医护人员的工作量,因此在国内发展较慢。相关研究表明,ICU 日记可以减轻机械通气患者创伤后应激障碍(posttraumatic stress disorder,PTSD)和焦虑,缓解转出患者的疲劳水平。

参考文献

[1] 魏菲.ICU 呼吸重症患者呼吸机撤机时的护理方法及效果分析 [J]. 中国继续医学教育,2017,9(29):143-144.

[2] 柳月,王琳,袁媛,等.早期抗阻训练对重症患者呼吸机脱机成功的影响 [J].中华急危重症护理杂志,2023,4(8):695-699.

[3] 刘晓瑜,简夏茵,何建珍.早期康复训练在重症监护室患儿中应用效果的 Meta 分析 [J].全科护理,2023,21(19):2620-2626.

[4] 黄卓凡,陈巧玲.机械通气患者撤离呼吸机的护理 [J].当代护士(中旬刊),2015(05):89-91.

[5] 陈素琴.重症监护病房机械通气病人撤离呼吸机的护理 [J].全科护理,

2013，11(07)：616-617.

[6] 陈媛媛 . 呼吸机撤离的影响因素临床分析 [J]. 中国医药指南，2014，12(04)：74-75.

[7] 郑圆媛 . 研究机械通气患者撤离呼吸机的临床护理方法 [J]. 中国医疗器械信息，2015，21(3)：233.

[8] 薛芳，许文冰，胡艳雯，等 . 不同呼吸机撤机策略临床效果观察及护理 [J]. 护理研究，2015，29(11)：1384-1385.

[9] 胡芳芳，张鹏，周全，等 . 呼吸机撤机拔管后患者营养支持研究进展 [J]. 中外医学研究，2022，20(3)：181-184.

[10] 杨秦 . 心理护理对清醒气管插管呼吸机支持患者心理状态的影响 [J]. 现代诊断与治疗，2017(2)：377-379.

第四节　俯卧位通气的应用与实施

俯卧位作为一种改善通气的方法最早于20世纪70年代由布莱恩（Bryan）提出，俯卧位通气（PPV）是一项通过促进患者背部肺泡复张、提升通气血流比例进而提升患者氧合指数及改善低氧血症的重要措施，其有效性已被国内外多项研究证实。目前，俯卧位通气越来越多地应用于临床，尤其适用于呼吸困难、难以纠正的低氧血症患者。研究表明，俯卧位通气可以降低病死率，改善患者氧合，已成为临床上治疗急性呼吸窘迫综合征（ARDS）患者严重低氧血症的一种方法。

1　PPV 改善氧合的机制

（1）降低肺内分流，大量重力依赖区肺泡塌陷是导致中 / 重度 ARDS 患者肺内分流的主要原因。俯卧位通气减少了肺本身重力对靠近脊柱侧的重力依赖区肺泡的压迫，降低重力依赖区胸膜腔内压，使腹侧和背侧的胸膜腔内压分布更均匀。

（2）俯卧位时减少心脏和纵隔对部分肺组织的压迫，有利于背侧部分塌陷肺泡复张，改善背侧区域通气。俯卧位通气后，背侧区域血流分布减少并不明显。因此，俯卧位通气明显降低背侧区域的肺内分流，而不增加腹侧区域肺内分流，总体上起到降低肺内分流的作用，进而改善 ARDS 患者的氧合。

（3）促进痰液引流可能是俯卧位通气改善氧合的另一原因。但在部分以区域性肺实变为主要病理表现的 ARDS 患者虽然俯卧位通气降低了重力依赖区胸膜腔内压，但并未促进局部实变肺组织复张，亦不能明显改善肺内分流，相应的氧合改善亦不明显。

（4）改善右心功能，俯卧位通气能改善急性右心功能衰竭。首先，俯卧位通气通过改善低氧血症高碳酸血症及肺复张效应降低肺血管阻力。其次，俯卧位通气通过升高患者腹腔压力，引起体循环充盈压升高，增加肺血管内血容量，最终增加右心前负荷并降低右心后负荷，在改善右心功能的同时增加左心前负荷，当患者左心功能正常时，俯卧位通气亦能提高左心输出量。

（5）改善高碳酸血症，俯卧位通气主要通过减少腹侧区域肺泡死腔改善高碳酸血症。ARDS 患者由于常存在腹侧非重力依赖区的肺泡过度膨胀，死腔率［死腔量（Vd）/潮气量（Vt）］明显增多，俯卧位通气可降低腹侧区域胸壁顺应性，增加背侧区域通气而减少腹侧区域通气，使肺通气分布更均一，同时轻微增加腹侧区域血流，导致死腔率明显降低，从而改善高碳酸血症。

2 PPV 适应证和禁忌证

2.1 适应证

（1）中／重度 ARDS 顽固性低氧血症，当呼气末正压（PEEP）≥5 cmH_2O，氧合指数≤150 mmHg 时应积极行 PPV。

（2）气道引流困难患者。

2.2 禁忌证

俯卧位通气无绝对禁忌证。相对禁忌证包括：

（1）严重血流动力学不稳定。

（2）颅内压增高。

（3）急性出血性疾病。

（4）椎、脊柱损伤需要固定。

（5）骨科术后限制体位。

（6）近期腹部手术需限制体位者或腹侧部严重烧伤。

（7）妊娠。

（8）颜面部创伤术后。

（9）不能耐受俯卧位姿势。

有文献报道了颅内出血、颅内高压患者在持续的颅内监测状态下实施俯卧位的成功案例，可见禁忌证也是相对的。只有在实施前充分考虑患者的实际情况，针对性地制订落实俯卧位通气的各项措施，才能真正地保证患者安全。

3 PPV 实施与终止

3.1 实施前评估

核对患者信息，是否有禁忌证。

应评估患者的生命体征、血氧饱和度等，可耐受俯卧位通气。

应评估机械通气模式、潮气量、气道压力、报警限设置等参数。

应使用风险评估量表评估压力性损伤的风险，高风险部位应使用减压工具或器械进行保护。

应评估患者的管路种类及固定情况，宜夹闭尿管、胃管等非紧急管路。

应使用镇静—躁动评分（RASS 或 SAS）表评估患者的镇静状态，维持 RASS 评分 −3 至 −4 分或 SAS 评分 2 分。

应使用重症监护疼痛观察量表（CPOT）或行为疼痛量表（BPS）评估患者的镇痛状态，维持 CPOT 评分 0 分或 BPS 评分 3 分。

应保持气道通畅，确认气管插管或气管切开管位置，清理气道及口鼻腔分泌物。双重固定气管插管，维持气囊压力 $25\sim30$ cmH$_2$O。

应充分清理口鼻腔、气道分泌物，呼吸机纯氧通气 2 min。

俯卧位通气前 2 h 暂停肠内营养的供给，操作前回抽胃内容物，避免过多胃残余量致反流误吸。危重型重度 ARDS 患者早期置入鼻空肠管。

3.2 物品和人员准备

物品包括床边急救设备完好、心胸术后胸带、棉垫、翻身单、治疗巾、护理垫、马蹄形面垫、减压啫喱垫、枕头 4 个、电极片、减压敷料（无边泡沫敷料、水胶体敷料）、胸管钳；人员包括医生、护士、CRRT 护士、体外循环护士（有

CRRT 或 ECMO 辅助者)，至少 5 人。

3.3 PPV 操作流程与结束流程

（1）应由至少 5 名操作者执行：操作前用超薄水胶体敷料保护受压部位，包括颧骨、前胸、双侧肋弓等。临时起搏导线用 3M 敷料固定保护，固定好气管插管、尿管、动脉管、引流管等，开胸患者需要再绑好胸带。

（2）5 个人位置：第一人，医生或呼吸治疗师站于患者头顶，负责发号施令、气管插管固定、头部的安置；第二人、第三人，护士分别站于患者颈肩左右侧，负责中心静脉导管、胸部各引流管、体外膜肺氧合管路等；第四人、第五人，护士分别站于患者左右臀部及大腿根部，负责股静脉 / 动脉管、尿管、腹部引流管等。

（3）由第一人（医生）指挥，保护好人工气道和呼吸机管道、发出口令，并与其他 4 人同时将患者托起，先移向病床一侧。

（4）确认患者及管道安全后，听第一人口令同时将患者（经验是向深静脉所在侧）翻转为 90° 侧卧位，然后 5 人同时将患者行 180° 翻转至俯卧位，保证患者前胸、骨盆及足部下方垫软枕，腹部不能受压。

（5）将患者头偏一侧，头下垫护理垫与减压枕，留出足够高度，确保人工气道通畅，便于吸痰操作。气管切开的患者须确保颈部悬空，留有操作空间。

（6）整理确认各导管是否在位通畅、与导连线固定，摆放肢体于功能位。

（7）俯卧位通气结束后，清理呼吸道及口鼻腔分泌物。

（8）将患者胸前电极片移至肩臂部，撤除患者身下的软枕。

（9）先由第一人明确人员分工及职责，各自妥善固定好所负责的管路，由第一人发出口令，其余人员同时将患者托起，先移向病床一侧（经验是向深静脉所在侧），然后将患者转为侧卧位，再将患者摆放至需要的体位。

（10）生命体征平稳后，将心电监护仪接至胸前。

（11）整理各管路，重新妥当固定。

（12）清洁颜面部，更换气管插管固定胶布，进行口腔护理。

3.4 PPV 终止时机

（1）患者病情改善，恢复仰卧位后氧合指数＞150 mmHg 且持续 6 h 以上；

（2）原发病未控制、俯卧位通气治疗指征选择不恰当等导致俯卧位通气后患者氧合及病情未改善或恶化；

（3）评估俯卧位通气弊大于利，如出现明显的并发症（如胸部术后伤口裂开、渗血严重、出现恶性心律失常、严重血流动力学不稳定、心脏骤停和可疑的气管导管移位等）。

目前俯卧位通气持续时间尚有争议，建议不小于 12 h，但当出现明显并发症时（如恶性心律失常或严重血流动力学不稳定时）需考虑随时终止俯卧位通气。

3.5 俯卧位通气疗效的评估

俯卧位通气时需密切评估患者反应性以决定进一步的治疗。疗效评估主要包括影像学、氧合指数和 $PaCO_2$ 的变化。

（1）影像学：胸部 CT 能准确评估俯卧位通气的效果，有条件者可实施。

（2）氧合指数与 $PaCO_2$ 的变化：当氧合指数升高≥20% 提示俯卧位通气反应性好。相关研究显示，俯卧位通气效果显著的患者，脉搏血氧饱和度（SpO_2）多在俯卧位通气 1 h 内改善，仅少数患者超过 4 h 才出现氧合改善。俯卧位通气可改善通气减少死腔通气量，当 $PaCO_2$ 下降＞2 mmHg 亦提示俯卧位通气治疗有效。因此在实施俯卧位通气治疗的过程中，需动态监测血气与机械通气情况（建议每隔 4 小时监测 1 次），实时评估俯卧位通气治疗的效果。

4 PPV 护理与注意事项

（1）维护管道安全：①应保持头偏向一侧，充分暴露人工气道，密切观察人工气道通畅情况，及时清理万向接头的冷凝水，及时清除呼吸道的分泌物，气囊压力每 2 小时监测 1 次，保持呼吸机管路低于人工气道口；②使用理线器固定好深静脉，确保管道通畅。

（2）生命体征监测：应持续监测患者心率、呼吸、血压、血氧饱和度，每 1

小时观察并记录患者意识、瞳孔、呼吸机参数。密切监测血氧情况，定时复查动脉血气。

（3）神志评估：再次应使用 RASS 或 SAS 评分量表监测患者的镇静深度，维持 RASS 评分为−3 至−4 分或 SAS 评分为 2 分。应使用 CPOT 或 BPS 评分量表监测患者的镇痛深度，维持 CPOT 评分为 0 分或 BPS 评分为 3 分。

（4）宜选择最重要管路的对侧作为翻身方向，尽量保证深静脉与气管插管摆放方向一致。

（5）体位管理：宜调整患者体位为头高脚低斜坡卧位，床头抬高 10°～30°。肢体功能位摆放：双手臂自然放在身体两侧，避免任何类型可能导致臂丛神经损伤的臂伸展，体位变换时动作要轻柔，避免用力过度造成关节脱位，双手臂亦可一上一下，类似攀岩状，避免胸腹部持续受压。对于女性应让乳房处于舒适的位置，对于男性应避免生殖器受压。

（6）俯卧位时注意眼部护理，可使用眼药膏清洁、润滑眼部，并使用胶布或胶带保持眼睛闭合，以避免角膜损伤。

（7）俯卧位时足背、足趾、膝关节、会阴、胸部、肩关节、耳、前额等部位受压容易产生压力性损伤，应每 2～4 h 更换头部和肢体的位置。在易受压部位使用减压贴保护，头部可以使用水枕。

（8）颈部强直的患者应给予一定的镇静镇痛，气管切开的患者需保障颈部悬空，留有操作空间。

（9）如患者行体外膜肺氧合（ECMO）治疗，人力条件允许，建议增加第六人专门负责确认 ECMO 管道是否在位、通畅，并监测 ECMO 机器运转情况。

（10）常见俯卧位通气翻转方式主要有三人法、翻身床、五人法和信封法。考虑到俯卧位通气治疗时的安全性与方便性，推荐使用信封法对 ARDS 患者行俯卧位通气治疗。

（11）推荐对无严重胃肠功能障碍或休克患者尽早实施肠内营养，患者在 PPV 治疗期间接受肠内营养时，医护人员可将整个床单位倾斜 30°，以减少并发症的发生。遵医嘱降低泵速，小剂量使用肠内营养，使用促进胃肠动力药物保持大便通畅，有条件的推荐胃管改为鼻空肠管。

（12）建议制订 ARDS 患者俯卧位通气规范化操作流程，以指导俯卧位通气的实施。

（13）建议采用面对面或网络培训课程，结合操作视频、操作指引等对医护人员进行培训，并适时开展模拟练习，以提高操作水平。

（14）俯卧位机械通气患者发生心脏骤停时，接受俯卧位心肺复苏是合理的。为避免延误抢救时机、降低不可控事件（例如，因手术创面较大，将患者体位由俯卧位转变为仰卧位后，患者发生难以控制的出血）的发生风险，俯卧位心肺复苏可成为俯卧位有创机械通气患者的心肺复苏方式。但需明确的是，俯卧位心肺复苏只适用于此类特殊情境和群体，且目前尚无证据表明俯卧位与仰卧位心肺复苏在效果上具有等同性，故若未出现此类特殊情况，应立即将患者置于仰卧位后，对其进行心肺复苏。

5 PPV 并发症

（1）压力性损伤：重点减压部位（眼部、额部、脸颊、手部、髋部、膝盖、足部、脚趾、肩部、肘部、胸前区会阴部）使用减压敷料（建议用康惠尔溃疡贴或者泡沫敷料），尤其注意患者眼部保护，每 2 小时更换头部方向 1 次，每 2 小时观察压力性损伤高风险部位皮肤的受压情况，检查受压部位保护措施是否有效，每 2 小时进行左右侧卧位翻身，角度为 15°～30°，躯干朝向应与头部朝向保持一致。若出现压力性损伤应增加营养、积极纠正水肿，给予高蛋白、高维生素、高热量饮食，同时涂抹促表皮生长因子、可吸收型敷料保护，促进创面愈合。

（2）血流动力学紊乱：俯卧位通气过程中，可能因体位的改变或输液及血管活性药物的非计划性中断而影响血流动力学，导致血压的急剧波动或新发心律失常等。因此，在翻身及俯卧位通气的过程中应持续监测动脉血压、心电图及氧饱和度。应避免在血流动力学不稳定时进行俯卧位翻身，在俯卧位通气时出现对血流动力学的影响，要做好相应准备如血管活性药物、输液或抗心律失常药物等。

（3）非计划性拔管：翻转前确认好翻转方向，根据方向将所有导管及设备导线预留出足够长度，有效固定，翻身前妥善整理放置各项管路，暂时夹闭非紧急管道。翻身过程中，操作者动作应保持同步，避免不必要的管路牵扯，俯卧位机械通气期间，宜每 2 小时检查管路固定情况，翻身结束后，应立即检查所有管路是否固定且通畅。导管一旦不慎出现某个导管的移位或脱出，应立即评估患者是否存在生命危险，并在立即处理危及患者生命的情况后择期将导管回位或重新置管。

（4）反流与误吸：宜使用幽门后喂养。使用肠内营养的患者，翻转至俯卧位前，应暂停肠内营养，并监测胃残余量。俯卧位机械通气期间，应避免腹部受压，每次调整体位后均需检查腹部受压情况。

（5）其他并发症：周围神经损伤主要是由于外周神经被牵拉或压迫，最常见于尺神经，肩部外展小于 90°，上臂应避免极度屈肘外旋，前臂应以中部为着力点来减少对肘部尺神经的压力，且前臂水平等于或低于床垫表面，双上肢定时交替上下摆放为舒适位。视神经损伤可造成永久性的视损伤，大多为缺血性视神经病和视网膜中心动脉闭塞，其预防方法主要是头部垫减压垫或头枕，留出足够高度，定时更换头颈部方向。预防获得性肌无力可对踝关节及腓肠肌等进行按摩，减少镇静药物、肌松剂的用量与时间等。

6 总结和展望

总之，俯卧位通气在中 / 重度 ARDS 治疗中发挥至关重要的作用，是 ICU 护士需要掌握的关键技能之一。然而，这一操作需要精细的护理、专业的技巧和严格的监测评估。在规范操作的前提下，俯卧位通气不仅可以提高氧合，还能降低患者的并发症发生风险。其操作看似简单，实则细节众多且决定成败。恰当掌握其应用指征，充分利用人力资源积极推进俯卧位通气治疗的实施，培训专业医护团队，按照规范化流程实施操作，注重细节评估及并发症的预防是决定俯卧位通气治疗效果的关键所在。俯卧位通气患者需注意早期运动及康复训练，以减缓 ICU 获得性衰弱。

参考文献

[1] 江雅倩，陈钊，徐海燕，等.心脏手术后急性呼吸窘迫综合征患者俯卧位通气治疗效果及有效时长观察 [J].护理学报，2023，30(09)：60-64.

[2] 中华医学会重症医学分会重症呼吸学组.急性呼吸窘迫综合征患者俯卧位通气治疗规范化流程 [J].中华内科杂志，2020，59(10)：781-787.

[3] Oliveira V M, Piekala D M, Deponti G N, et al.Safe prone checklist: construction and implementation of a tool for performing the prone maneuver [J]. Rev Bras Ter Intensiva, 2017, 29(2): 131-141.

[4] 刘猛，米元元，尚晓辉.重症患者俯卧位通气相关研究的文献计量学分析 [J].中华现代护理杂志，2024，30(4)：511-517.

[5] 靳子恒，宋洁，张淑香，等.俯卧位有创机械通气患者心肺复苏的最佳证据总结 [J].中华护理教育，2024，21(3)：358-364.

[6] 王宏雄，谢仙萍.主动脉夹层术后并发急性呼吸窘迫综合征病人俯卧位通气护理的研究进展 [J].护理研究，2023，37(13)：2387-2390.

[7] 陈国英，谢兴.俯卧位通气的研究进展及护理要点 [J].微创医学，2019，14(06)：790-792.

[8] 王智昌，夏飞萍，郭凤梅，等.清醒俯卧位通气治疗急性低氧性呼吸衰竭的机制及研究进展 [J].中华内科杂志，2023，62(10)：1239-1244.

[9] 孟彦苓.俯卧位通气临床实施的研究进展 [J].现代护理，2008，14(4)：456-458.

[10]《清醒俯卧位通气护理专家共识》制订专家组.清醒俯卧位通气护理专家共识 [J].中华现代护理杂志，2023，29(29)：3921-3928.

[11] 郭晨，宋亚敏.Stanford A 型主动脉夹层肥胖患者术后低氧血症的护理 [J].护理学杂志，2023，38(21)：46-49.

[12] 韦耀猛，凌云，宋亚敏，等.5 例肥胖患者在心脏术后发生低氧血症行俯卧位通气治疗的护理 [J].护理学报，2021，28(8)：56-58.

[13] 蒋燕，陆叶，蒋旭琴，等 . 成人急性呼吸窘迫综合征患者俯卧位通气管理的最佳证据总结 [J]. 中华护理杂志，2022，57(15)：1878-1885.

[14] 蔡凌云，王雅，周佳佳，等 . 俯卧位通气重症患者早期肠内营养的证据总结 [J]. 中华现代护理杂志，2022，28(17)：2283-2288.

[15] 倪娜，王聪聪，陆丽，等 . 俯卧位通气早期肠内营养的研究进展及护理问题 [J]. 中国医药指南，2021，19(2)：35-36，39.

[16] 宋蕾，付艳美，脱淼，等 . 俯卧位通气患者压力性损伤预防新进展 [J]. 中国实用护理杂志，2018，34(15)：1197-1200.

第五节　一氧化氮吸入治疗

一氧化氮（NO）是一种重要的内源性生物活性分子。1988 年，希根博塔姆（Higenbottam）等用吸入外源性 NO 的方式治疗原发性肺动脉高压，取得了成功，并发现吸入性一氧化氮（iNO）有剂量依赖性肺血管扩张作用，可降低肺血管阻力和肺动脉压，由此引发了国际上对 iNO 用于肺动脉高压相关性疾病的广泛研究。2000 年，美国食品药品管理局（FDA）批准 NO 吸入疗法在临床上的使用。

1　一氧化氮吸入治疗基本原理

NO 通过增加血管平滑肌细胞中的环磷酸鸟苷（cGMP）而使血管扩张。NO 本身作为强效的血管扩张剂能够选择性扩张肺血管（扩管），降低肺动脉压，增加肺血流，改善通气／灌流比例失调，改善肺换气。其机制主要是通过环磷酸鸟苷途径造成细胞内钙离子浓度降低，NO 激活平滑肌细胞内的鸟苷酸环化酶，使细胞内 cGMP 含量升高，后者经蛋白激酶 G 引起多种蛋白质磷酸化，进而抑制钙离子通道受体介导的钙离子内流，抑制钙离子从细胞内钙库向外释放，抑制三磷酸肌醇的产生，阻止三磷酸肌醇触发钙离子从肌质网中向胞浆释放，激活细胞膜上的钙泵，加速钙离子外排，同时收缩蛋白对钙的敏感性减低，使肌细胞膜上钾通道活性下降，从而引起血管扩张。同时，通过 iNO 能扩张支气管、抑制肺部血小板凝集（抗栓）、抑制肺部炎症细胞趋化因子及促炎症介子的合成释放（抗炎），发挥抗微生物作用。

总结下来，iNO 的三大特点就是扩管、抗栓、抗炎。

2 iNO 治疗适应证和禁忌证

2.1 适应证

（1）肺动脉高压患者。

（2）心脏移植患者。

（3）体外循环脏器保护。

（4）主动脉夹层术后低氧血症。

（5）右心衰竭。

2.2 禁忌证

（1）先天性高铁血红蛋白血症。

（2）严重出血，如颅内出血、脑室内出血、肺出血。

（3）严重的左心发育不良，或动脉导管依赖的冠心病（CHD）。

（4）致命性的先天性缺陷和充血性心力衰竭。

3 iNO 在心外围术期的临床应用

（1）国内多个心脏中心报道早期应用 iNO（5～10 ppm）能明显改善 A 型主动脉夹层患者术后难治性低氧血症，缩短机械通气时间及 ICU 停留时长，并没产生明显的副作用或增加术后死亡率或发病率。

（2）在体外循环（CPB）相关急性肾损伤（AKI）存活的绵羊模型中，CPB 术后通过管路输入外源性 NO 可以有效地保护肾小管结构，降低术后血清肌酐水平，减少术后重度肾损伤的发生。CPB 中 iNO 对肾脏的保护机制：iNO 改善肾脏微循环血流灌注；减少氧化应激反应；扩张肺血管；改善右心功能；降低静脉压。

（3）对围术期因严重肺动脉高压而至右心衰竭的患者，可吸入扩张肺血管的药物，最早使用的方法是 iNO。吸入的 NO 从肺泡扩散至临近的肺血管平滑肌细胞，引起肺血管舒张，可降低肺血管阻力，利于改善生存和生活质量。吸入 NO 并不扩张外周血管，因为 NO 进入血液后与血红蛋白结合，便失去活性。

在多数情况下，吸入 NO 都可降低围术期肺动脉高压，尤其是在体外循环结束之后。

（4）吸入 NO 对肺移植术后肺功能不全的患者也是有有益的，因为 NO 能降低肺动脉压力，使肺的通气—灌注不匹配得以改善，减轻肺的缺血—再灌注损伤。对于合并肺动高压和呼吸衰竭的新生儿，吸入 NO 可降低其死亡率和使用 ECMO（体外膜肺）的概率，改善患儿的预后。

（5）对于急性右心衰合并毛细血管前右心室后负荷慢性升高的患者，吸入型肺血管扩张剂（NO 或依前列醇）可立即改善患者病情。对于在这种状况下的顽固性右心室衰竭，可考虑对特定患者进行肺移植或心肺联合移植。建议将患者转诊到高水平的肺高压治疗中心。

（6）供体心脏既往没有肺血管阻力增加，但在术后受体中肺血管阻力可能增加。因此，移植心脏后可能会出现右心衰竭。在这种情况下，给予受体 iNO 治疗可使肺血管阻力降低，改善右心功能，增加心输出量。肺动脉高压导致成人心脏移植后右心衰竭和死亡风险显著增加，心脏移植前血管扩张剂实验能够用于评估狐猴右心衰的发生风险。

（7）关于 iNO 浓度的选择与调节，起始浓度为 5 ppm，可以逐步增加到 10～20 ppm，至少 10 min 后调整每个剂量，最大剂量通常为 40 ppm。iNO 的治疗剂量范围为 1～80 ppm，患者应在停止治疗前降低治疗剂量至 1 ppm 水平。iNO 治疗阳性反应为在治疗的第 1 个小时增加的血氧分压（PaO_2）＞20%，以起始浓度 5 ppm 为例，30 min 内查动脉血气，若增加 PaO_2＞20%，继续 5 ppm 吸入，若增加 PaO_2＜20%，将吸入浓度增加到 10～20 ppm，在 30 min 内再次检查动脉血气，若增加 PaO_2＜20%，将吸入浓度增加到 40 ppm，之后再查动脉血气增加 PaO_2＜20%，考虑 iNO 联合俯卧位通气；若动脉血气增加 PaO_2≥20%，从 40 ppm 降低到 5 ppm，每次减少 5 ppm，每 8～12 h 减少 1 次；从 5 ppm 降低到 1 ppm，每次减少 2 ppm，每 6～8 h 减少 1 次，在 1 ppm 至少维持 30 min，持续监测氧饱和度直至停止使用。

（8）关于 iNO 治疗时长，需要维持治疗直至潜在的缺氧得到解决，或经医生评估认为患者不再需要使用 iNO 治疗时，维持治疗时间通常小于 4 天（96 小时），维持治疗 4 天后氧合水平仍未明显改善时，应重新评估诊疗方案的适宜性。经医生评估后认为需要继续使用 iNO 治疗时，iNO 治疗的最长给药时间应不超过 14 天。

4 iNO 护理与注意事项

（1）有条件的需要监测血气分析中高铁血红蛋白（MetHb）浓度，浓度大于 5% 通知医生，以预防高铁血红蛋白形成，表现为青紫、呼吸困难等症状，可根据临床情况采用静脉注射维生素 C、静脉注射亚甲蓝或输血治疗。

（2）保持各管路连接紧密，防止接口脱开，导致气体泄漏。

（3）NO_2 可以对气道和肺组织细胞刺激导致炎症反应，因此要求检测到的 NO_2 浓度小于 3%，浓度大于 3% 时通知医生。

（4）高流量双通鼻导管＋iNO 治疗时，氧流量流速勿调，否则会影响 NO 吸入浓度。

（5）监测患者血小板计数：由于 NO 会抑制血小板聚集，削弱血小板凝聚力，所以治疗前后要监测血小板计数，尤其对于有出血倾向的患者。

（6）NO 的毒副作用观察

①NO/NO_2 与氧反应：一方面生成亚硝酸和硝酸，致肺水肿、酸性肺炎；另一方面生成超氧亚硝酸盐，损伤肺组织。

②作用于神经系统：过量的 NO 可致使脑细胞受损，引起瘫痪和惊厥。

③形成高铁血红蛋白血症：高铁血红蛋白血症使血氧含量降低，对红细胞本身产生间接毒性作用。

④细胞毒效应：NO 通过抑制线粒体呼吸及能量代谢，抑制 DNA 的合成和直接损伤 DNA 而产生细胞毒效应。

⑤心力衰竭：左心室功能障碍患者在使用 iNO 治疗时，可能出现肺水肿、肺毛细血管楔压升高、左心室功能障碍加重、全身性低血压、心动过缓和心脏停搏，在提供对症处理时，应停止 iNO 治疗。

（7）药物相互作用：NO 供体药物，如丙胺卡因、硝普钠、硝酸甘油和磺胺类药物可能会增加发生高铁血红蛋白血症的风险。

（8）NO 依赖或 NO 撤离低氧性反跳现象，在治疗中不能将 NO 浓度降低，或停止 NO 后立即出现低氧血症危象，以往研究认为是 iNO 抑制内源性 NO 的合成导致。如果撤 NO 后再次出现持续低氧血症和肺动脉高压危象，可考虑将 NO 重新接入治疗。

5　总结和展望

目前，iNO 已被证明在许多临床应用中是有益的，包括肺动脉高压、外科手术、呼吸系统疾病等。此外，不少动物研究还证明了 iNO 在心肌缺血、脑缺血、蛛网膜下腔出血等疾病中的有效应用。随着现有 iNO 输送系统的逐步完善，iNO 的应用越来越广泛。未来需进一步通过大样本数据确定 iNO 治疗的具体方法（治疗剂量、治疗时机和治疗持续时间等），了解 NO 在患者潜在疾病中的应用，制定特异性的 iNO 治疗方案，促进 iNO 规范化治疗。对未来研究的建议强调正在进行的探索、新适应证和基于个体患者特征开发靶向疗法的重要性。在不断发展的医学领域，iNO 是一种有前景的适应性干预措施，有可能重塑治疗策略并提高患者的疗效。

参考文献

[1] Bhorade S, Christenson J, O Connor M, et al.Response to inhaled nitric oxide in patients with acute right heart syndrome [J]. Am J Respir Crit Care Med, 1999, 159: 571–579.

[2] Radermacher P, Santak B,Wust H J, et al. Prostacyclin and right ventricular function in patients with pulmonary hypertension associated with ARDS [J]. Intens Care Med, 1990, 16: 227–232.

[3] Gianetti J, Bevilacqua S, De Caterina R. Inhaled nitric oxide: more than a selective pulmonary vasodilator [J]. Eur J Clin Invest, 2002, 32: 628–635.

[4] Redaelli S, Magliocca A, Malhotra R, et al.Nitric oxide: Clinical applications in critically ill patients [J]. Nitric Oxide, 2022, 121:20-33.

[5] Aranda M, Pearl R G. Inhaled nitric oxide and pulmonary vasoreactivity [J]. J Clin Monit Comput, 2000, 16(5-6): 393-401.

[6] 中国医师协会新生儿科医师分会 . 一氧化氮吸入治疗在新生儿重症监护病房的应用指南 (2019 版)[J]. 发育医学电子杂志，2019，7(4) : 241-248.

[7] Liu K, Wang H,Yu S J, et al. Inhaled pulmonary vasodilators: a narrative review [J]. Ann Transl Med, 2021, 9(7): 597.

[8] Zhang H, Liu Y, Meng X, et al.Effects of inhaled nitric oxide for postoperative hypoxemia in acute type A aortic dissection: a retrospective observational study [J]. Journal of Cardiothoracic Surgery, 2020, 15(1): 25.

[9] Hao G, Tu G, Yu S, et al.Inhaled nitric oxide reduces the intrapulmonary shunt to ameliorate severe hypoxemia after acute type A aortic dissection surgery[J].Nitric Oxide, 2021, 109-110: 26-32.

[10] 鲍春荣，朱家全，张俊文，等 . 吸入一氧化氮治疗急性 A 型主动脉夹层术后严重低氧血症的疗效研究 [J]. 中国心血管病研究，2021，19(05) : 399-403.

[11] 虞敏，毛建强，樊永亮，等 . 吸入一氧化氮治疗心脏直视手术后难治性低氧血症的疗效分析 [J]. 上海交通大学学报 (医学版)，2014，34(03) : 343-346, 351.

[12] Khorashadi M, Bokoch M P, Legrand M.Is nitric oxide the forgotten nephroprotective treatment during cardiac surgery? [J]. Ann Intensive Care. 2020, 10(1): 22.

[13] 冉菊红，王锷，彭勇刚 . 肺动脉高压的围术期管理进展 [J]. 临床麻醉学杂志，2022，38(06) : 658-662.

[14] Houston B A, Brittain E L, Tedford R J. Right Ventricular Failure [J]. N Engl J Med, 2023, 388(12): 1125.

[15] 丁悦加，贾建伟，葛慧青 . 成人吸入性一氧化氮治疗及其临床应用进展 [J]. 国际呼吸杂志，2024，44(1) : 110-114.

第六节　气道综合管理策略

气道综合管理策略是一项涉及气道的评估、人工气道的分类、人工气道的护理和呼吸道感染的控制等多个方面的复杂医疗过程，旨在确保患者的气道通畅、有效通气，并预防并发症。气道综合管理在急危重症患者的救治中必不可少，它要求医护人员具备丰富的专业知识和操作技能。正确有效的气道综合管理策略对于患者的康复和预后至关重要。

1 呼吸系统结构及功能

呼吸系统一般由鼻、咽、喉、气管、支气管与肺组成。鼻、咽、喉为上呼吸道，气管、各支气管和肺组成下呼吸道。

正常的上呼吸道黏膜有加温、加湿、滤过和清除呼吸道内异物的功能。呼吸道只有保持湿润，维持分泌物的适当黏度，才能保持呼吸道黏液—纤毛系统的正常生理功能和防御功能。

2 气道评估

气道评估的目的主要是判断患者有无困难气道，包括困难气管插管或困难面罩通气。对患者气道条件的判断直接影响着气道开放策略的选择及抢救成功率。常规的评估方法包括患者既往病史、张口度、口腔及鼻道情况、颏甲距离、寰枕关节活动度、MallamPati 困难气道分级和 Cormack-Lehane 喉头分级等。

2.1 既往病史

了解病史，过去有无麻醉记录，有气管插管困难病史的病人，要特别重视气道问题。有些先天性综合征可能会导致面罩通气或气管插管困难，如 Down 和 Pierre Robin 综合征都是口小舌大，后者应常规选择清醒插管，即在保持自主呼吸和上呼吸道张力不减退的状态下插管；而 Klippel-Feil 综合征是颈椎融合畸形；Goldenhar 综合征是下颌骨发育不全；Tumer 综合征病人多数有插管困难。睡眠呼吸暂停综合征、病态肥胖或肢端肥大症病史也提示可能存在插管困难。颈部感染、创伤、肿瘤或炎症所致的疾病也可以显著影响气道的操作，如颈椎骨折、下颌外伤、类风湿关节炎、气道内肿瘤等。

2.2 张口度

3-3-2 法则是指正常人张口度为 3 横指，舌—颌间距在正常人不少于 3 横指，甲状软骨在舌骨下 2 横指。正常成人最大张口时，上下门齿间距应为 3.5～5.5 cm，如果小于 2.5 cm（2 横指），则会妨碍置入喉镜。

2.3 口鼻腔情况

上切牙前突、牙齿排列不齐、面部瘢痕挛缩及巨舌症都会妨碍窥视喉部情况。有活动义齿术前应取下，以防止误入食管和气道。还应检查固定义齿和松动牙齿，后者常见于有牙周炎的成人、老年人和小儿乳、恒牙交替时期，特别是上切牙，极易受喉镜片损伤脱落，必要时可先用打样膏固定或用线固定，操作喉镜时应重点保护。遇到左上切牙缺损，置入喉镜后，右上切牙常妨碍导管置入，可先在插管前先用打样膏做成牙托垫于左侧牙龈上，以便在插管时承托喉镜片及保护牙龈。也可用纱布垫代替打样膏。行经鼻插管的患者应询问鼻腔通畅情况，并分别阻塞单侧鼻孔试行呼吸。还应询问既往有无鼻损伤、鼻出血史及咽部手术史等。检查咽喉部有无炎性肿块，如扁桃体肥大、咽后壁脓肿及喉炎等，严重时在全麻诱导时即可出现窒息死亡，应充分认识。对某些病人则可能还需作一些辅助性检查，如喉镜（间接、直接的或纤维喉镜）检查、X 线检查、纤维支气管镜检查等。

2.4 颏甲距离

即头在伸展位时，测量自甲状软骨切迹至下颏尖端的距离。正常值在 6.5 cm 以上。如果此距离小于 6 cm，可能会导致窥喉困难。也可通过测量胸骨上窝和颏突的距离（胸颏间距）来预测困难插管正常人的胸颏间距（＞12.5 cm），如小于此值，可能会遇到插管困难。此外测量下颌骨的水平长度，即下颌角至颏的距离来表示下颌间隙的间距，＜9 cm 气管插管操作困难的概率增加。

2.5 寰枕关节活动度

检查寰枕关节及颈椎的活动度是否直接影响头颈前屈后伸，对插管所需的口、咽、喉三轴线接近重叠的操作至关重要。正常时患者低头应能将其下颌触及自己胸部，颈能向后伸展，向左或向右旋转颈部时不应产生疼痛或异常感觉。正常头颈伸屈范围在 90°～165°，如头后伸不足 80° 即可使插管操作困难，常见于类风湿性关节炎、颈椎结核、颈椎骨折脱位等；个别肥胖病人颈短粗或颈背脂肪过厚也可影响头后伸。烧伤和放射治疗可导致颏胸粘连，从而使颈部活动受限，此类病人插管时因体位限制，不能充分暴露声门，明视下插管可能出现困难。

2.6 MallamPati 困难气道分级

咽部结构分级是最常用的气道评估方法。病人取端坐位，尽可能张大口并最大限度地将舌伸出进行检查。咽部结构分级愈高预示喉镜显露愈困难，Ⅲ～Ⅳ级提示困难气道。改良 Mallampati 分级与其他方法联合应用，如与颏甲距离合用可提高预测率。Ⅰ级：可见软腭、咽腭弓、悬雍垂；Ⅱ级：可见软腭、咽腭弓、部分悬雍；Ⅲ级：仅见软腭；Ⅳ级：仅见硬腭。

2.7 Cormack-Lehane 喉头分级

Cormack 和 Lehane 把喉镜显露声门的难易程度分为四级。该喉镜显露分级为直接喉镜显露下的声门分级，Ⅰ、Ⅱ级插管容易，亚级插管难度明显增加，但对有经验者并不构成困难，Ⅳ级插管困难。Mallampati 分级为Ⅳ级者，喉镜几乎为Ⅲ～Ⅳ级。Ⅰ级：能完全显露声门；Ⅱ级：能看到勺状软骨（声门入口的后壁）和后半部分的声门；Ⅲ级：仅能看到会厌；Ⅳ级：看不到会厌。

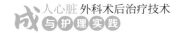

3 无人工气道患者的气道管理

（1）协助并鼓励清醒患者应深呼吸、咳嗽咳痰，防止呼吸道分泌物潴留。

（2）对于不能自行咳痰者应备好用物，及时吸痰，必要时及时建立人工气道。

（3）对于昏迷、全麻未清醒者头偏向一侧，严防误吸。

（4）对于支气管扩张、肺胀肿等分泌物较多的患者及长期卧床患者，应采取合理体位，促进分泌物排出。

（5）危重患者常规进行雾化。

（6）紧急情况时可以采用抬颈法、抬下颌等体位以暂时维持呼吸道通畅。

4 危重患者的气道管理

对于存在困难插管可能的危重患者，其通气策略选择的总体原则是尽可能保持患者的自主呼吸，同时在不加重其他脏器损伤的前提下建立快速而有效的通气。这要求在插管前配备充足的抢救设备和完善的处理流程，操作者应具有丰富的工作经验应对患者在危急状态下可能存在的面罩通气困难和气管插管困难。

（1）插管前准备：在对于危重患者进行气管插管前需要进行积极的准备以使插管条件尽可能接近理想的状态。这需要足够的人员、充足的照明、合适的体位、充分的氧合以及必需的气管内插管设备等。传统的方法推荐将患者置于一个"鼻吸气"体位进行插管，即患者的颈部弯曲，头部寰枕关节轻度伸展，以便使口腔、咽部和喉部的轴线尽可能一致。

（2）插管诱导方法的选择：在患者良好的配合和充分的表面麻醉下进行清醒状态的插管能够使患者维持足够的肌张力，保持上呼吸道的组织结构相互独立，保证自然气道通畅，是临床使用最安全可靠的方法。但该方法准备和操作时间较长，而患者往往病情较重，很难长时间配合并耐受插管的操作，从而限制了该方法在危重患者中的临床应用。慢诱导气管插管是在插管前适量使用镇静和镇痛药物，既能保留患者自主呼吸，维持呼吸道通畅，又能减少和消除患者对伤害性刺激的记忆，降低咽喉部的保护性反射强度，同时使表面麻醉的实施更加容易和完善，缩短困难气管插管的时间，提高插管的成功率。对于诱导过程中是否使用肌松药抑制患者自主呼吸以获得更好插管条件，需要根据患者的具体情况以及操作者的经验及抢救设备配置情况而定。

5　人工气道的分类

（1）口咽通气道：口咽通气道是一类经口置入患者咽部的人工气道，主要作用为预防舌后坠、保持呼吸道通畅、辅助吸痰。与气管插管联用起到牙垫的作用，但其不能封闭气道，无法长时间使用。选择长度与门齿至下颌角（耳垂）距离相等的口咽通气道，放置时采用反向置入法：口咽通气道的咽弯曲部分凹面向腭部插入口腔，使其内口接近口咽后壁时（已通过悬雍垂）即将其旋转180°，借患者吸气时顺势向下推送，弯曲部分下部压住舌根，弯曲部分上部抵住口咽后壁。（图 2-6-1）

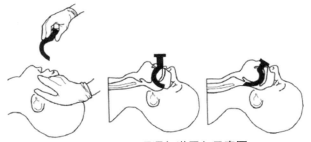

图 2-6-1　口咽通气道置入示意图

（2）鼻咽通气道：由鼻孔置入患者咽部的人工气道，主要作用为预防舌根后坠，减少吸痰对鼻黏膜的损伤，可用于清醒患者。选择长度与鼻尖到耳垂距离相等的鼻咽通气道，经通畅侧鼻孔置入。弯曲部分凹面朝向鼻中隔软骨，沿鼻孔底端平行面向后插入，直至尾端抵达鼻孔外口。如遇阻力可轻度旋转缓慢进入，如患者咳嗽或抵御，应倒退 1～2 cm。置入后导管头应在会厌水平之上。（图 2-6-2）

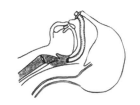

图 2-6-2　鼻咽通气道置入示意图

（3）喉罩：全名喉罩通气道，是安置于咽喉腔，用气囊封闭食管和咽喉腔，经咽喉腔通气的人工气道。是一种临床常用的介于面罩和气管插管之间的通气工具。常应用于困难插管的患者，其优点是操作简单，无须特别的设备，缺点是不能用于意识清楚的患者，只能短期应用，若通气压力大于 20 cmH$_2$O，易导致胃胀气。

根据不同体重选择合适型号的喉罩，一般成年人选择 3.0～5.0 号的喉罩。放置时用左手从后面推患者的枕部，使颈伸展，头后仰，右手食指和拇指握持充分润滑的喉罩，开口面向患者颏部，紧贴上切迹的内面将喉罩的前端插入口腔内，然后向上用力将喉罩紧贴硬腭推送入口腔，用食指放在通气导管与通气罩的结合处向里推送喉罩，尽可能用食指将喉罩推送至下咽部，下端进入食管上口，上紧贴会厌腹面底部，罩内的通气口正对声门。（图 2-6-3）

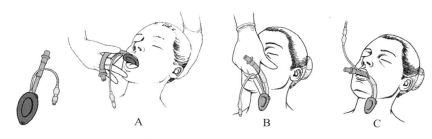

图 2-6-3　喉罩置入示意图

（4）气管插管：对于发生上呼吸道梗阻、分泌物过多或清除不利、丧失气道保护能力或呼吸衰竭患者，应使用气管插管作为其人工气道。根据需求选择合适的气管插管类型，临床常见的类型有普通气管插管、带声门下吸引的气管插管及可进行分侧肺通气的双腔气管插管。

气管插管一般有两种置入方式：经口气管插管（图 2-6-4）和经鼻气管插管。经口气管插管主要优点为操作简单，利于急救，且其管腔较大，方便吸痰；缺点为容易移位、脱出，患者耐受性差，不利于口腔护理以及对口咽部造成损伤。经鼻气管插管主要优点为耐受性好，易于固定，方便进行口腔护理；缺点为置管难度较大，不利于抢救，管腔小，吸痰不方便，并发症为鼻出血、鼻窦炎，呼吸机相关性肺炎（VAP）的发生率高。

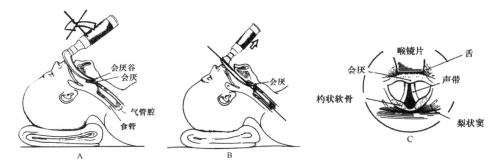

图 2-6-4　经口气管插管置入示意图

（5）气管切开：预期或需较长时间机械通气或保留人工气道，咽喉狭窄或阻塞无法行气管插管时需进行气管切开。

气切套管根据其不同的适用条件有不同的类型，包括常规气切套管、带窗孔式气切套管、无气囊气切套管、可冲洗式气切套管、可调长度式气切套管及金属气切套管。气管切开的方法目前主要有两种：传统外科气管切开术和经皮气管切开术（图 2-6-5）。目前临床使用较多的为后者，操作简单，快速，并发症较少。

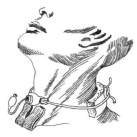

图 2-6-5　经皮气管切开术示意图

6　人工气道的护理

6.1　气管插管的护理

妥善固定好插管，记录深度，防止滑脱，避免导管移位造成单肺通气。

6.2　气囊管理

目前，ICU 有创机械通气患者使用的导管主要为高容低压气囊导气导管，将气囊充气之后为圆柱形状，均匀膨胀能够增加与气管的接触面，从而减少气管壁单位面积所需要承受的压力，可有效减少由于气囊压迫而引起的气管黏膜坏死。此外，气囊的充气和放气是患者气道管理工作的一项重要内容。主要采

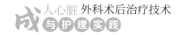

用少量漏气技术和少量闭合容量技术。

（1）少量漏气技术：是指气管切开管气囊或者气管插管气囊吸气时允许出现少量漏气情况，即达到此时需要的最小气体容积。该方法能够有效减少气管壁和气囊之间的接触，允许在气囊周围有少量的恒定量漏气，以便能够降低气囊对气管造成的损伤。气囊放气操作时容易造成肺泡通气量较少的情况，定期对气囊进行充气和放气操作，容易出现压力过高或者充气过多的情况，同时也会增加低氧血症风险和分泌物进入下呼吸道的可能性。但是，如果出现气囊放气特点，对其进行调整和非常规放气具有一定的必要性。还需要注意，在气管插管或者呼吸、心跳停止进行复苏处理之后，要对气囊内气体等基本情况进行有效评价。

（2）少量闭合容量技术：是指使气管导管气囊或者气管切开管气囊达到有效预防吸气过程中发生漏气现象的最小气体容积。该方法能够保证设置的通气量可以完全输送给患者，有利于有效固定气管内插管，尤其适合比较躁动或者需要经常变化体位的患者。

（3）传统常规气管插管气囊应 4～6 h 放气 1 次，每次 5～10 min，以恢复被气囊压迫黏膜的血流。但目前认为气囊没有必要定时放气，因为放气 1 h 内气囊压迫过的黏膜也不能恢复血流。有研究显示不定时调整气囊压力是有必要的，用测压装置测量气囊压力，把压力控制在 25～30 cmH_2O，既不影响血流灌注，又能很好地封闭气道。

6.3 气道通畅

及时、有效的吸痰是保持呼吸道通畅，进行有效机械通气，减少呼吸机相关肺炎（VAP）发生的有效措施。

（1）吸痰的指征：吸痰前听诊，患者咽喉部有痰音，气管有啰音；双肺有痰鸣音；呼吸机气道压力升高；血氧饱和度比原来下降 2% 左右。

（2）吸痰的操作：在吸痰前给患者吸入纯氧 2～3 min，用灭菌石蜡油润滑吸痰管，吸痰管置于插管末端 2～3 cm 后退出 1 cm 再开负压进行吸引，以免气道机械性损伤、吸痰时间＜15 s，吸痰完毕再给纯氧 2～3 min。对痰液较多的患者，吸痰时不易一次吸净，需吸痰与吸氧交替进行。操作时先吸净口咽分泌物，更换吸痰管后再吸净气管内分泌物，放松气囊后再吸引深部痰液，以免口咽部分泌物在放松气囊时下行进入气管致 VAP。

（3）吸痰管的选择：成人一般选用 12F～14F 号一次性硅胶管。小于人工气道直径的 1/2 气管切开者长度约 30 cm，气管插管者长度为 40～50 cm，吸痰管应比气管导管长 4～5 cm，保证能吸出气管、支气管中的分泌物。

（4）吸痰时机：按需吸痰与定时吸痰相结合。先判断患者是否需要吸痰，如痰液潴留在人工气道内、口腔或鼻腔内，可听到痰鸣音、干啰音、湿啰音需吸痰；当患者烦躁不安，心率和呼吸频率加快，血氧饱和度下降等情况时应及时吸痰。

（5）吸痰压力：新生儿及儿童的吸痰负压为 120 mmHg 以下，成人的吸痰负压为 200 mmHg 以下。尽可能在有效清理分泌物的前提下设置较低的负压水平。吸痰时优先推荐浅吸痰，尽量避免潜在的气道损伤。在浅吸痰无效，使用深吸痰时应考虑可能造成的气道损伤等不良影响。

6.4 气道湿化

人工气道的建立，使呼吸道失去生理屏障及恒温湿化作用，使呼吸道水分丧失，而体外循环后为减轻病人心脏负荷，进行脱水更使分泌物干结形成痰栓阻塞呼吸道，而肺部感染随呼吸道湿化程度的降低而升高。加热湿化器是有创机械通气患者气道管理中使用较为普遍的湿化装置。吸入气体的温度一般在 32～36℃ 之间，加热器中的水需要将温度控制在 60℃ 左右。在使用加热湿化器的过程中需要注意：湿化器内的蒸馏水需要每天更换，且湿化器需要保持无菌状态；加水系统需要注意密闭，减少污染的可能性，湿化器和无菌蒸馏水之间的连接需要使用一次性静脉输液器，完成加水之后将调节器关闭。该方法操作简单、容易实施，且不会受到污染，能够有效避免湿化器加水导致的呼吸机报警。使用雾化加湿器时，颗粒越多，其密度就越大，气体中含有的水分也就越多，这样就能够达到较好的湿化效果。一般使用短时间、小雾量以及间歇雾化法，一般每间隔 6 h 进行一次雾化，每次雾化的时间为 15 min，可达到较好的雾化效果，又能够避免长时间使用雾化机导致的肺不张等不良事件。湿化液有以下2种：①浓度为 0.45% 的氯化钠溶液，能够在气道内浓缩，与生理盐水更为接近，不会刺激气道；②浓度为 1.25% 的碳酸氢钠溶液，对形成血痂和痰痂的患者有较好的效果，主要是利用其皂化功能，促使局部形成弱碱环境，从而改变呼吸道的 pH 值，稀释痰液、软化痰痂，使其易于排出，并且能够有效预防感染。

7 呼吸道感染的控制

（1）防误吸：采取正确的卧位。病人保持平卧位是引起误吸的最危险因素，病情许可时可给予低半卧位，尤其是鼻饲的病人，抬高床头 30～45° 以避免误吸。

（2）加强口腔护理：注意口腔清洁，口腔护理 2～3 次 / 天，根据口腔 pH 值选用口腔清洗液。应用通气机 24 h 内的 88% 的吸气管路被来自病人咽喉部的细菌定植，可能随某些操作进入下呼吸道，成为肺部感染的原因之一。

（3）严格无菌操作：①吸痰管一次性使用，冲洗吸痰管要用无菌储水容器及无菌生理盐水冲洗。②在使用呼吸机时，湿化器储罐内的无菌蒸馏水、过滤纸每天更换，保持无菌。③呼吸机管路连接的小储水罐所收集的冷凝水应及时清除，防止进入湿化器或呼吸道。④做好呼吸机的清洁消毒工作。

参考文献

[1] 多学科围手术期气道管理中国专家共识（2018 版）专家组 . 多学科围手术期气道管理中国专家共识（2018 版）[J]. 中国胸心血管外科临床志，2018，25（7）：545-549.

[2] 支修益，刘伦旭 . 中国胸外科围手术期气道管理指南（2020 版）[J]. 中国胸心血管外科临床杂志，2021，28（3）：251-262.

[3] 邵淑静 . ICU 有创机械通气患者气道管理研究进展 [J]. 健康之友，2020（23）：296.

[4] 常昕，张晓峰，李欣，等 . 气管手术围手术期气道管理及体外循环的应用 [J].

中华外科杂志，2013，51（9）：812-815.

[5] 刘波.健康教育在胸外科患者围术期气道管理的实施效果观察 [J].中国继续医学教育，2016，8（27）：219-220.

[6] 苟潇潇,蒋蓉,赵雨蕾,等.体外循环心脏手术术前气道管理的研究进展 [J].实用医院临床杂志，2023，20（5）：184-187.

[7] 何芳，陈进文.体外循环心内直视术后患者的气道管理 [J].护理实践与研究，2007，4（1）：38-39.

[8] Rouzé A, Martin-Loeches I, Nseir S.Airway Devices in Ventilator-Associated Pneumonia Pathogenesis and Prevention [J]. Clin Chest Med, 2018, 39（4）: 775-783.

[9] Atanelov Z, Aina T, Amin B.Nasopharyngeal Airway.2021 Sep 28.In: StatPearls.Treasure Island（FL）: StatPearls Publishing, 2022 Jan.

[10] Rami A. Ahmed, Tanna J.Boyer.Endotracheal Tube.In：StatPearls.Treasure Island（FL）: StatPearls Publishing, 2022 Jan.

[11] American Association for Respiratory Care. AARC Clinical Practice Guidelines. Endotracheal suctioning of mechanically ventilated patients with artificial airways 2010 [J]. Respir Care, 2010, 55（6）: 758-764.

[12] Constance C Mussa, Dina Gomaa, Daniel D Rowley.AARC Clinical Practice Guideline:Management of Adult Patients with Tracheostomy in the Acute Care Setting [J]. Respiratory Care, 2021, 66（1）: 156-169.

第三章 循环支持与管理

第一节 体外膜肺氧合在心脏外科术后的
应用与管理

体外膜肺氧合（extracorporeal membrane oxygenation，ECMO）是一种通过将患者的循环血液抽出体外，经过人工氧合后再输回体内，以维持体内氧合和循环功能的生命支持技术。它由氧合器和泵组成，通过氧合器将二氧化碳排出，将氧气输送到患者的血液中，再通过泵将氧合的血液返回患者体内，起到部分或完全替代心肺功能的作用。

ECMO 技术的历史可以追溯到 20 世纪 50 年代，当时它作为一种用于治疗急性呼吸衰竭的技术被引入。随着技术的不断进步和临床实践的积累，ECMO 逐渐被应用于更广泛的临床领域，尤其是在心脏外科术后的生命支持，由于手术操作、术后并发症等原因出现严重的心衰和循环功能不全，甚至进展至心源性休克等危重状态，ECMO 可以提供及时有效的心肺支持，维持患者的生命体征，为心脏功能恢复和康复提供了重要的时间窗口，帮助患者减轻心脏和肺部的负荷，促进器官功能的恢复。

近年来，随着 ECMO 技术的不断成熟和临床应用的推广，越来越多的心脏外科术后患者受益于 ECMO 的应用，在重症医学领域的地位日益突显，成为挽救众多心脏外科术后患者生命。

1 ECMO 的基本原理

基本工作原理是血液氧合和二氧化碳排出。ECMO 系统包括氧合器、泵和血管导管，通过这些组件将患者的血液抽出体外，经过氧合器进行氧合后再返回体内。

（1）血液抽出：通过插入静脉或动脉导管，将患者的血液抽出体外。一般而言，静脉导管用于血液的回输，而动脉导管则用于血液的抽出。

（2）氧合器氧合：抽出的血液经过氧合器，其中含有膜或滤膜，血液在这些膜上与氧气接触，同时将二氧化碳排出，实现氧合作用。氧合器中的膜提供了大量的表面积，以增加气体交换的效率。

（3）氧合后血液回输：经过氧合后的血液通过泵被送回患者的体内，维持体内的氧合和循环功能。泵的作用是提供足够的压力将氧合后的血液输送至患者体内，确保足够的血流量。

2 ECMO 的操作流程

（1）患者评估和适应证判断：在决定使用 ECMO 前，首先进行患者评估，包括病情严重程度、器官功能情况、术前诊断和预后评估等。研究报道心外手术围术期 ECMO 的风险高，死亡率高。使用前要充分确定 ECMO 的适应证，确保患者符合 ECMO 的使用指征。

（2）置管：在全麻下，通过经皮插管或手术方式将引流管和回输管插入患者的血管。静脉插管进行血液引流，将血液抽出体外，经过氧合器氧合后，血液再经过动脉插管输回患者体内。

（3）连接至 ECMO 系统：将插管的末端连接至 ECMO 系统，包括氧合器、泵和监测设备。确保连接紧密，并排除气泡，以防止气栓和血栓形成。

（4）ECMO 参数调节：根据患者的生理指标和临床病情，调节 ECMO 系统的参数，包括氧气流量、气体混合比例、泵速等。确保患者的氧合和循环功能得到有效支持。

（5）持续监测和调整：持续监测患者的血气、血流动力学参数、凝血情况、器官功能等指标，根据监测结果进行及时调整。调整 ECMO 系统的参数，以维持患者的生命体征和器官功能。

（6）并发症预防和处理：密切观察患者的并发症发生情况，包括出血、血栓、感染等，并采取相应的预防和处理措施。定期更换导管插入部位，避免血管损伤和感染。

（7）ECMO 撤离和移除：在患者病情稳定，生命体征恢复正常后，逐步减少 ECMO 支持，直至撤离 ECMO 系统。根据患者的病情和临床表现，决定最佳的撤离时机，并小心移除导管，防止并发症的发生。

3 ECMO 在心脏外科术后应用的适应症

（1）重度低心排血量综合征：是心脏外科术后的常见并发症之一，可能是手术创伤、心功能不全或术后心律失常等原因引起的。患者表现为低血压、组织灌注不足和器官功能障碍。

ECMO 可提供全面的心脏支持，通过体外氧合和血流量的增加来改善组织灌注和氧合，稳定循环动力学，并为心脏功能的恢复提供时间。

（2）复杂心脏术后难于脱离体外循环：某些复杂心脏手术在术毕时难以脱离体外循环，可能是手术复杂度、术后心功能不稳定或血流动力学不稳定等原因引起的。ECMO 可在术后提供持续的循环支持，维持足够的心输出量和器官灌注，使患者在康复过程中更加稳定。

（3）右心衰竭：是心脏外科手术后的常见并发症，可能是手术创伤、心脏负荷增加或右心室功能受损引起的。ECMO 提供有效的右心支持，通过增加肺循环血流和减轻右心负荷，改善循环功能，并有助于右心功能的恢复。

（4）心脏术后心跳骤停：心脏外科手术后极少数患者可能出现心跳骤停，可能是手术创伤、心律失常或术中心脏停搏等原因引起的。ECMO 作为一种紧急生命支持手段，代替心脏功能，维持血液循环和氧合，为进一步治疗提供时间。

（5）恶性心律失常：术后恶性心律失常如室性心动过速、心室颤动等电风暴，可能影响心脏的有效收缩和泵血功能，导致循环动力学不稳定。ECMO可维持心脏输出和循环稳定，对抗心律失常带来的血流动力学不稳定，为进一步的治疗提供支持。

（6）急性呼吸窘迫综合征（ARDS）：术后ARDS可能是肺部感染、体外循环等因素导致的肺损伤等而引起，表现为呼吸窘迫和低氧血症。ECMO可提供高水平的氧合和二氧化碳清除，维持足够的氧合水平，改善肺功能，促进肺的康复。

4　ECMO的禁忌症

（1）不可逆的多器官功能障碍：是指多个器官系统功能丧失，且无法通过治疗短期恢复。在这种情况下，ECMO的支持是暂时的，而对最终的临床结果可能有很大的不确定性。因此，在考虑ECMO之前，必须评估患者的器官功能和恢复潜力。

（2）不可逆的脑损伤：不可逆的脑损伤往往提示大脑功能已经丧失到无法恢复的程度。在这种情况下，即使心脏功能得到ECMO的支持，患者的意识和生活质量也无法得到保证。因此，不可逆的脑损伤通常是ECMO使用的禁忌证。

（3）严重的凝血功能障碍：严重的凝血功能障碍会显著增加ECMO期间出血的风险，导致手术部位出血、脑出血等严重并发症。在ECMO植入前，必须对患者的凝血功能进行全面评估，并在可能的情况下进行纠正。

（4）主动脉夹层：是指主动脉内膜撕裂，形成血肿。由于ECMO增加主动脉压力，加剧夹层的进展，因此主动脉夹层患者使用ECMO需要特别谨慎。在某些情况下，可能需要先进行主动脉修复手术，再考虑ECMO支持。

（5）晚期肿瘤：晚期肿瘤患者通常预后较差，存在广泛的转移，ECMO的长期支持意义不大。此外，肿瘤患者的免疫抑制状态会增加ECMO相关感染的风险。

5　ECMO置管

（1）静脉—静脉（VV）ECMO：静脉—静脉ECMO通过静脉导管将氧合

后的血液回输到体循环中，同时从静脉血管中提取静脉血液进行氧合。这种方式适用于需要氧合支持但心脏功能良好的患者。

（2）静脉—动脉 ECMO：静脉—动脉 ECMO 通过静脉导管将氧合后的血液回输到动脉循环中，同时从静脉血管中提取静脉血液进行氧合。这种方式适用于需要同时提供氧合和循环支持的患者，如心脏功能不稳定或心脏骤停患者。

在置管过程中，需要实时监测患者的血流动力学指标和氧合情况，以确保置管的准确性和安全性。ECMO 置管需要根据患者的具体情况和需要进行精细设计，以最大限度地提供生命支持，并减少并发症的发生。ECMO 置管需要由经验丰富的医疗团队进行操作，包括心脏外科医生、重症医学专家、心脏超声专家等，以确保操作的准确性和安全性。

（3）导管选择：根据患者的具体情况和需要选择合适的导管，通常包括静脉导管、动脉导管和回血导管。

（4）置管位置：导管的置管位置需要准确，通常在手术室或重症监护室进行超声引导下进行。

（5）固定：导管置入后需要进行固定，以防止导管脱出或移位。

6 ECMO 管理

（1）抗凝管理：在 ECMO 治疗中，抗凝管理至关重要，因为血液接触到体外循环器件表面可能会导致血栓形成，而未经适当抗凝处理的血液也可能导致系统性出血。因此，需要平衡抗凝治疗的效果和副作用，确保患者既不发生血栓形成，又不出现严重出血。常用的抗凝剂包括肝素和萘莫司他，抗凝治疗需要根据患者的凝血功能状态、出血风险和血栓形成风险进行个体化调整。

（2）循环支持与血流动力学监测：在 ECMO 治疗中，密切监测患者的血流动力学状态对于调整 ECMO 支持水平至关重要。密切监测动脉血氧分压、二氧化碳分压、动脉压力、心率、中心静脉压等指标。通过监测这些指标，医疗团队可以调整 ECMO 流量和支持水平，维持患者的循环稳定。

（3）呼吸功能支持：在 ECMO 治疗中，除了提供氧合和二氧化碳清除外，还需要提供足够的呼吸功能支持。这包括监测患者的呼吸频率、潮气量、呼吸压力等指标,以确保呼吸功能的充分支持。对于有创通气患者,需要定期调整通气参数,确保气体交换的有效性。

(4)肾功能保护:ECMO治疗可能会导致肾功能损害,尤其是体外循环和抗凝治疗的影响。因此,需要密切监测患者的肾功能,并采取措施保护肾功能。这包括维持良好的血流动力学状态、避免使用肾毒性药物、及时纠正电解质紊乱等。

(5)神经功能监测:在ECMO治疗中,可能导致神经功能损害,神经功能监测是至关重要的。这包括定期评估患者的脑科观察,必要时进行影像学检查、脑电图监测等。通过这些监测,可以及早发现并处理患者可能出现的神经功能损害,减少神经并发症的发生。

7 ECMO 并发症

(1)出血与凝血障碍:除了ECMO系统本身的血液接触外表面以及抗凝剂的使用,患者的基础疾病也可能影响凝血功能,如失血性休克、全身性炎症反应综合征等。处理原则:个体化ECMO患者的抗凝治疗方案,结合患者的凝血功能、出血风险以及体外循环系统的特点。常用的抗凝药物包括肝素和萘莫司他,但需要定期监测凝血功能和血小板计数,必要时调整抗凝剂剂量。

(2)循环系统并发症:ECMO可能引起机械性损伤、血栓形成、血流动力学不稳定等问题,导致循环系统并发症的发生。处理原则:密切监测血流动力学参数,注意患者的血容量状态、心律失常情况以及血管并发症(如血栓形成)。及时调整ECMO支持水平,维持合适的组织灌注和氧供。

(3)中枢神经系统并发症:ECMO患者常常伴随全身炎症反应综合征,导致脑血管自身调节功能受损,易出现脑缺氧和脑水肿。处理原则:保证足够的氧供,密切监测脑科情况、脑电图、影像学检查等指标,及时发现并处理脑部并发症并请专科会诊处理。在可能的情况下,采用神经保护措施,如体外低温循环等。

（4）机械性并发症：ECMO 导管的置入可能导致血管损伤和感染，机械泵的使用可能引发气泡形成、管道阻塞等问题。处理原则：定期检查 ECMO 设备的功能和通路，保证设备正常运行。在置管过程中，严格控制无菌操作，减少感染风险。

（5）感染：长期的 ECMO 支持易导致导管相关血流感染、呼吸道感染等。处理原则：积极预防感染（如导管定期更换、皮肤消毒等），及时发现并使用有效的抗生素治疗感染。

（6）肺部并发症：ECMO 支持期间，患者的肺功能可能继续受损，如肺不张、肺炎等。处理原则：加强呼吸道护理，须密切监测气道压力和肺功能指标，采取积极的肺部支持治疗。

（7）肾功能不全：ECMO 支持可能导致肾灌注不足、肾小球损伤等。处理原则：密切监测尿量和血肌酐等肾功能指标，保持血容量和血流动力学的稳定，必要时采取肾替代治疗。

8 ECMO 撤离指征

（1）心功能稳定：患者的心功能应当稳定，足以维持足够的血流灌注和组织氧供。通过临床评估、心功能指标（如心排血指数、左心室射血分数）以及血流动力学监测来确定。

（2）有效的氧合和循环支持：患者在撤离 ECMO 后应能够维持足够的氧合和循环支持，以保证组织和器官的功能。监测动脉氧分压、动脉氧饱和度、动脉血压等指标。

（3）基础病因得到有效控制：撤离 ECMO 前，患者的基础心脏病或原发疾病应得到有效控制，以减少心脏负荷和再次发生急性心功能衰竭的风险。

（4）临床团队的共识：最终的撤离 ECMO 决定应由多学科团队共同制定，并且需要充分沟通和协商，确保患者得到最佳的治疗和护理。

9 ECMO 与心脏移植

ECMO 是一种通过将患者的血液抽出体外，经过氧合和二氧化碳去除后再回输患者体内，以提供心肺支持的治疗手段。心脏移植是一种通过手术将健康的心脏从供体移植到患者体内，以取代其功能受损的治疗方法。

（1）ECMO 在心脏移植前的应用：在心脏移植前，ECMO 可用于提供临时的心脏支持，维持患者的生命稳定。特别是对于等待心脏移植的患者中的一些重度心功能衰竭患者，ECMO 可作为桥梁治疗手段，提供临时的心脏功能支持，以维持患者的生命直至合适的供体心脏可用。

（2）ECMO 在心脏移植后的应用：在心脏移植手术后，ECMO 可用于处理术后并发症，如心脏功能不全、低心排血量综合征、严重的低氧血症等。ECMO 能够提供临时的心脏和循环支持，使患者在手术恢复期间维持足够的组织氧合和灌注。此外，对于术后出现移植心脏功能障碍或排斥反应的患者，ECMO 可作为一种临时性的治疗手段，提供足够的心脏支持，直至患者的病情稳定或其他治疗措施生效。

总之，ECMO 在心脏外科术后的应用为重症患者提供了关键的生命支持和治疗手段。其主要价值在于稳定术后患者的血流动力学、维持组织灌注、促进心功能恢复，尤其适用于心脏手术后难以停机或术后并发症较多的患者。管理要点包括密切监测患者的循环状态和器官功能、定期评估撤机指征、严密防范并发症如出血和感染。未来发展方向是进一步优化 ECMO 设备和技术，提高治疗效果和安全性，以及探索个体化治疗策略，以满足不同患者的特殊需求。

参考文献

[1] Abrams D, Garan A R, Abdelbary A, et al. Position paper for the organization of ECMO programs for cardiac failure in adults [J]. Intens Care Med, 2018, 44（6）：717-729.

[2] Abrams D, Brodie D. Extracorporeal Membrane Oxygenation for Adult

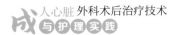
Respiratory Failure: 2017 Update [J]. Chest, 2017, 152（3）: 639-649.

[3] Extracorporeal Life Support Organization Registry International Report 2016 [J]. Asaio J, 2017, 63（3）: 355.

[4] Bartlett R H, Roloff D W, Custer J R, et al. Extracorporeal life support: the University of Michigan experience [J]. Jama-J Am Med Assoc, 2000, 283（7）: 904-908.

[5] Peek G J, Mugford M, Tiruvoipati R, et al.Efficacy and economic assessment of conventional ventilatory support versus extracorporeal membrane oxygenation for severe adult respiratory failure（CESAR）: a multicentre randomised controlled trial [J]. Lancet, 2009, 374（9698）: 1351-1363.

[6] Karagiannidis C, Brodie D, Strassmann S, et al. Extracorporeal membrane oxygenation: evolving epidemiology and mortality [J]. Intens Care Med, 2016, 42（5）: 889-896.

[7] Barbaro R P, Odetola F O, Kidwell K M, et al. Association of hospital-level volume of extracorporeal membrane oxygenation cases and mortality.Analysis of the extracorporeal life support organization registry [J]. Am J Resp Crit Care, 2015, 191（8）: 894-901.

[8] Friedrichson B, Ketomaeki M, Jasny T, et al. Web-based Dashboard on ECMO Utilization in Germany: An Interactive Visualization, Analyses, and Prediction Based on Real-life Data [J]. J Med Syst, 2024, 48.

[9] Abrams D, Pham T, Burns K E A, et al. Practice Patterns and Ethical Considerations in the Management of Venovenous Extracorporeal Membrane Oxygenation Patients: An International Survey [J]. Crit Care Med, 2019, 47（10）: 1346-1355.

[10] Mavroudis C, Mavroudis C D, Green J, et al. Ethical considerations for post-cardiotomy extracorporeal membrane oxygenation [J]. Cardiol Young, 2012, 22（6）: 780-786.

[11] Pollack B E, Kirsch R, Chapman R, et al. Extracorporeal Membrane

Oxygenation Then and Now; Broadening Indications and Availability [J]. Crit Care Clin, 2022, 39（2）: 255–275.

[12] Pujara D, Sandoval E, Simpson L, et al. The State of the Art in Extracorporeal Membrane Oxygenation [J]. Semin Thorac Cardiov, 2015, 27（1）: 17–23.

[13] Cavayas Y A, Del Sorbo L, Munshi L, et al. Intracranial hemorrhage on extracorporeal membrane oxygenation: an international survey [J]. Perfusion–UK, 2020, 36（2）: 161–170.

[14] Niroomand A, Olm F, Lindstedt S. Extracorporeal Membrane Oxygenation: Set–up, Indications, and Complications [J]. Aav Exp Med Biol, 2023, 1413: 291–312.

[15] Macielak, S, Burcham, P, Whitson, B, et al. Impact of anticoagulation strategy and agents on extracorporeal membrane oxygenation therapy [J]. Perfusion–UK, 2019, 34（8）: 671–678.

[16] Helms J, Frere C, Thiele T, et al. Anticoagulation in adult patients supported with extracorporeal membrane oxygenation: guidance from the Scientific and Standardization Committees on Perioperative and Critical Care Haemostasis and Thrombosis of the International Society on Thrombosis and Haemostasis [J]. J Thromb Haemost, 2022, 21（2）: 373–396.

[17] Oude Lansink–Hartgring A, De Vries A J, Droogh J M, et al. Hemorrhagic complications during extracorporeal membrane oxygenation – The role of anticoagulation and platelets [J]. J Crit Care, 2019, 54: 239–243.

[18] Wheeler C R, Bullock K J. Extracorporeal Membrane Oxygenation [J]. Resp Care, 2023, 68（8）: 1158–1170. DOI: 10.4187/respcare.10929.

[19] Zangrillo A, Landoni G, Biondi–Zoccai G, et al. A meta–analysis of complications and mortality of extracorporeal membrane oxygenation [J]. Crit Care Resusc, 2013, 15（3）: 172–178.

[20] Sharma R, Huisman T. Teaching NeuroImages: Optic radiation hemorrhage: A rare complication of extracorporeal membrane oxygenation [J]. Neurology, 2016, 86

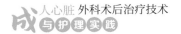
（9）: e95-96.

[21] Mayock D, O Rourke P, Kapur R. Bronchiolitis Obliterans: A Complication of Group B Streptococcal Disease Treated With Extracorporeal Membrane Oxygenation [J]. Pediatrics, 1993, 92（1）: 157-160.

[22] Abrams D, Combes A, Brodie D. Extracorporeal membrane oxygenation in cardiopulmonary disease in adults [J]. J Am Coll Cardiol, 2014, 63（25 Pt A）: 2769-2778.

[23] Shekar K, Mullany D V, Thomson B, et al. Extracorporeal life support devices and strategies for management of acute cardiorespiratory failure in adult patients: a comprehensive review [J]. Crit Care, 2014, 18（3）: 219.

[24] Gao S, Liu G, Yan S, et al. Outcomes from adult veno-arterial extracorporeal membrane oxygenation in a cardiovascular disease center from 2009 to 2019 [J]. Perfusion-UK, 2021, 37（3）: 235-241.

[25] Low C J W, Ramanathan K, Ling R R, et al. Extracorporeal cardiopulmonary resuscitation versus conventional cardiopulmonary resuscitation in adults with cardiac arrest: a comparative meta-analysis and trial sequential analysis [J]. Lancet Resp Med, 2023, 11（10）: 883-893.

第二节　主动脉内球囊反搏在心脏外科术后的应用与管理

主动脉内球囊反搏（intra-aortic balloon pump，IABP）是一种重要的介入性治疗手段，用于维持术后心脏手术患者的循环稳定。本节介绍 IABP 在心外科术后的应用、操作技术、并发症及处理、临床效果等方面的内容，优化术后患者的管理与治疗，为临床医生提供参考。

心外科手术是治疗心血管疾病的重要手段之一，但手术后出现的并发症可能会对患者造成严重影响，甚至危及生命。术后心功能不全、低血压等情况需要及时有效的管理。主动脉内球囊反搏作为一种介入性治疗手段，能够通过调节心脏后负荷、增加冠脉的灌注、增加心输出量等方式改善术后患者的循环动力学，降低并发症的发生率，对术后管理具有重要意义。

主动脉内球囊反搏作为一种重要的循环支持装置，源于 20 世纪 50 年代初期，由坎特罗维茨（Kantrowitz）等人首次提出。随后，临床医生将该技术成功应用于临床。随着医疗技术的不断进步和临床研究的不断深入，IABP 的设计、操作技术和临床应用逐步完善。

（1）改善心肌氧供需平衡：心脏手术后患者常常伴随心肌缺血、心功能不全等情况，而 IABP 能够通过降低心脏后负荷、增加冠状动脉灌注压等途径改善心肌氧供需平衡，减轻心肌缺血程度，保护心肌功能。

（2）减轻心脏后负荷：心外科手术后，心脏负荷可能会增加，尤其是在心功能不全、心肌梗死等情况下。而 IABP 能够通过降低心脏后负荷，减少心脏做功，有助于减轻心脏的负荷，缓解心肌损伤。

（3）降低术后并发症发生率：术后心功能不全、低血压等并发症是心外科手术患者常见的并发症，而 IABP 的应用能够有效降低这些并发症的发生率，提高术后患者的生存率和生活质量。

1 IABP 的生理机制

1.1 IABP 的工作原理

IABP 是一种侵入性治疗手段，通过在主动脉内植入气囊，并在心脏收缩期放气、舒张期充气的方式，来改善心脏的功能。其工作原理包括：

（1）舒张期充气：通过在主动脉内气囊舒张期充气，增加主动脉容积，提高主动脉舒张压，从而增加冠状动脉的灌注压，改善心肌氧供。

（2）收缩期放气：在心脏收缩期放气，降低主动脉的阻力，减轻心脏的后负荷，降低心脏功耗。

1.2 IABP 对心脏负荷的影响

（1）降低心脏后负荷：IABP 通过在心脏收缩期放气，降低主动脉的阻力，减轻心脏的后负荷，使心脏更容易排出血液，减少心脏功耗。

（2）提高心脏前负荷：在主动脉舒张期充气时，增加主动脉容积，提高主动脉舒张压，从而增加心脏的前负荷，有助于提高心输出量。

1.3 IABP 对全身血流动力学的影响

（1）改善冠状动脉灌注：IABP 通过提高主动脉舒张压，增加冠状动脉的灌注压，改善心肌的血液供应，减轻心肌缺血程度。

（2）增加心输出量：通过提高心脏的前负荷和降低后负荷，IABP 能够增加心输出量，改善全身组织器官的灌注情况，提高组织氧供。

1.4 IABP 的适应证

（1）急性冠状动脉综合征：包括急性心肌梗死、不稳定性心绞痛等，尤其是合并心源性休克的患者。

（2）高危介入治疗（PCI）：对于冠状动脉狭窄严重、存在严重冠脉病变的患者，在介入治疗过程中可辅助提供血流动力学支持。

（3）心脏手术术后：特别是在冠状动脉搭桥手术、心脏瓣膜手术等高危术后重度低心排，用于维持血流动力学稳定。

（4）心源性休克：心脏原因导致的低血压和低心排血量状态，可使用IABP辅助心脏功能。

（5）急性心力衰竭：对于急性心力衰竭患者，尤其是合并低血压的情况下，IABP可以提供有效的循环支持。

（6）心脏移植术后：在心脏移植手术后，患者可能出现心功能不全等情况，IABP可作为辅助治疗手段。

（7）心脏瓣膜手术：尤其是对于合并心功能不全或者重症的瓣膜疾病患者，术后可能需要IABP的支持。

（8）大面积心肌梗死：对于存在大面积心肌梗死的患者，特别是伴随低血压和心源性休克的情况下，可考虑使用IABP。

（9）严重心律失常：部分患者由于严重心律失常引起的心功能不全，可能需要IABP提供循环支持。

（10）心源性肺水肿：在心源性肺水肿的治疗中，IABP可辅助降低左心室后负荷，改善肺循环。

1.5 IABP 的禁忌证

（1）主动脉夹层：患有主动脉夹层的患者，特别是存在动脉壁撕裂的情况下，使用IABP可能会导致夹层进一步扩展或撕裂，从而增加患者的死亡风险。

（2）严重主动脉瓣返流：由于IABP在主动脉内充气和放气的过程会影响主动脉瓣的功能，因此在严重主动脉瓣返流的患者中使用IABP可能会加重主动脉瓣返流，导致血流动力学不稳定。

（3）严重出血：如果患者存在严重的出血，尤其是未能处理出血来源的情况下，使用IABP可能会增加出血风险，加重患者的病情。

（4）严重周围动脉疾病：如果患者存在严重的周围动脉疾病，如动脉闭塞病变或动脉瘤，使用 IABP 可能会导致动脉损伤或血栓形成，增加患者的血管破裂或血管栓塞风险。

（5）无法插管或插管困难：IABP 需要通过血管插管进行植入，因此对于无法插管或插管困难的患者，使用 IABP 可能会增加操作风险，并导致并发症的发生。

（6）严重血小板功能障碍：对于存在严重血小板功能障碍或凝血功能障碍的患者，使用 IABP 可能会增加出血风险，加重患者的病情。

2 IABP 的植入技术流程

（1）术前评估：在植入 IABP 之前，需要进行全面的术前评估，包括患者的心血管状况、动脉解剖结构、血液凝固功能等方面的评估。根据患者的身高选择合适大小的球囊。心脏术后临床置入的应用指标：

①心排血量指数＜ 2.0 L/m² · min

②中心静脉压＞ 15 mmHg

③多巴胺用量＞ 10 μg/kg · min，同时应用 2 种正性肌力药物，血压仍进行性下降

④尿量＜ 0.5 mL/kg · h

⑤严重的心肌缺血、顽固性心律失常、末梢循环差、组织氧供不足、乳酸持续上升、动脉血氧饱和度明显下降

⑥选择合适的大小球囊标准（表 3-2-1）

表 3-2-1　病人身高选用球囊标准

病人身高	选用球囊 （Mega）
＜152 cm	25cc
152～162 cm	34cc
≥162 cm	40cc

（2）动脉置管：通常使用 Seldinger 技术，通过股动脉插入鞘管。

（3）导丝置入：将导丝经过股动脉鞘管进入主动脉，导丝的位置通常位于降主动脉。

（4）气囊植入：一旦导丝置入正确位置，气囊通过导管进入主动脉。气囊一端连接到外部控制装置，另一端通过导管插入到主动脉内。

（5）确认位置：通过 X 线造影等影像学检查，确认气囊在主动脉内的位置是否正确。

（6）气囊充放气控制：一旦气囊正确植入，控制装置负责控制气囊的充放气，以实现心脏的辅助循环功能。

（7）术后监测：植入 IABP 后需要密切监测患者的血流动力学指标、气囊位置、并发症等情况。

3 IABP 的管理

（1）血流动力学监测：监测患者的血压、心率、心排血量等血流动力学指标，及时调整 IABP 的充放气时间和频率，以保持患者的循环稳定。

（2）球囊同步性调整：确保 IABP 的充放气与心脏的节律同步，避免球囊在心脏收缩或舒张期充气放气，以避免不良反应和心律失常。

（3）抗凝管理：患者在使用 IABP 期间需要进行抗凝治疗，以预防血栓形成和装置相关并发症，但同时需要监测凝血功能，避免出现出血并发症。可选用低分子肝素或萘莫司他抗凝，每 8 小时监测一次。

（4）并发症预防与处理：及时监测患者的并发症发生情况，包括出血、血栓形成、感染等，并采取相应的预防和处理措施，保障患者的安全。

4 IABP 的并发症

（1）血管损伤：IABP 导管的插入和操作可能对血管壁造成损伤，特别是如果导管尺寸与血管不匹配或操作不当。

（2）出血：与任何侵入性操作一样，IABP 可能引起穿刺部位的出血，特别是在使用抗凝药物的情况下。

（3）感染：由于 IABP 需要长时间留置导管，存在感染风险，特别是在无菌操作不严格的情况下。

（4）球囊故障：机械故障可能导致球囊无法正常充气或放气，这需要立即识别和处理。

（5）肢体缺血或坏死：如果球囊导管阻断了血流，或在插入过程中损伤了血管，可能导致下肢缺血，严重时甚至坏死。

5 撤离标准

IABP 在心脏外科和心血管领域中被广泛使用，但它不应该被长期使用。因此，确定 IABP 撤离的标准非常重要，以避免不必要的装置和潜在的并发症。下面是 IABP 撤离的一般标准：

（1）心血管情况稳定：首先，患者的心功能不全必须得到有效控制。这意味着患者的心脏功能应该得到充分的改善，心血管系统不需要使用大剂量血管活性药物，不再需要 IABP 的辅助支持。在撤离 IABP 之前，患者的血流动力学参数应该稳定，并保持在理想范围内，包括血压、心率、心排血量等。

（2）心肌缺血改善：IABP 可被用来减轻心肌缺血，当心肌缺血症状明显改善，如心电图变化、心肌酶学指标等均表明心肌缺血程度减轻，可以考虑撤离 IABP。

（3）心功能改善：患者的心功能应该得到明显改善，包括左心室射血分数（LVEF）、心输出量等指标。

（4）无严重并发症：在撤离 IABP 之前，应确保患者没有严重的并发症，如感染、出血、血栓形成等。

（5）无新发的心肌梗死：撤离 IABP 前，应确保患者没有新发的心肌梗死或其他急性心脏事件。

（6）其他相关因素：撤离 IABP 时，还应考虑患者的全身情况、手术或治疗目的、预后等因素。

参考文献

[1] Curtis J P, Rathore S S, Wang Y, et al. Use and effectiveness of intra-aortic balloon pumps among patients undergoing high risk percutaneous coronary intervention: insights from the National Cardiovascular Data Registry [J]. Circ Cardiovasc Qual Outcomes, 2011, 5 (1): 21-30. DOI: 10.1161/CIRCOUTCOMES. 110. 960385.

[2] Cui K, Lyu S, Liu H, et al. Timing of initiation of intra-aortic balloon pump in patients with acute myocardial infarction complicated by cardiogenic shock: A meta-analysis [J]. Clin Cardiol, 2019, 42 (11): 1126-1134. DOI: 10.1002/clc. 23264.

[3] Poirier Y, Voisine P, Plourde G, et al. Efficacy and safety of preoperative intra-aortic balloon pump use in patients undergoing cardiac surgery: a systematic review and meta-analysis [J]. INT J Cardiol, 2016, 207: 67-79. DOI: 10.1016/j.ijcard.2016.01.045.

[4] Theologou T, Bashir M, Rengarajan A, et al. Preoperative intra aortic balloon pumps in patients undergoing coronary artery bypass grafting [J]. Cochrane Database Syst Rev, 2011, (1): CD004472. DOI: 10.1002/14651858.CD004472.pub3.

[5] Dhruva S S, Mortazavi B J, Desai N R. Intravascular Microaxial Left Ventricular Assist Device vs Intra-aortic Balloon Pump for Cardiogenic Shock-Reply [J]. Jama-J Am Med Assoc, 2020, 324 (3): 303-304. DOI: 10.1001/jama.2020.7560.

[6] Dhruva S S, Ross J S, Mortazavi B J, et al. Association of Use of an Intravascular Microaxial Left Ventricular Assist Device vs Intra-aortic Balloon Pump With In-Hospital Mortality and Major Bleeding Among Patients With Acute Myocardial Infarction Complicated by Cardiogenic Shock [J]. Jama-J Am Med Assoc, 2020, 323 (8): 734-745. DOI: 10.1001/jama.2020.0254.

[7] Garofalo M, Corsini A, Potena L, et al. Clinical profile and in-hospital outcome of patients supported by intra-aortic balloon pump in the clinical setting of cardiogenic shock according to aetiology [J]. Eur Heart J, 2022, 43 (Supple2). DOI:

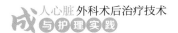
10.1093/eurheartj/ehac544.1101.

[8] Boros G, Bellini V, Fatori D, et al. Intra-aortic balloon pump as a bridge therapy to heart transplant in refractory heart failure [J]. Eur Heart J, 2020, 41 (Supple2). DOI: 10.1093/ehjci/ehaa946.1234.

[9] Hausmann, H, Potapov, E, Koster, A, et al. Prognosis After the Implantation of an Intra-Aortic Balloon Pump in Cardiac Surgery Calculated With a New Score [J]. Circulation, 2002, 106 (12_suppl_1). DOI: 10.1161/01.cir.032909.33237.f8.

[10] Rocha Ferreira G S, De Almeida J P, Landoni G, et al. Effect of a Perioperative Intra-Aortic Balloon Pump in High-Risk Cardiac Surgery Patients: A Randomized Clinical Trial [J]. Crit Care Med, 2018, 46 (8): e742-e750. DOI: 10.1097/CCM.3185.

[11] Ranucci M, Castelvecchio S, Biondi A, et al. A randomized controlled trial of preoperative intra-aortic balloon pump in coronary patients with poor left ventricular function undergoing coronary artery bypass surgery [J]. Crit Care Med, 2013, 41 (11): 2476-2483. DOI: 10.1097/CCM.0b013e3182978dfc.

[12] Imamura T, Kinugawa K, Nitta D, et al. Prophylactic Intra-Aortic Balloon Pump Before Ventricular Assist Device Implantation Reduces Perioperative Medical Expenses and Improves Postoperative Clinical Course in INTERMACS Profile 2 Patients [J]. Circ J, 2015, 79 (9): 1963-1969. DOI: 10.1253/circj.CJ-15-0122.

[13] Caldas J R, Panerai R B, Bor-Seng-Shu E, et al. Intra-aortic balloon pump does not influence cerebral hemodynamics and neurological outcomes in high-risk cardiac patients undergoing cardiac surgery: an analysis of the IABCS trial [J]. Ann Intensive Care, 2019, 9 (1): 130. DOI: 10.1186/s13613-019-0602-z.

[14] Panagiotou C, Adamopoulos S, Sbarouni S et al. Intra-aortic balloon pump in patients with acute advanced heart failure. Results from a single-center study [J]. Eur Heart J-Acute Ca, 2022, 11 (Supple1). DOI: 10.1093/ehjacc/zuac041.112.

[15] Xu B, Li C, Cai T, et al. Intra-aortic balloon pump impacts the regional

haemodynamics of patients with cardiogenic shock treated with femoro-femoral veno-arterial extracorporeal membrane oxygenation [J]. ESC Heart Fail, 2022, 9 (4): 2610-2617. DOI: 10.1002/ehf2.13981.

[16] Heuts S, Lorusso R, di Mauro M, et al. Sheathless Versus Sheathed Intra-Aortic Balloon Pump Implantation in Patients Undergoing Cardiac Surgery [J]. Am J Cardiol, 2022, 189: 86-92. DOI: 10.1016/j. amjcard. 2022.11.033.

[17] Vondran M, Rastan A J, Tillmann E, et al. Intra-Aortic Balloon Pump Malposition Reduces Visceral Artery Perfusion in an Acute Animal Model [J]. Artif Organs, 2015, 40(4): 334-340. DOI: 10./aor.12563.

[18] Ahmad I, Islam M U, Rehman M U, et al. Frequency of intra-aortic balloon pump insertion and associated factors in coronary artery bypass Grafting in a tertiary care hospital [J]. Pak J Med Sci, 2021, 37 (2): 393-397. DOI: 10.12669/pjms.37.2.3614.

[19] Caldas J R, Panerai R B, Bor-Seng-Shu E, et al. Cerebral hemodynamics with intra-aortic balloon pump: business as usual? [J]. Physiol Meas, 2017, 38 (7): 1349-1361.DOI: 10.1088/1361-6579/aa68c4.

[20] Escutia-Cuevas H H, Suárez-Cuenca J A, Espinoza-Rueda M A, et al. Preoperative Use of Intra-Aortic Balloon Pump Support Reduced 30-Day Mortality in a Population with LVEF >35% and High Surgical Risk after Coronary Artery Bypass Graft Surgery [J]. Cardiology, 2020, 145 (5): 267-274. DOI: 10.1159/000506393.

[21] Lorusso R, Heuts S, Jiritano F, et al. Contemporary outcomes of cardiac surgery patients supported by the intra-aortic balloon pump [J]. Interact Cardiovth, 2022, 35 (1). DOI: 10.1093/icvts/ivac091.

[22] Pradityawati A, Pradana S, Habibi F, et al. C91. "Successful management of ventricular septal rupture after myocardial infarction in elderly: the role of intra-aortic balloon pump and timing for surgery": A Case Report [J]. Eur Heart J Suppl, 2021, 23 (Supple F). DOI: 10.1093/eurheartjsupp/suab124.

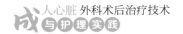
[23] Wu N H, Hsieh T H, Chang C Y, et al. Impact of the intra-aortic balloon pump on the reliability of the fourth-generation FloTrac/EV1000 system in patients undergoing robotic-assisted off-pump coronary artery bypass surgery [J]. Heart Vessels, 2023, 39 (3): 275-276. DOI: 10.1007/s00380-023-02347-5.

第三节　心脏术后常见血管活性药物的应用

心脏术后的管理是手术成功的关键，直接关系到患者的预后和康复。术后患者常常面临血流动力学不稳定的挑战，如低血压、心功能不全和器官灌注不足等问题。

血管活性药物（vasoactive agents）在这一过程中扮演着关键角色，通过调节血管张力、心肌收缩力和血液分布情况，维持和优化心脏及其他重要器官的灌注。合理应用这些药物能够有效改善术后患者的血流动力学状态，减少并发症发生率，提高整体治疗效果。本节将系统阐述心脏术后常见血管活性药物的应用，包括其作用机制、临床适应证、剂量调整及潜在副作用，以期为临床实践提供科学指导和参考。

1　血管活性药物的生理基础

血管活性药物在心脏手术后的应用，通过调节血管张力和心肌功能，帮助稳定和改善患者的血流动力学状态。理解心脏和血管系统的生理学以及血管活性药物的作用机制，对于临床应用至关重要。

1.1　心脏和血管系统的生理学

（1）心脏的结构与功能：心脏是一个由四个腔室（左心房、左心室、右心房、右心室）组成的中空肌肉器官。其主要功能是通过收缩和舒张运动，将血液泵送至全身。左心室负责将富氧血液泵入体循环系统，通过主动脉分配到各个组织和器官；右心室将脱氧血液泵入肺循环进行气体交换。

（2）血管系统：血管系统包括动脉、静脉和毛细血管。动脉将血液从心脏输送到全身，动脉壁含有丰富的平滑肌，能够通过收缩和舒张调节血流和血压。静脉将血液从组织带回心脏，静脉壁相对较薄，但具有瓣膜，防止血液倒流。毛细血管是动脉和静脉之间的微小血管，进行物质交换。

（3）血流动力学：血流动力学涉及血液在血管中的流动、血压、血容量和血液黏度等复杂因素。心输出量（cardiac output, CO）是心脏每分钟泵出的血液量，主要取决于心率和每搏输出量。全身血管阻力（systemic vascular resistance, SVR）则影响动脉血压，这两个参数共同维持器官的血液灌注。

1.2 血管活性药物的作用机制

（1）强心药：强心药主要通过增加心肌收缩力，改善心脏泵血功能，从而提高心输出量。这类药物通常通过增加心肌细胞内 cAMP 水平，增强钙离子内流，促进心肌收缩。常见的强心药包括多巴酚丁胺（Dobutamine）和米力农（Milrinone）等。

（2）缩血管药物：缩血管药物通过激活血管平滑肌细胞上的 α 受体，引起血管收缩，增加全身血管阻力，从而提高动脉血压。这类药物常用于治疗术后低血压和休克。去甲肾上腺素（Norepinephrine）和血管升压素（Vasopressin）是常见的收缩血管药物。

（3）降压药：降压药通过血管扩张、减少心脏前后负荷或调节血容量，降低动脉血压，减轻心脏负担。硝普钠（Sodium Nitroprusside）和尼卡地平（Nicardipine）通过直接作用于血管平滑肌，引起血管扩张，迅速降低血压。

（4）扩张冠脉药物：扩张冠脉药物主要通过扩张冠状动脉，提高心肌的血液供应，减少心肌缺血。硝酸甘油（Nitroglycerin）是常用的扩张冠脉药物，能迅速缓解心绞痛症状。

2 血管活性药物的分类

（1）正性肌力药物：多巴胺、多巴酚丁胺、肾上腺素、米力农等。

（2）血管扩张剂：硝普钠、硝酸甘油、尼卡地平、乌拉地尔等。

（3）血管收缩剂：去甲肾上腺素、去氧肾上腺素、阿拉明、加压素等。

（4）抗心律失常药物：胺碘酮、艾司洛尔（Esmolol）、异丙肾上腺素（Isoproterenol）等。

3 常见血管活性药物的详细介绍

3.1 多巴胺

（1）机制：多巴胺是一种儿茶酚胺，其作用机制依赖于剂量。

①低剂量（0.5～2 μg/kg·min）：激活多巴胺受体，导致肾、肠系膜血管扩张，增加肾血流量和尿量。

②中等剂量（2～10 μg/kg·min）：激活 β_1 受体，增强心肌收缩力和心输出量。

③高剂量（＞10 μg/kg·min）：激活 α 受体，引起血管收缩，增加全身血管阻力和动脉压。

（2）临床应用：心功能不全、低血压和休克。

（3）剂量调整：起始剂量通常为 2～5 μg/kg·min，根据血流动力学反应逐步调整。

（4）潜在副作用：心动过速和心律失常，外周血管收缩，恶心和呕吐。

3.2 多巴酚丁胺

（1）机制：多巴酚丁胺主要激活 β_1 受体，增加心肌收缩力和心输出量，同时具有一定的 β_2 受体激活作用，导致血管扩张和降低后负荷。

（2）临床应用：心脏术后心功能不全，低心排血量综合征。

（3）剂量调整：起始剂量为 2～10 μg/kg·min，根据血流动力学反应调整。

（4）潜在副作用：心动过速和心律失常，心悸、恶心、胸痛等。

3.3 肾上腺素

（1）机制：肾上腺素通过激活 α 和 β 受体发挥作用。

① α_1 受体：血管收缩，提高动脉压。

② β_1 受体：增加心输出量。

③ β_2 受体：支气管和血管扩张。

（2）临床应用：严重低血压，心脏骤停，过敏反应。

（3）剂量调整：剂量为 0.01～0.5 μg/kg·min，根据反应调整。

（4）副作用：心动过速和心律失常，高血压和头痛，肢端缺血。

3.4 去甲肾上腺素

（1）机制：去甲肾上腺素通过激活 α_1 受体引起血管收缩，增加全身血管阻力和动脉压，同时对 β_1 受体有一定的激活作用，提高心输出量。

（2）临床应用：低血压，休克。

（3）剂量调整：剂量为 0.01～1 μg/kg·min，根据血流动力学反应调整。

（4）副作用：外周血管收缩，心动过速和心律失常，肢端灌注不足。

3.5 异丙肾上腺素

（1）机制：异丙肾上腺素是强效的 β 受体激动剂，激活 β_1 受体增加心输出量，激活 β_2 受体引起支气管和血管扩张。

（2）临床应用：心脏骤停，严重心动过缓，支气管痉挛。

（3）剂量调整：剂量为 0.01～0.1 μg/kg·min，根据反应调整。

（4）副作用：心动过速和心律失常，高血糖，低血压。

3.6 硝酸甘油

（1）机制：硝酸甘油通过降低血管平滑肌张力，主要作用于静脉系统，降低前负荷，高剂量下扩张动脉，降低后负荷。

（2）临床应用：心绞痛、左心衰竭、心源性休克。

（3）剂量调整：剂量为 5～200 μg/min，根据血流动力学反应调整。

（4）副作用：头痛，低血压，反射性心动过速。

3.7 硝普钠

（1）机制：硝普钠通过释放 NO，导致血管平滑肌松弛，迅速降低全身血管阻力和动脉压。

（2）临床应用：急性高血压危象，左心衰竭，心源性休克。

（3）剂量调整：剂量为 0.3～10 μg/kg·min，根据血流动力学反应调整。

（4）副作用：低血压，氰化物中毒，反射性心动过速。

3.8　米力农

（1）机制：米力农是一种磷酸二酯酶抑制剂，通过增加心肌细胞内 cAMP 水平，促进钙离子内流，增加心肌收缩力和舒张功能，同时具有血管扩张作用。

（2）临床应用：心脏术后心功能不全、低心输出量综合征。

（3）剂量调整：剂量为 0.375～0.75 μg/kg·min。

（4）副作用：低血压，心律失常，头痛。

3.9　艾司洛尔

（1）机制：艾司洛尔是一种选择性 β_1 受体阻滞剂，减少心肌收缩力和心率，降低心肌氧耗。

（2）临床应用：心动过速、高血压。

（3）剂量调整：起始负荷剂量为 500 μg/kg 静脉注射，然后维持剂量为 50～200 μg/kg·min。

（4）副作用：低血压，心动过缓，心力衰竭。

参考文献

[1] Ng T M, Singh A K, Dasta J F, et al. Contemporary issues in the pharmacologic management of acute heart failure [J]. Crit Care Clin, 2006, 22（2）: 199-219, v. DOI: 10.1016/j.ccc.2006.02.008.

[2] Vroom M. Pharmacologic Management of Acute Heart Failure: A Review [J]. Semin Cardiothorac V, 2016, 2（3）: 191-203. DOI: 10.1177/108925329800200303.

[3] Engelman D T, Ben Ali W, Williams J B, et al. Guidelines for Perioperative Care in Cardiac Surgery: Enhanced Recovery After Surgery Society Recommendations [J]. Jama Surg, 2019, 154（8）: 755-766. DOI: 10.1001/jamasurg.2019.1153.

[4] Breel J S, Eberl S, Preckel B, et al. International Survey on Perioperative Management of Patients With Infective Endocarditis [J]. J Cardiothor Vas Anesth, 2023, 37（10）: 1951-1958. DOI: 10.1053/j.jvca.2023.06.019.

[5] Thiele H, Freund A, Gimenez M R, et al. Extracorporeal life support in

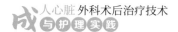
patients with acute myocardial infarction complicated by cardiogenic shock - Design and rationale of the ECLS-SHOCK trial [J]. AM Heart J, 2021, 234: 1-11. DOI: 10.1016/j.ahj.2021.01.002.

[6] Deniau B, Costanzo M R, Sliwa K, et al. Acute heart failure: current pharmacological treatment and perspectives [J]. Eur Heart J, 2023, 44（44）: 4634-4649. DOI: 10.1093/eurheartj/ehad617.

[7] Ciotola F, Pyxaras S, Rittger H, et al. MEMS Technology in Cardiology: Advancements and Applications in Heart Failure Management Focusing on the CardioMEMS Device [J]. Sensors（Basel）, 2024, 24（9）. DOI: 10.3390/s24092922.

[8] Johnston L E, Thiele R H, Hawkins R B, et al. Goal-directed resuscitation following cardiac surgery reduces acute kidney injury: A quality initiative pre-post analysis [J]. J Thorac Cardiov Sur, 2019, 159（5）: 1868-1877.e1. DOI: 10.1016/j.jtcvs.2019.03.135.

[9] Thiele R H, Isbell J M, Rosner M H. AKI associated with cardiac surgery [J]. Clin J Am Soc Nephro, 2014, 10（3）: 500-514. DOI: 10.2215/CJN.07830814.

[10] Gaies M G, Jeffries H E, Niebler R A, et al. Vasoactive-inotropic score is associated with outcome after infant cardiac surgery: an analysis from the Pediatric Cardiac Critical Care Consortium and Virtual PICU System Registries [J]. Pediatr Crit Care Med, 2014, 15（6）: 529-537. DOI: 10.1097/PCC.0153.

[11] Lim J Y, Park S J, Kim H J, et al. Comparison of dopamine versus norepinephrine in circulatory shock after cardiac surgery: A randomized controlled trial [J]. J Cardiac Surg, 2021, 36（10）: 3711-3718. DOI: 10./jocs.15861.

[12] Aoki Y, Nakajima M, Sugimura S, et al.Postoperative norepinephrine versus dopamine in patients undergoing noncardiac surgery: a propensity-matched analysis using a nationwide intensive care database [J]. Korean J Anesthesiol, 2023, 76. DOI: 10.4097/kja.22805.

[13] Neumann J, Hofmann B, Dhein S, et al. Role of Dopamine in the Heart in

Health and Disease [J]. Int J Mol Sci, 2023, 24. DOI: 10.3390/ijms24055042.

[14] Hajjar L A,Vincent J L, Barbosa Gomes Galas F R, et al. Vasopressin versus Norepinephrine in Patients with Vasoplegic Shock after Cardiac Surgery: The VANCS Randomized Controlled Trial [J]. Anesthesiology, 2017, 126. DOI: 10.1097/ALN.1434.

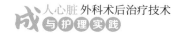
第四节　漂浮导管在心脏手术围术期的应用

漂浮导管是一种在心脏手术围术期广泛应用的重要工具，它能够提供持续而准确的心血管监测，帮助医生及时发现循环系统问题，从而改善手术结果和患者预后。本章节将详细介绍漂浮导管在心脏手术围术期的应用，包括其在手术前、手术中和手术后的作用和临床意义。

1　漂浮导管的基础知识

1.1　漂浮导管的历史和发展

漂浮导管最早是在 20 世纪 50 年代被引入临床应用的。最初的漂浮导管主要用于心内充气压力测量，以评估心脏的充盈状态。随着技术的进步和临床需求的增加，漂浮导管逐渐发展成为一种能够实时监测心脏功能和循环状态的多功能导管。现在的漂浮导管已经具备多参数监测功能，可以测量心脏输出量、心室压力、肺动脉压力等重要指标，成为心脏手术和危重病患者管理中不可或缺的重要工具之一。

1.2　漂浮导管的结构和工作原理

漂浮导管的主要结构包括导管主体、气囊、传感器、多个腔室和连接端口。导管的末端附近有一个小气囊，用于在插入过程中减少血液摩擦并减少损伤风险。

漂浮导管的工作原理如下。

（1）置管：导管通过颈内静脉插入，一般选择右颈内静脉，气囊保持未充气状态，以便于导管在血管内顺利前进。

（2）右心房和右心室：导管随着血流被推送至右心房，然后进入右心室。

（3）通过肺动脉：当导管进入肺动脉时，气囊被充入少量空气，以防止导管被血液冲回。

（4）测量压力：通过导管内的传感器，可以测量肺动脉压力和肺毛细血管楔压。这些压力指标有助于评估心脏的功能。

（5）心输出量测量：通过热稀释法，导管的温度传感器检测注射到血液中液体引起的温度变化，从而计算心输出量。

（6）数据监测：收集的数据可以连续监测患者的血流动力学状态。

（7）撤离：监测完成后，气囊放气，导管缓慢撤离。

1.3 漂浮导管的选择

选择合适的漂浮导管取决于患者的具体情况和临床需要。在选择导管类型时，需要考虑监测参数的种类和精确度、导管的插管途径和位置、患者的血管解剖结构以及术中和术后的监测需求等因素。

1.4 漂浮导管的应用

（1）循环功能监测：漂浮导管能够实时监测心脏功能，包括心输出量、心室压力、肺动脉压力等指标，为临床医生提供重要的诊断和治疗依据。

（2）液体管理指导：通过监测中心静脉压力、肺动脉楔压等指标，漂浮导管可以帮助医生评估患者的容量状态，指导液体管理和血管活性药物的使用。

（3）心脏手术监测：在心脏手术中，漂浮导管可以帮助医生监测心脏功能和循环状态，及时发现和处理术中的循环问题，提高手术的安全性和成功率。

（4）危重病患者管理：对于危重病患者，漂浮导管可以提供持续而准确的心血管监测，帮助医生及时调整治疗方案，改善患者的预后。

（5）心脏手术前评估：通过插入漂浮导管，可以测定患者的中心静脉压力、肺动脉楔压等指标，评估患者的容量状态、心功能状态。有助于临床医生了解患者的术前心血管情况，制定适当的手术计划，降低手术风险。

（6）手术中的血流动力学监测：通过漂浮导管可以实时监测患者的心输出

量、心脏指数、中心静脉压等指标，帮助医生调整液体管理、药物治疗和机械通气参数，保持患者的循环稳定。特别是在复杂的心脏手术中，漂浮导管可以帮助医生及时发现和处理心脏功能异常、循环系统问题等并发症，提高手术的成功率。

（7）术后管理中的应用：漂浮导管在心脏手术后发挥着重要的监测和治疗指导作用。术后的患者常常面临循环衰竭、心律失常、液体平衡紊乱等并发症，漂浮导管可以及时监测患者的心脏功能和循环状态，调整液体管理、药物治疗和机械通气参数，帮助患者尽快康复。

2 漂浮导管的操作技术

漂浮导管的正确插入和使用对于心血管监测至关重要。

2.1 导管插入的适应证和禁忌证

适应证：

（1）心血管功能不稳定的患者，如心脏手术、心源性休克、心衰、重度肺高压等；

（2）需要持续监测心血管功能和液体状态的患者，如重症监护室患者、危重病患者等。

禁忌证：

（1）严重的出血倾向或凝血功能障碍；

（2）导管插入部位感染或炎症；

（3）导管插入可能引起的器官损伤，如颈内静脉导管插入可能引起气管或食管穿孔等。

2.2 导管插入的技术和方法

准备工作：

（1）选择合适的插管部位，通常为颈内静脉、锁骨下静脉或股静脉。

（2）确保患者的适当镇静和局部麻醉。

穿刺和导管插入：

（1）选择适当的穿刺针和导丝，穿刺导管插入部位。

（2）引导导丝通过静脉进入心腔或肺动脉。

（3）通过导丝将导管插入到目标位置。

气囊充气：

在导管插入到目标位置后，通过连接管将导管末端的气囊充气，使导管固定在血管壁上。

2.3 导管位置的确认和调整

（1）X 线透视：使用 X 线透视或超声引导确认导管的位置和末端位置，确保导管的正确插入和位置稳定。

（2）生理指标监测：监测患者的生理指标，如心率、血压、中心静脉压等，以评估导管的位置和功能。

（3）气囊压力调整：根据患者的生理反应和监测指标调整导管末端气囊的充气压力，确保导管的稳定和舒适。

（4）导管位置调整：根据监测指标和临床表现调整导管的位置，确保导管的正确插入和功能。

3 监测参数

漂浮导管能够监测多种重要的心血管参数，这些参数对于评估心脏功能和循环状态具有重要的临床意义。

3.1 中心静脉压（central venous pressure，CVP）

中心静脉压是指静脉导管末端位于上腔静脉或右心房内的压力。CVP 反映了右心室前负荷的情况，也可间接反映右心室舒张功能和体循环容量。

临床意义：CVP 常用于评估患者的容量状态和循环功能。CVP 升高可能提示右心室负荷过重、心功能不全或容量过多；CVP 降低可能提示低循环容量、心功能不全或血容量不足。同时，临床医生也应该考虑到 CVP 可能受到其他因素的影响。

3.2 肺动脉楔压（pulmonary artery wedge pressure，PAWP）

肺动脉楔压是指通过漂浮导管的肺动脉导管，通过向肺动脉内充入液体，使其顶端气囊充气，阻断肺血流而间接测得的肺毛细血管楔压力。

临床意义：PAWP 反映了左心室充盈压力，是评估左心功能的重要指标。PAWP 升高可能提示左心室充盈不足或充盈压过高，如左心衰竭、二尖瓣疾病等；PAWP 降低可能提示低前负荷状态、血容量不足或左心室功能减低。

3.3 心输出量（cardiac output，CO）和心脏指数（cardiac index，CI）

心输出量是指心脏每分钟向体循环输送的血液量。心脏指数则是心输出量除以患者的体表面积，用于校正不同体型的患者之间的心输出量差异。

临床意义：CO 和 CI 是评估心脏泵功能和循环状态的重要指标。CO 和 CI 升高可能提示心脏功能亢进、高代谢状态或低血容量状态；CO 和 CI 降低可能提示心功能不全、休克或低代谢状态。

3.4 混合静脉血氧饱和度（mixed venous oxygen saturation，SvO$_2$）

混合静脉血氧饱和度是指静脉回流至右心室前混合的血液中的氧饱和度。通常通过漂浮导管的肺动脉导管监测。

临床意义：SvO$_2$ 反映了全身氧输送和氧利用的平衡状态。SvO$_2$ 降低可能提示组织缺氧、心功能不全或低氧输送状态；SvO$_2$ 升高可能提示氧输送过剩或氧利用减少。

4 漂浮导管的并发症及预防

4.1 导管相关并发症

（1）出血和血肿：在穿刺或插管过程中可能造成周围血管或组织的损伤，导致出血或血肿形成，建议由主治医师或高年资的住院医师来实施置管。

（2）感染：导管插管部位的感染是最常见的并发症之一，可能引起局部感染、导管相关血流感染等。

（3）血栓形成：导管在血管内留置可能导致血栓形成，增加血栓栓塞的风险。

（4）气胸：导管插入过程中可能误伤肺组织，导致气胸的发生。

（5）导管移位：导管未能固定在正确的位置，可能导致监测参数不准确或其他并发症的发生。

（6）心律失常：导管刺激心内结构可能引起心律失常，如心房颤动、室性早搏、室性心动过速等。

（7）神经损伤：在穿刺或插管过程中可能损伤周围神经，导致感觉异常或运动功能障碍。

4.2 导管感染的预防和控制

（1）严格的无菌操作：在导管插管过程中、导管留置期间以及每次接触导管时都要严格遵守无菌操作规程。

（2）皮肤消毒：在插管前必须对插管部位进行彻底的皮肤消毒，以减少感染的风险。

（3）定期更换导管：根据需要定期更换导管，避免导管长期留置导致感染风险增加。

（4）注意导管护理：定期检查导管插管部位是否有红肿、渗液等异常情况，及时处理异常，保持导管通畅。

（5）避免导管留置时间过长：尽量减少导管的留置时间，避免长时间导管留置增加感染风险。

4.3 导管移位和心律失常的处理

（1）导管移位：一旦发现导管移位，应立即停止使用并重新定位导管。必要时通过 X 线检查确认导管位置，并进行重新固定。

（2）心律失常：若导管插入过程中或留置期间出现心律失常，应根据具体情况采取相应的处理措施。例如，若发生严重的心律失常，应立即停止导管操作并及时处理心律失常，必要时应及时进行电生理监测和治疗。

（3）监测和观察：导管留置期间应密切监测患者的心律情况，及时发现和处理心律失常，以确保导管的安全使用。

（4）预防措施：在插管前应充分评估患者的心律情况，尽量避免在有严重心律失常或心脏结构异常的患者中使用漂浮导管。

5 漂浮导管与其他监测技术的比较

5.1 无创监测技术

特点：无创监测技术通常通过外部传感器或设备监测生理参数，如血压、心率、氧饱和度等，无须插入导管或穿刺血管。常见的无创监测技术包括血压计、心电图、脉搏氧饱和度监测仪等。

优势：无创，减少感染和并发症的风险。使用方便，适用于广泛的患者群体。适用于长期监测和日常监测。

局限性：相对精度较低，有时不如有创监测技术准确。部分参数无法直接测量，如心输出量等。

5.2 微创监测技术

特点：微创监测技术通过小型化的传感器或设备插入体内或经皮测量生理参数，较漂浮导管更为便携和舒适。包括微创动脉血气分析仪、微创心排量监测系统等。

优势：相对较准确，且较漂浮导管更为舒适。减少了感染和并发症的风险。

局限性：成本较高，需要专门设备和培训。适用范围有限，无法监测所有参数。

5.3 漂浮导管的价值评价

优势：提供多参数监测，包括心输出量、中心静脉压、肺动脉楔压等，能够全面评估心脏功能和循环状态。监测参数精准，可为临床决策提供重要依据。可直接插入体内，监测参数稳定可靠。适用于临床各个阶段，包括手术前、手术中和术后。

局限性：有创操作，插管过程可能引起感染、出血等并发症。需要专业操作和监护，有一定的技术门槛。部分患者可能不适合使用，如凝血功能异常或血管畸形患者。

6　特殊临床情况下的应用

6.1　高风险心脏手术

对于高龄、合并严重心血管疾病或合并其他系统疾病的患者，漂浮导管能够提供全面的心脏功能和循环状态监测，为手术前的风险评估和术中管理提供重要依据。

在手术后提供实时的心脏功能监测，及时发现并处理心脏功能不全、循环不稳定等并发症。

6.2　复杂心脏手术

对于复杂的心脏手术，如冠状动脉搭桥术、心脏瓣膜修复或置换术、先天性心脏病修复术等，患者往往需要更加精细和全面的心血管监测。漂浮导管能够提供多参数监测，全面评估心脏功能和循环状态，为术后管理提供重要支持。

提供多参数监测，帮助医生及时发现和处理手术中的心脏功能异常、循环系统问题等并发症，减少手术风险。为手术后的患者提供全面的循环系统监测和支持，帮助他们尽快康复。

6.3　心脏移植手术

心脏移植手术是一种高风险、复杂的手术，患者往往需要长期的严密监测和支持。漂浮导管能够提供全面的心脏功能和循环状态监测，为手术前的评估、手术中的监测和术后的管理提供重要支持。

尤其是在心脏移植术后，漂浮导管能够提供实时的心脏功能监测，及时发现和处理围术期并发症，如低心排血量综合征、重度肺动脉高压、外周阻力过低等，提高手术的安全性和成功率。

参考文献

[1] Rivers E, Nguyen B, Havstad S, et al. Early goal-directed therapy in the treatment of severe sepsis and septic shock [J]. New Engl J Med, 2001, 345（19）：1368-1377. DOI: 10.1056/NEJMoa010307.

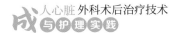

[2] Dzik S.Early goal-directed therapy in the treatment of severe sepsis and septic shock [J]. Transfus Med Rev, 2002，16（3）：271. DOI: 10.1016/s0887-7963（02）80081-5.

[3] De Backer D, Biston P, Devriendt J, et al. Comparison of dopamine and norepinephrine in the treatment of shock [J]. New Engl J Med, 2010, 362（9）：779-789. DOI: 10.1056/NEJMoa0907118.

[4] Magda S, Margulescu A D. Comparison of Dopamine and Norepinephrine in the treatment of shock [J]. Maedica（Bucur）, 2010, 5（1）：69-70. PMID: 21977124.

[5] Comparison of Dopamine and Norepinephrine in the Treatment of Shock [J]. Survey of Anesthesiology, 2010, 54（5）：214-215. DOI: 10.1097/01. sa.388039.14663.9e.

[6] Cecconi M, Rhodes A, Poloniecki J, et al. Bench-to-bedside review: the importance of the precision of the reference technique in method comparison studies--with specific reference to the measurement of cardiac output [J]. Crit Care, 2009, 13（1）：201. DOI: 10.1186/cc7129.

[7] Porter A, Iakobishvili Z, Haim M, et al. Balloon-floating right heart catheter monitoring for acute coronary syndromes complicated by heart failure--discordance between guidelines and reality [J]. Cardiology, 2005, 104（4）：186-190. DOI: 10.1159/88107.

[8] Connors A F, Speroff T, Dawson N V, et al. The effectiveness of right heart catheterization in the initial care of critically ill patients. SUPPORT Investigators [J]. Jama-J Am Med Assoc, 1996, 276（11）：889-897. DOI: 10.1001/jama.276.11.889.

[9] Packer M, Carver J R, Rodeheffer R J, et al. Effect of oral milrinone on mortality in severe chronic heart failure. The PROMISE Study Research Group [J]. New Engl J Med, 1991, 325（21）：1468-1475. DOI: 10.1056/NEJM199111213252103.

[10] Schrier R W, Bansal S. Pulmonary hypertension, right ventricular failure, and kidney: different from left ventricular failure? [J]. Clin J Am Soc Nephro, 2008, 3（5）：

1232-1237. DOI: 10.2215/CJN.01960408.

[11] Wu A H, Parsons L, Every N R, et al. Hospital outcomes in patients presenting with congestive heart failure complicating acute myocardial infarction: a report from the Second National Registry of Myocardial Infarction（NRMI-2）[J]. J Am Coll Cardiol, 2002, 40（8）: 1389-1394. DOI: 10.1016/s0735-1097（02）02173-3.

[12] Levy B, Perez P, Perny J, et al.Comparison of norepinephrine-dobutamine to epinephrine for hemodynamics, lactate metabolism, and organ function variables in cardiogenic shock. A prospective, randomized pilot study [J]. Crit Care Med, 2011, 39（3）: 450-455. DOI: 10.1097/CCM.0b013e3181ffe0eb.

第五节　心脏超声的应用策略

心脏手术围术期管理包括术前评估、术中监测和术后监护，贯穿整个手术过程。有效的围术期管理可以降低并发症风险，提高手术成功率，保障患者安全。

心脏超声作为一种实时、方便的成像技术，在围术期管理中发挥了至关重要的作用。术前评估中，心脏超声帮助医师准确了解心脏解剖和功能状态；术中，特别是经食道超声心动图（TEE），实时监测心脏结构和功能变化，指导手术操作；术后，心脏超声评估心脏功能恢复情况和并发症，提供重要的临床决策依据。心脏超声在心脏手术围术期管理中不可或缺，显著提升了患者治疗效果和安全性。

1　心脏超声基础知识

1.1　超声心动图（echocardiography）的基本原理

超声心动图是利用超声波在人体内传播时的反射原理来成像的一种诊断技术。超声波是一种频率高于人类听觉上限（20 kHz）的机械波，当超声波遇到不同密度的组织界面时，会发生反射、折射和散射。超声心动图通过超声探头发射超声波，并接收反射回来的信号，经过处理后生成心脏及其周围结构的影像。

（1）M型（运动模式）超声：用于显示心脏结构的单维运动信息，特别适用于评估心脏瓣膜和房室壁运动状况。

（2）二维（B型）超声：提供心脏结构的实时二维图像，是临床上最常用的模式。

（3）多普勒超声：利用多普勒效应测量血流速度和方向，分为彩色多普勒、脉冲波多普勒和连续波多普勒。

（4）三维和四维超声：提供心脏的三维和实时四维图像，更加直观地展示心脏解剖和功能。

1.2 超声心动图的类型

（1）经胸超声心动图（transthoracic echocardiography, TTE）：超声心动图是通过胸壁进行成像的非侵入性检查。探头放置在胸壁不同部位，利用超声波胸腔穿透成像。TTE操作简便、无创伤，是临床最常用的超声心动图检查方法。

（2）经食管超声心动图（transesophageal echocardiography, TEE）：经食管超声心动图通过将探头置入食管进行成像。由于食管与心脏后壁毗邻，TEE可以获得高分辨率的心脏图像，特别适用于评估心脏瓣膜病变、心脏结构异常和术中实时监测。相较于TTE，TEE因其较高的图像质量在某些情况下更具诊断价值，但需要一定的侵入性操作。

1.3 超声心动图解读

（1）心脏解剖结构：包括左心室、右心室、左心房、右心房、心瓣膜（如二尖瓣、主动脉瓣、三尖瓣、肺动脉瓣）及大血管（如主动脉、肺动脉）。

（2）心脏功能：主要通过观察心室壁运动和心脏腔室的大小变化来评估心脏泵血功能。可通过计算射血分数（EF）来定量评估左心室功能。

（3）瓣膜功能：评估瓣膜开闭情况及有无狭窄或反流，通过多普勒超声测量血流速度和压力梯度。

（4）血流动力学：利用彩色多普勒和脉冲波多普勒评估心腔内和大血管内的血流情况，判断有无异常血流信号（如返流、分流等）。

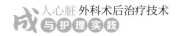

2 心脏超声在术前评估中的应用

2.1 心脏结构和功能的评估

准确评估心脏的解剖结构和功能状态对于心脏手术的实施至关重要。心脏超声能够提供详细的心脏影像，帮助评估心脏各腔室的大小、心壁厚度、心肌收缩和舒张功能、心脏瓣膜的形态和功能以及大血管的情况。通过二维超声和多普勒超声，可以测量射血分数、心输出量、血流速度和压力梯度等参数，有助于了解心脏的整体状况，判断是否存在心脏结构异常、瓣膜病变或心功能不全等问题。

2.2 手术风险的评估

心脏超声在评估手术风险方面也具有重要作用。术前评估包括识别可能影响手术和麻醉风险的心脏病变和功能障碍。例如，通过超声可以发现左心室功能减退、严重瓣膜狭窄或反流、心包积液、血栓形成等情况，这些问题都可能增加手术的复杂性和风险。超声还可以评估肺动脉压力，帮助判断有无肺动脉高压，这是影响心脏手术预后的重要因素。通过全面的超声评估，为术前准备和术中管理提供重要信息，降低术中和术后并发症的发生率。

2.3 手术方案的制定

超声心动图在制定个体化手术方案方面发挥了关键作用。根据超声评估的结果，外科医生可以更加精确地确定手术的必要性和时机，选择最佳的手术方式。例如，对于瓣膜手术，通过详细评估瓣膜病变的类型和严重程度，可以决定是进行瓣膜修复还是置换手术；对于冠状动脉旁路移植手术，可以评估心肌缺血的范围和程度，以优化手术方案。此外，超声心动图还可以用于评估心脏结构的复杂畸形，如先天性心脏病，从而帮助制定精确的手术计划，提高手术成功率和改善患者的预后。

3　心脏超声在术中监测中的应用

3.1　各种心脏手术的术中超声应用

在心脏手术中，超声心动图，尤其是经食管超声心动图（TEE），是一种关键的监测工具，能够实时提供心脏解剖和功能，一般由心脏麻醉医师进行。

（1）冠状动脉旁路移植术（CABG）：术中超声用于评估心肌灌注情况，确定移植血管的功能，检查血流恢复情况，确保手术效果。

（2）瓣膜手术：包括瓣膜修复和置换术，超声心动图能够评估瓣膜功能和形态变化，验证瓣膜修复的效果或置换瓣的正确位置和功能，防止术后并发症，如瓣膜反流或狭窄等。

（3）成人先天性心脏病矫正术：实时评估手术效果，特别是在复杂畸形矫正过程中，超声能够帮助确定解剖结构的正常化，确保血流动力学的恢复。

3.2　超声在心脏功能评估中的应用

（1）左心室功能：通过观察左心室收缩和舒张运动，测量射血分数，评估心脏的泵血功能。

（2）右心室功能：右心室功能对许多心脏手术的预后有重要影响。超声可以评估右心室大小、形态和功能。

（3）心输出量和心脏充盈压力：多普勒超声可用于测量心输出量和估算心脏充盈压力，帮助指导液体管理和药物治疗。

3.3　手术中并发症的超声监测

（1）心包积液和心脏压塞：术中超声可以快速识别心包积液，监测其量和影响，防止心脏压塞的发生。

（2）血栓形成和栓塞：超声可检测心腔内和血管内血栓，帮助预防术中和术后栓塞事件。

（3）瓣膜功能障碍：在瓣膜手术中，超声能够及时发现和评估新出现的瓣膜狭窄、反流或瓣周漏，指导进一步处理。

（4）心肌缺血和梗死：通过评估心肌运动和灌注情况，冠脉开口、血流状况，

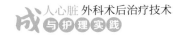

早期发现术中心肌缺血和梗死，及时采取相应措施。

4 心脏超声在术后管理中的应用

4.1 评估手术效果和恢复情况

术后心脏超声（尤其是经胸超声心动图）是评估心脏手术效果和患者恢复情况的重要工具。通过超声，医生可以评估心脏结构的变化、心室功能的恢复、瓣膜功能的改善以及血流动力学的变化。例如，在瓣膜手术后，超声可以确认新瓣膜的功能和位置，评估有无残余的狭窄或反流；在冠状动脉旁路移植术后，超声可以评估心肌收缩的恢复情况。

4.2 监测并发症的发生

术后并发症是影响患者恢复的重要因素，超声心动图可以实时监测并及早发现这些并发症。

（1）心包积液和心脏压塞：超声可以监测心包腔内积液的量和动态变化，及时识别心脏压塞迹象。

（2）早期识别低心排：低心排是心脏术后最常见的并发症之一，超声可以早期发现。心脏外科医护人员对所有术后患者在进入 ICU 后，尽早完成床边超声，确认过心功能的情况后才能停机拔管。

（3）瓣膜功能障碍：评估术后瓣膜功能，发现可能的新发或残余瓣膜狭窄、反流。

（4）心肌功能异常：检测术后心肌运动障碍，识别心肌缺血或梗死区域，评估心室功能。

（5）血栓和栓塞事件：监测心腔内血栓，防止术后栓塞事件的发生。

4.3 指导术后治疗计划

（1）机械辅助：根据超声结果，对于心功能差的患者，可考虑予循环辅助，包括 IABP、ECMO、右心辅助等。

（2）药物治疗：根据超声评估结果调整抗凝、抗心衰、降血压等药物的剂量和种类。

（3）康复计划：根据心功能恢复情况，制定个性化的心脏康复计划，包括运动处方和生活方式建议。

（4）再手术或介入治疗：在评估发现术后并发症或手术效果不理想时，超声可以帮助决定是否需要进一步的手术或介入治疗，如瓣膜修复或置换。

5 心脏超声在特殊心脏手术中的应用

5.1 微创心脏手术

（1）术前评估：心脏超声用于确定病变的精确位置和程度，帮助规划手术路径和方法。

（2）术中监测：超声心动图可以实时监测心脏功能和手术区域，确保无损伤和及时发现并发症。

（3）微创手术辅助：超声引导可以帮助精确放置导管和设备，如在经皮封堵术中定位缺损部位。

5.2 心脏移植手术

（1）供体心脏评估：超声用于评估供体心脏的结构和功能，确保其适合移植。

（2）术中监测：在移植过程中，超声监测新心脏的血流动态和功能，确保移植后的心脏能够正常工作。

（3）术后管理：心脏超声用于评估移植心脏的功能和排异反应，指导早期治疗。

5.3 复杂先天性心脏病手术

复杂先天性心脏病需要精细的手术操作和严密的监测。

（1）术前诊断：心脏超声是诊断和分类先天性心脏病的关键工具，帮助医生了解心脏结构的异常。

（2）术中导航：超声心动图提供实时的心脏结构和功能信息，指导手术操作，如在 Fontan 手术或其他分流手术中。

（3）术后评估：手术结束后，心脏超声评估手术效果，监测心脏功能和血流动态，及时发现并处理并发症。

6 心脏超声与其他监测手段的联合应用

6.1 心电图

心电图（electrocardiogram, ECG）是记录心脏电活动的无创检测方法，通过在身体表面放置电极，记录心脏每一搏动的电活动。心电图与心脏超声的联合应用可以提供心脏结构和电活动的综合信息：

（1）心律失常的诊断和管理：ECG能够实时检测和记录各种心律失常，如心房颤动、心动过速等。结合心脏超声，可以评估心律失常对心脏结构和功能的影响。

（2）急性心肌梗死的诊断：在急性心肌梗死的诊断中，ECG可以显示典型的ST段抬高或T波改变。心脏超声可以进一步评估心室壁运动异常、左心室功能和并发症（如心包积液、心室膨胀等）。

（3）心脏病病因的综合评估：通过ECG和心脏超声的联合应用，可以更全面地评估病因，如心肌病、心脏瓣膜病等，从而制定更精准的治疗方案。

6.2 脉搏血氧饱和度监测

脉搏血氧饱和度监测（pulse oximetry）是一种通过光学传感器测量血液中氧饱和度的无创检测方法，通常用于监测患者的呼吸和血氧状态。结合心脏超声，可以获得以下方面的信息。

（1）评估氧合状态和心功能：在心力衰竭患者中，血氧饱和度的降低可能提示心输出量不足。通过心脏超声评估心脏功能，结合血氧饱和度数据，可以更准确地评估病情严重程度。

（2）指导呼吸支持：在需要机械通气或其他呼吸支持的患者中，结合血氧饱和度监测和心脏超声，可以实时调整治疗方案，优化氧合和心功能。

（3）术后监测：在心脏手术后，监测血氧饱和度和心脏超声可以帮助早期发现和处理术后并发症，如低心排综合征、肺水肿等。

6.3 漂浮导管监测

漂浮导管，也称为 Swan-Ganz 导管，是一种通过静脉置入，最终进入肺动脉的侵入性监测工具，能够测量肺动脉压、肺毛细血管嵌压、心排出量等参数。结合心脏超声，可以提供如下优势。

（1）血流动力学评估：通过漂浮导管测量的血流动力学数据（如心排出量、肺动脉压）结合心脏超声的心室功能评估，可以更全面地了解患者的心脏功能状态。

（2）复杂病人的精准治疗：在重症监护病房中，漂浮导管和心脏超声的联合应用可以帮助制定复杂患者（如严重心力衰竭、急性心肌梗死后休克患者）的治疗策略。

（3）治疗反应的评估：在药物或机械治疗过程中，实时监测心脏功能和血流动力学参数的变化，可以评估治疗效果并进行及时调整。

7 心脏超声操作的技术要点

7.1 超声设备的准备和维护

（1）检查设备：确保超声设备在使用前处于良好工作状态，包括探头、显示器、键盘和连接线等。检查设备的电池电量或连接的电源线。

（2）校准设备：定期进行设备校准，以确保图像质量和测量的准确性。根据设备的使用手册或厂家推荐的周期进行校准。

（3）探头选择：根据具体的检查要求选择合适的探头。

（4）清洁探头：每次使用后，按照厂家说明书对探头进行清洁和消毒，防止交叉感染。

（5）设备保养：定期对设备进行维护保养，包括硬件检查和软件更新，确保设备始终处于最佳状态。

（6）故障排查：熟悉常见的设备故障及其解决办法，确保在出现问题时能迅速处理或联系维修服务。

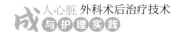

7.2 超声图像的获取和优化

（1）正确的体位：为患者选择合适的体位（如左侧卧位），确保检查的便利性和图像的最佳获取。

（2）探头放置：将探头正确放置在患者胸部适当位置，使用足够的耦合剂以确保声波的良好传导。

（3）角度调整：适当调整探头角度，确保获得最佳的心脏图像。常用的切面包括胸骨旁长轴、短轴、心尖四腔、五腔等。

（4）调节增益：根据需要调整增益，以增强图像的亮度和对比度，从而获得清晰的图像。

（5）聚焦调整：调整超声束的聚焦点，使其位于目标结构的水平上，以提高图像的分辨率。

（6）深度和缩放：根据检查需要调整图像的深度和缩放比例，确保目标结构显示在最佳视野内。

（7）滤波器和时间增益补偿：适当使用滤波器和 TGC 功能，以优化图像质量，减少噪声干扰。

7.3 术中经食管超声心动图的操作技巧

（1）患者准备：确保患者禁食，以减少胃内容物的干扰，并获得知情同意。术前检查患者的咽喉状况和牙齿状况。

（2）麻醉和镇静：根据需要给予适当的麻醉或镇静，减轻患者不适，确保操作顺利进行。

（3）设备检查：确保经食管超声探头的功能正常，并进行必要的消毒处理。

（4）探头插入：将探头小心插入患者食管，使用润滑剂减少摩擦，避免引起不适或损伤。插入过程中可以通过旋转和轻微的推动来引导探头进入正确位置。

（5）定位和调整：探头进入食管后，根据解剖标志和超声图像，调整探头的位置和角度，获得最佳的心脏视野。

（6）连续监测：在手术过程中，持续调整探头位置以适应手术需要，实时监测心脏功能和结构变化。

（7）图像优化：通过调整增益、深度、聚焦等参数，优化图像质量，确保重要结构和病变的清晰显示。

（8）探头清洁：使用适当的消毒剂对探头进行彻底清洁和消毒，防止交叉感染。

（9）患者观察：术后观察患者的咽喉和食管状况，确保没有因操作引起的不适或损伤。

8　心脏超声在容量评估上的应用

心脏超声是评估心脏功能和容量状态的强大工具，尤其在危重病患者的管理中具有重要作用。通过心脏超声，可以实时、动态地评估心脏的结构和功能，从而指导液体管理和治疗决策。

8.1　评估心脏前负荷

前负荷（preload）是指心脏舒张末期的容积或压力，反映了心室充盈情况。超声技术通过以下参数评估前负荷：

（1）下腔静脉（inferior vena cava，IVC）直径和呼吸变化：IVC 的直径及其随呼吸变化的情况可以反映体液状态。通常，IVC 直径的显著变化（＞50%）提示体液不足，较小的变化则可能提示体液过多。

（2）左心室舒张末期容积（left ventricular end-diastolic volume，LVEDV）和左心室舒张末期直径（left ventricular end-diastolic diameter，LVEDD）：通过评估 LVEDV 和 LVEDD，可以间接反映心脏的前负荷状态。

8.2　评估心脏后负荷

后负荷（afterload）是指心脏射血时需要克服的阻力。超声技术可以通过以下方式评估后负荷：

左心室射血分数（left ventricular ejection fraction，LVEF）：通过 LVEF 的测定可以了解心脏射血的有效性和后负荷情况。低 LVEF 可能提示高后负荷状态。

8.3 评估心脏舒张功能

心脏舒张功能评估对于判断容量状态和指导液体管理非常重要。

（1）二尖瓣舒张期流速（E/A 比值）：E/A 比值可以反映左心室舒张功能，异常比值提示舒张功能障碍。

（2）左心室等容舒张时间（IVRT）：延长的左心室等容舒张时间往往提示舒张功能障碍。

（3）左心室流出道的二尖瓣环运动速度（E'）：通过组织多普勒成像（TDI）测量 E'，可更准确评估舒张功能。

8.4 急性循环衰竭

在急性循环衰竭的患者中，心脏超声可以快速评估心脏的容量状态，指导液体复苏和药物治疗。通过评估 IVC 变化和 LVEF 等参数，可以判断是否需要进一步的液体治疗或其他干预措施。

8.5 心力衰竭

在慢性或急性心力衰竭患者中，心脏超声有助于监测心脏功能变化，评估容量状态和治疗反应。通过连续监测 LVEDV、LVEF 和 E/A 比值等参数，可以调整治疗方案，优化患者的容量管理。

8.5 术后监测

心脏手术或大手术后的患者，心脏超声可以用于评估心脏功能和容量状态，指导术后液体管理和药物治疗。通过评估心室功能和 IVC 变化，可以及时发现和处理术后并发症，如低心排综合征或液体超负荷。在 ICU 中的危重患者，心脏超声是评估容量状态和指导液体管理的重要工具。通过动态评估心脏功能和容量状态，可以实时调整治疗方案，优化患者的血流动力学状态。

9 心脏超声的局限性

（1）图像质量受限：由于患者体型、肺气肿、肺实变等因素影响，尤其在术后早期胸腔含气多，往往无法获得清晰的超声图像。

（2）部分结构无法显示：某些心脏结构或病变可能由于位置、角度等问题而无法完全显示。

（3）技术操作者依赖性：心脏超声操作需要一定的技术水平和经验，不同操作者的操作水平可能影响图像质量和解释结果。

（4）不良反应：极少数情况下，超声检查可能引起过敏反应或不适症状，如恶心、呕吐等。

（5）误诊风险：在一些情况下，心脏超声可能出现误诊，导致不正确的诊断和治疗方案。

参考文献

[1] Recommendations for Cardiac Chamber Quantification by Echocardiography in Adults: An Update from the American Society of Echocardiography and the European Association of: Cardiovascular Imaging [J].Eur Heart J-Card Img, 2016, 17（4）: 412. DOI: 10.1093/ehjci/jew041.

[2] Lazoryshynets V, Kovalenko V, Potashev S, et al. Cardiac Chamber Quantification by Echocardiography in Adults: Recommendations from the Association of Cardiovascular Surgeons of Ukraine and Ukrainian Society of Cardiology [J]. Ukrainian Journal of Cardiovascular Surgery, 2020, 4（41）: 96-117. DOI: 10.30702/uj cvs/20.4112/096-117.16.12.22020.

[3] Zoghbi W A, Adams D, Bonow R O, et al. Recommendations for Noninvasive Evaluation of Native Valvular Regurgitation: A Report from the American Society of Echocardiography Developed in Collaboration with the Society for Cardiovascular Magnetic Resonance[J]. J Am Soc Echocardiog, 2017, 30（4）: 303-371.DOI: 10.1016/j.echo.2017.01.007.

[4] Otto C M, Nishimura R A, Bonow R O, et al. 2020 ACC/AHA Guideline for the Management of Patients With Valvular Heart Disease: A Report of the American College of Cardiology/American Heart Association Joint Committee on Clinical Practice Guidelines [J]. Circulation, 2020, 143（5）: e72-e227.DOI: 10.1161/

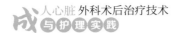

CIR.0923.

[5] Hahn R T, Abraham T, Adams M S, et al. Guidelines for performing a comprehensive transesophageal echocardiographic examination: recommendations from the American Society of Echocardiography and the Society of Cardiovascular Anesthesiologists [J]. J Am Soc Echocardiog, 2013, 26（9）: 921-964. DOI: 10.1016/j.echo.2013.07.009.

[6] Zagatina A, Shmatov D, Kim G, et al. Stress echocardiography and outcomes after cardiac surgery in patients with ischemic mitral regurgitation [J]. Eur Heart J, 2021, 42（Supple1）. DOI: 10.1093/eurheartj/ehab724.048.

[7] Wejner-Mik P, Kasprzak J, Szymczyk E, et al. Right ventricular morphology and function undergo complex changes after cardiac surgery [J]. Eur Heart J. 2020, 41（Supple2）. DOI: 10.1093/ehjci/ehaa946.0046.

[8] Metkus T, Thibault D, Grant M, et al. Utilization And Outcomes Associated With Intraoperative Transesophageal Echocardiography In 1.3 Million Patients Undergoing Cabg: An Analysis Of The Society Of Thoracic Surgeons Adult Cardiac Surgery Database [J]. J Am Coll Cardiol, 2021, 77（18）: 1291. DOI: 10.1016/s0735-1097（21）02649-8.

[9] Aggarwal S, Akinapelli A, Kabach A, et al. Abstract 16543: Concomitant Left Atrial Appendage Closure During Cardiac Surgery: A Meta-analysis [J]. Circulation, 2015, 132（Supple3）. DOI: 10.1161/circ.132.suppl_3.16543.

[10] Denault A, Couture E J, De Medicis É, et al. Perioperative Doppler ultrasound assessment of portal vein flow pulsatility in high-risk cardiac surgery patients: a multicentre prospective cohort study [J]. Brit J Anaesth, 2022, 129（5）: 659-669. DOI: 10.1016/j.bja.2022.07.053.

[11] Dieleman J M, Myles P S, Bulfone L, et al. Cost-effectiveness of routine transoesophageal echocardiography during cardiac surgery: a discrete-event simulation study [J]. Brit J Anaesth, 2019, 124（2）: 136-145. DOI: 10.1016/j.bja.2019.10.023.

[12] Rong L Q, Di Franco A, Rahouma M, et al. Baseline Intraoperative Left Ventricular Diastolic Function Is Associated with Postoperative Atrial Fibrillation after Cardiac Surgery [J]. Circulationanesthesiology, 2023, 139（5）: 602-613. DOI: 10.1097/ALN.4725.

[13] Shanewise J, Connolly S, Weintraub W. Effect of intraoperative echocardiography on surgical decision making during cardiac surgery [J]. J Am Coll Cardiol, 1998, 31: 87. DOI: 10.1016/s0735-1097（98）81023-1.

[14] Ura M, Sakata R, Nakayama Y, et al. Ultrasonographic demonstration of manipulation-related aortic injuries after cardiac surgery [J]. J Am Coll Cardiol, 2000, 35（5）: 1303-1310. DOI: 10.1016/s0735-1097（00）00548-9.

[15] Gilbers M D, Kawczynski M J, Bidar E, et al. Clinical Predictors of Device-Detected Atrial Fibrillation During 2.5 Years AfterCardiac Surgery: Prospective RACE V Cohort [J]. Jacc-Clin Electrophy, 2024, 10（5）: 941-955. DOI: 10.1016/j.jacep.2024.01.013.

[16] Sánchez F J, Gonzalez V A, Farrando M, et al. Atrial Dyssynchrony Measured by Strain Echocardiography as a Marker of Proarrhythmic Remodeling and Oxidative Stress in Cardiac Surgery Patients [J]. Oxid Med Cell Longev, 2020. DOI: 10.1155/2020/8895078.

[17] Ebadi-Tehrani M M, Smith E D, Chang A C, et al. Transesophageal Echocardiography for Cardiac Surgery Patients With Prior Esophagectomies: Insights From a 15-Year Institutional Experience [J]. J Am Soc Echocardiog, 2022, 36（4）: 438-440. DOI: 10.1016/j.echo.2022.12.020.

[18] Wang Y C, Lin P L, Huang C H. Perioperative Echocardiographic Prediction of Pulmonary Hypertension by Pulmonary Artery Acceleration Time during Cardiac Surgery with Cardiopulmonary Bypass [J]. J Am Soc Echocardiog, 2023, 36（6）: 666-667. DOI: 10.1016/j.echo.2023.01.005.

[19] Cantinotti M, Marchese P, Franchi E, et al. Speckle tracking

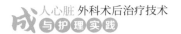

echocardiography strain analysis for the assessment and monitoring of myocardial [J].mechanics after pediatric cardiac surgery [J]. Eur Heart J-Card Img, 2022, 23（Supple1）. DOI: 10.1093/ehjci/jeab289.342.

[20] Cosmi J, Tunick P, Grossi E, et al. Outcome of cardiac surgery in patients with paravalvular abscess detected by transesophageal echocardiography [J]. J Am Coll Cardiol, 2002, 39: 430. DOI: 10.1016/s0735-1097（02）81932-5.

[21] Vourlekis J, Malik O, Singh R, et al. Feasibility of Introduction of Minaturized Transesophageal Echocardiography（hTEE）Into a Cardiac Surgery [J]. Intensive Care Unit and Analysis of Its Clinical Impact [J]. Chest. 2015, 148（4）: 31A. DOI: 10.1378/chest.2275046.

[22] Kawczynski M J, Gilbers M, Van De Walle S, et al. Role of pre-operative transthoracic echocardiography in predicting post-operative atrial fibrillation after cardiac surgery: a systematic review of the literature and meta-analysis [J]. Europace, 2021; 23（11）: 1731-1743. DOI: 10.1093/europace/euab095.

[23] Heiberg J, El-Ansary D, Royse C F, et al. Transthoracic and transoesophageal echocardiography: a systematic review of feasibility and impact on diagnosis: management and outcome after cardiac surgery [J]. Anaesthesia, 2016, 7（10）: 1210-1221. DOI: 10./anae.13545.

第一节　体外膜肺氧合护理策略

　　由于体外膜肺氧合（ECMO）使人体处于异常的生理状态，要使ECMO达到最好的效果和保证被实施ECMO患者的安全性，围ECMO期间必须具备必需的一系列科学的护理策略来指导临床的护理操作。

　　这其中包括①基本监测：对患者实施诸如血流动力学（动脉压、中心静脉压等）、体温、心电图、血气、中枢神经等方面的监测，而对ECMO系统本身，诸如灌注流量的控制、泵压的调节、血液超滤的管理等的监测都对保证心脏外科患者的安全性非常必要。特殊ECMO方法如亚低温ECMO时，更需要保证安全脑灌注的其他严格的监测手段。② ICU的常规护理措施：管道的护理、置管侧伤口的护理、置管侧肢体的观察等。③ ECMO转运的护理策略：ECMO病人的院内、院际转运的护理流程与策略。

1 ECMO期间各个器官系统的功能状态的基本监测

1.1 循环系统功能监测

（1）无创监测

ECMO前后和ECMO期间的血流动力学和心肌功能评估均很重要，血流动力学监测包括心电图（ECG）、肺动脉导管（PAC）和经食管超声心动图（TEE）。

　　①心电图：心电图是麻醉期间的最低监测要求。尽管ECMO期间不需要自

体心脏功能，但 ECG 可提供重要线索。ECG 必须在整个 ECMO 过程中观察，以确保其在 ECMO 期间保持合适的电状态，尤其是可以保持规律的心脏跳动，更有利于心脏的血液搏动，维持心肌的活力。

②经食管超声心动图：经食管超声心动图是广泛应用于 ECMO 期间和心脏手术后的心脏动态评估手段。美国麻醉医师协会和心血管麻醉医师协会的最新指南建议，在没有禁忌证的情况下，术中 TEE 应在所有心脏瓣膜和胸主动脉手术中进行（Ⅰ类），并可用于 CABG 手术（Ⅱa 类）。ECMO 期间使用 TEE 的优点有以下 3 个：

a. 确认术前诊断，检测未诊断的病理改变；

b. 确认手术干预的成功，特别是在瓣膜修复和置换后，确认开放式手术后的适当排气，血流动力学、心肌功能评估等；

c. 通过连续评估左心室和右心室功能来指导正性肌力药管理。

总结：经食管超声心动图（TEE）作为心脏手术的常规部分越来越多地被应用。它是评估心脏心内结构（瓣膜、瓣下结构、假体、间隔壁、左心室和右心室流出道），动静脉插管位置，心脏血液容量，以及整体和局部排气充分性的有用工具。

（2）有创监测

①动脉压

有创动脉血压（invasive artery blood pressure）监测，是将动脉导管置入动脉内直接测量血压的方法，可以实现动脉血压的连续测量，能够及时、准确地了解血压变化，并提供可反复取样的路径，而且压力波形大小和幅度等，可在一定程度上反映心排出量、外周血管阻力和血管内容量等状态。常用的穿刺置管位置包括桡动脉、肱动脉及足背动脉等。

ECMO 期间的血压控制对于确保诸如脑、肾和胃肠道的终末器官组织的适当灌注是重要的。器官灌注压，定义为动脉压减去静脉压，是确保足够的血流、氧合和代谢功能的关键因素。

ECMO 期间的低血压可能是血液稀释或促炎过程、麻醉药物和术前使用血管紧张素转换酶抑制剂（ACEI）或钙通道阻滞剂导致的血管舒张的结果。低血压可能损害栓子的清除并减少脑灌注，尤其是脑分水岭区域。

另一方面，麻醉或镇痛水平不足、内源性释放儿茶酚胺、体温过低致使血管收缩，引起高血压，导致脑灌注过度和充血。

良好的血压控制对于确保最佳的神经学结果是非常重要的，因为低血压和高血压都可能是有害的。

总之，平均动脉血压（MAP）ECMO 上可接受的 MAP 是提供足够组织灌注的 MAP。充分的组织灌注不仅受 MAP 的影响，而且受泵流量、核心体温和患者合并症的影响。总体上在已知存在脑血管疾病，特别是颈动脉狭窄、肾功能不全或左心室肥大的情况下，建议维持较高的压力。

此外，ECMO 开始时，全身压力通常会出现短暂下降。原因有 2 个：一是与 ECMO 预充期间血液稀释，导致血液黏度突然降低，影响相关的血管舒张；二是与 ECMO 相关的全身炎症反应。

随着 ECMO 的继续，血管阻力逐渐增加，这是由于血管和组织"隔室"之间的流体平衡、儿茶酚胺和肾素的循环水平增加，作为 ECMO 应激反应的一部分。然而，ECMO 期间通常需要间歇性推注血管加压药以维持可接受的 MAP 的重要性和科学性，这点还是要强调的。因为单独操纵 MAP 不足以保证足够的器官灌注，具有高流量的低 MAP 和具有低流量的高 MAP 本身都是不够的。我们建议优化全身氧供（DO2），必要时用血管加压剂或扩张剂调节血管阻力，使 MAP 能够满足富氧血进入关键器官床，提供足够的氧供才是最重要的。

2019 年欧洲 ECMO 指南建议，在确保足够的麻醉深度和最佳泵流量后，使用血管收缩剂和血管扩张剂将平均动脉压（MAP）调节至 50～80 mmHg 范围内。不建议 MAP 低于 50 mmHg，因为这可能低于脑自主血流调节的下限。通常估计是围绕这一点的，尽管个体间差异很大。

②中心静脉压

预期接近于零并且不超过个位数。如果排除了中心静脉导管的潜在问题，则 CVP 增加通常表明静脉引流受损。转流期间的高 CVP 降低了关键器官的有效灌注。右心膨出和／或患者头部和眼睛充血应立即采取纠正措施。常见原因是插管尺寸不足、插管尖端阻塞以及患者的血容量不足，无法进行有效引流。如果纠正上述情况仍不能改善情况，则应考虑更改插管型号或位置。

③肺动脉压

肺动脉（PA）和左心房（LA）压力—ECMO时PA和LA压力应接近零。在ECMO期间，LA压力监测可用于评估左心室扩张，特别是在预期回流至左心室的血流增加的情况下（紫绀性心脏病、慢性肺病中的大支气管血流或主动脉回流）。因此，它最常用于复杂的小儿和成人先天性手术的旁路手术。LA压力通常使用直接放置在左心房中或经由右上肺静脉放置在左心房中的转换导管或针来测量。在已经插入肺动脉导管的情况下，导管尖端处的压力读数可以作为LA压力的替代，但可能并不总是准确的，特别是如果存在肺血管病变。必须小心PA导管，以确保导管头端不会向近端移位，导致"楔入"和随后的PA破裂或肺梗死。使用TEE询问PA导管位置和频繁观察PA波形是避免该并发症的最佳实践。

④漂浮导管测定数据

肺动脉导管（pulmonary artery catheter，PAC），也称为Swan-Ganz导管，是右心导管的一种，经皮穿刺后导管经上腔或下腔静脉进入右心房、右心室，再进入肺动脉及其分支。具有随血流漂移特点的Swan-Ganz双腔肺动脉导管于1970年问世，随后被广泛用于临床。PAC可连续监测肺动脉压力（PAP）、心输出量（CO）、右心室舒张末期容积（RVEDV）和混合静脉血氧饱和度（SvO_2），并通过计算心内分流量、全身血管和肺血管阻力、氧转运量和氧消耗量等指标，更好地显示心脏前负荷、后负荷、收缩功能和组织氧合的状态，评估心、肺功能和病变的严重程度，是评估危重症患者病情和疗效的较为准确的方法之一。

ECMO中PAC常用于心脏外科手术患者的血流动力学监测，特别是冠状动脉搭桥术、肺动脉高压及术前严重心功能不全的患者。

PAC监测的血流动力学指标联合连续混合静脉血氧饱和度监测，还可对全身氧供需平衡状态进行监测。当出现全身氧合状态失衡时，灌注师需积极处理，防止发生因全身失氧合而引起的并发症。

对心功能较差的心脏外科患者，放置 PAC 可准确判断患者全身血流动力学状态并指导药物治疗。其适应证包括左心室收缩功能障碍（EF＜33%）、右心室收缩功能障碍、左心室舒张功能障碍、急性室间隔穿孔和有左心室辅助装置的患者。

1.2 呼吸系统功能监测

（1）气道通畅性

气道通畅性通常以呼吸气体的流量来反映，气体流量与气道管径成正比。气道管径越大，流量越通畅；气道痉挛、狭窄或堵塞，则气道管径变小，气体流量减慢。

一般情况下，上述理论是正确的，但是忽略了另一个重要的因素。气体流量除与管径有关外，与气体流动的驱动压也有关。相同管径下，驱动压越高，气体流量越快。因此，仅以气体流量反映气道通畅性是不全面的。气道阻力检查可弥补此不足。

（2）呼吸次数

每分钟的呼吸的次数简称为呼吸次数。正常成年人呼吸 15 次 / 分，呼吸比为 1 : 2。

（3）脉搏血氧饱和度

用无创脉搏氧饱和度法测得的血氧饱和度，用 SpO_2 表示，实际是毛细血管血氧的饱和度。经皮动脉血氧饱和度与动脉血氧饱和度的相关性非常好，数值也非常接近，测定简单、方便，故临床应用非常广泛。ECMO 期间要求 SpO_2 ＞95%。

（4）呼气末二氧化碳分压

呼气末二氧化碳浓度或分压（$ETCO_2$）的监测可反映肺通气，还可反映肺血流。在无明显心肺疾患且 V/Q 比值正常时，$ETCO_2$ 可反映 $PaCO_2$（动脉血二氧化碳），正常 $ETCO_2$ 为 5% 相当于 5 kPa（38 mmHg）。

临床评估使用呼吸机及麻醉时，根据 $ETCO_2$ 测量来调节通气量，保持

ETCO₂ 接近术前水平。监测及观察其波形还可确定气管导管是否在气道内。而对于正在进行机械通气者，如发生了漏气、导管扭曲、气管阻塞等故障时，可立即出现 ETCO₂ 数字及形态改变和报警，及时发现和处理。连续监测为安全撤离机械通气提供了依据。而恶性高热、体温升高、静注大量 NaHCO₃ 等可使 CO₂ 产量增加，ETCO₂ 增高，波幅变大。休克、心跳骤停及肺空气栓塞或血栓梗死时，肺血流减少可使 CO₂ 深度迅即下降至零。ETCO₂ 也有助于判断心肺复苏的有效性。ETCO₂ 过低需排除过度通气等因素。

（5）通气压力

气道最高压力与最低压力之差。在传统呼吸机的定压型通气模式，通气压力为预设压力，在双相气道正压模式或双水平气道正压呼吸机，通气压力为预设高压与低压之差。

1.3 神经系统功能监测

心脏手术后的神经系统并发症很常见，对患者结局有很大影响。它们是多种因素综合作用的结果，其中许多与体外膜肺氧合（ECMO）有关。在心脏手术期间和之后，血压控制对于降低脑灌注不足和缺血性卒中的发生率至关重要。可以使用近红外光谱法跟踪脑氧饱和度，以评估脑灌注和氧合情况。仔细的体温管理在预防脑疾病中起着关键作用。尽管多次尝试寻找预防神经损伤的药理学策略，但还没有发现这样的解决方案来减少与心脏手术相关的神经并发症的负担。

（1）脑电波

脑电波（electroencephalogram，EEG）是一种使用电生理指标记录大脑活动的方法。大脑在活动时，大量神经元同步发生的突触后电位经总和后形成了脑电波。脑电波记录大脑活动时的电波变化，是脑神经细胞的电生理活动在大脑皮层或头皮表面的总体反映。

脑电波来源于锥体细胞顶端树突的突触后电位。脑电波同步节律的形成还与皮层丘脑非特异性投射系统的活动有关。脑电波是脑科学的基础理论研究，脑电波监测广泛运用于其 ECMO 临床实践应用中。

（2）经颅多普勒超声

大脑中动脉的经颅多普勒超声（TCD）检查主要是一种用于测量脑血流量（CBF）速度（CBF 的替代测量）的研究技术，并作为检测和定量脑微栓子（气体和颗粒）的方法。在颅骨的颞区找到声窗并保持探头位置是非常困难的。TCD 在深低温停循环技术（DHCA）期间的使用有限，尽管它已用于评估选择性脑灌注（SACP）和再灌注期（RCP）的 CBF。

（3）近红外光谱

脑氧消耗和供应之间的平衡可以通过脑氧饱和度来评估，脑氧饱和度是使用近红外光谱（NIRS）测量。氧合血红蛋白浓度是相对于总血红蛋白浓度的局部变化。NIRS 光极通常应用于前额以测量局部脑氧饱和度（rSO_2）在额叶皮层大脑去饱和有三种不同的机制：①脑代谢改变；②血氧含量降低；③大脑供血受损。

脑饱和度下降通常定义为较基线降低 20% 或绝对值小于 50%。这些阈值是在颈动脉内膜切除术的夹闭期间使用经颅多普勒超声、脑电图或体感诱发电位定义的，因为它们能够在颈动脉夹闭期间检测同侧脑缺血，灵敏度为 44%～100%，特异性为 44%～82%。

1.4 抗凝监测

ECMO 在治疗过程需要全身肝素化，以避免因血液与大量非生理的异物表面接触，激活凝血系统，以及防止储血器或手术区域出现血液淤滞而导致的血栓形成。安全抗凝治疗是通过测量活化凝血时间（ACT）来确定的，这通常在手术室中进行。ACT 是一种高度非特异性的全血凝固试验，受温度、血细胞比容、纤维蛋白原水平和血小板计数或功能等因素影响。世界上大多数中心的目标 ACT＋值在 160 和 180 秒之间。ACT 通常每 20～30 分钟测量一次并记录在灌注记录中。

2018 STS/SCA/AMSECT 临床实践指南建议作为 1 类证据，"应测量抗凝功能性全血试验（以凝血时间的形式），并应在开始体外膜肺氧合术前和体外膜肺氧合术期间定期证明抗凝充分。（证据等级 C）"

此外，同一出版物中的 IIa 类建议指出"ECMO 期间维持活化凝血时间超过 180 秒是合理的。然而，该最小阈值是近似值，并且可以基于所使用的仪器的偏差而变化。对于使用全血'最大激活'或微量比色皿技术的仪器，超过 160 秒的值通常被认为是治疗性的。（证据等级 C）"。要注意的是，来自不同制造商的 ACT 器械不得互换使用。

（1）活化凝血时间（ACT）

ACT 为大多数功能性抗凝监测仪的建模提供了基础。最初，ACT 延长 160 秒被认为是安全的最低水平。后来 Young 等人描述了在 ACT160 秒时猴体内实验期间纤维蛋白链的形成。

迄今为止，肝素给药存在很大的机构差异，在被认为可以安全进行 ECMO 的 ACT 值方面更是如此。位于世界的大多数心脏中心更喜欢 ACT 在 160 到 180 秒之间。现代 ACT 装置几乎都是基于药筒的，需要少于 1 mL 的血液来运行测定，并且测试可以由未经实验室训练的工作人员在手术室完成。它们的工作原理是将血液添加到激活剂中，但它们在凝块检测方法上有所不同。可使用机械、光学或电流分析法检测凝块形成。检测凝块所花费的时间表明测试结束，并表示"凝血时间"。由于其分析方法不同，这些器械不能互换使用，使用前需要进行验证，特别是在更换制造商时。不同 ACT 器械对肝素反应的异质性非常大，因此难以推荐最低治疗或安全值。

（2）活化部分凝血活酶时间（APTT）

ECMO 期间必须监测抗凝，以防止回路血栓形成和栓塞，因为这可能是致命的。对于接受普通肝素的患者，建议 ACT 为 60～80 秒或 APR（标准化 APTT）为 1.8～2.2。

（3）凝血酶时间

凝血酶时间（thrombin time, TT），是指在血浆中加入标准化的凝血酶后血液凝固的时间。在共同凝血途径中，所生成的凝血酶使纤维蛋白原转变为纤维蛋白，可用凝血酶时间来反映。由于纤维蛋白（原）降解产物（FDP）能使 TT 延长，故也有人将 TT 作为纤溶系统的筛选试验。

正常值范围：16～18 s。超过正常值对照 3 s 以上为异常。

（4）血栓弹力图（TEG）

TEG 是反映血液凝固动态变化（包括纤维蛋白的形成速度、溶解状态和凝状的坚固性、弹力度）的指标，因此影响血栓弹力图的因素主要有红细胞的聚集状态、红细胞的刚性、血凝的速度、纤维蛋白溶解系统的活性等。

血栓弹力图的主要指标：①反应时间（R），表示被检样品中尚无纤维蛋白形成；②凝固时间（K），表示被检样品中开始形成纤维蛋白，具有一定的坚固性；③图中两侧曲线的最宽距离（MA），表示血栓形成的最大幅度；④血栓弹力图，表示血栓的弹性的大小。⑤最大凝固时间（m），表示凝固时间至最大振幅的时间。

（5）肝素抵抗

肝素抵抗定义为尽管血浆浓度足够，但对肝素的抗凝反应不足。临床表现为肝素剂量高达 600 IU/kg 体重时，无法达到足以进行 ECMO 的抗凝效果。在许多临床情况下，特别是当怀疑肝素脱敏或存在肝素抑制剂时，可以通过施用增加的剂量来治疗肝素"抗性"。如果 ACT 确实对更高剂量的反应增加，则对这种情况的更准确描述将是肝素快速耐受或"肝素反应性改变"，这在手术前使用肝素的心脏手术患者中常见。尽管提出了许多其他机制，但认为其肝素反应性改变是 AT3 水平降低所致。在 ACT 不会升高超过 180 秒的患者中，已经给予额外的大剂量肝素以治疗肝素抵抗，总剂量接近 600 IU/ kg，通常假定获得性 AT3 缺乏的经验性诊断。在这种情况下，STS 血液保护指南建议给予 AT3。肝素诱导的血小板减少症应考虑在接受术前肝素治疗的患者术中肝素抵抗的鉴别诊断。

1.5 血气分析监测

血气分析（BG）是应用血气分析仪，通过测定人体血液的 H+ 浓度和溶解在血液中的气体（主要指 CO_2、O_2），来了解人体呼吸功能与酸碱平衡状态的一种手段。它能直接反映肺换气功能及其酸碱平衡状态。采用的标本常为动脉血。适用于低氧血症和呼吸衰竭的诊断，呼吸困难的鉴别诊断，昏迷的鉴别诊断，手术适应证的选择，呼吸机的应用、调节、撤机，呼吸治疗的观察，酸碱失衡的诊断等。血气分析仪可直接测定的有动脉氧分压（PaO_2）、动脉二氧化碳分压（$PaCO_2$）、动脉氢离子浓度（pH 值），并推算出一系列参数，发展到今天可测定 50 多项指标。其中血气的主要指标有 PaO_2、$PaCO_2$、CaO_2、SaO_2、TCO_2、P50；酸碱平衡的主要指标有 pH、$PaCO_2$、HCO_3^-、TCO_2、ABE、SBE 及电解质（K^+、Na^+、Cl^-、Ag）。

（1）氧分压与二氧化碳分压

氧分压指动脉血浆中物理溶解的 O_2 单独所产生的分压。PaO_2 的高低与呼吸功能有关，同时直接影响 O_2 在组织中的释放。呼吸功能障碍时，PaO_2 下降，PaO_2 低于 60 mmHg 时，进入呼吸衰竭阶段；PaO_2 低于 55 mmHg 时，即有呼吸衰竭。如 PaO_2 低于 20 mmHg，组织细胞就失去了从血液中摄取氧气的能力。因此，临床上常将 PaO_2 作为给患者吸氧的指标之一。

二氧化碳分压（PCO_2）指动脉血浆中物理溶解的 CO_2 单独所产生的分压。PCO_2 的高低与呼吸功能有关，同时直接影响 CO_2 在组织中的释放。PCO_2 一般需要维持在正常的范围（35～45 mmHg）以内，出现过大的偏差时需要及时调整通气参数予以纠正。

（2）pH 值

pH 值表示血液酸碱的实际状态，反映 H 浓度的指标。标准 pH：7.35～7.45。pH＞7.45 为碱血症；pH＜7.35 为酸血症。

（3）电解质

体外循环可能会引起一系列内环境生理参数的迅速变化，这意味着需要随时监测这些指标，并及时快速地获取结果。通常这些指标包括氧代谢指标（PCO_2、PO_2、动静脉氧饱和度、脑氧饱和度、血红蛋白浓度或血细胞比容）、酸碱平衡指标（pH 值、剩余碱、碳酸氢盐、乳酸）、电解质（钾、钠、钙）、血糖、渗透压等。

良好的血气环境及渗透压力是人体细胞赖以生存的基础。在整个体外循环中，需要对上述的结果进行及时有效的管理。

常见的电解质指标及其正常值：

血钾：正常值 3.5～5.3 mmol/L；

血钙：1.13～1.35 mmol/L（离子钙）；

血钠：135～145 mmol/L；

血糖：3.9～6.1 mmol/L（空腹）

ECMO 中常见电解质的波动有血钾、血钙、血钠及血糖的波动。

① ECMO 中血钾波动的原因

A. 低血钾

a. 摄取减少：长期禁食、厌食、少食。

b. 钾向细胞内移行：胰岛素治疗、碱中毒等。

c. 尿中钾排泄增加。

d. 钾从消化道丢失增加，如呕吐、腹泻、结肠癌等。

e. 大量发汗。

B. 高血钾

a. 补钾过多：口服（特别是肾功能不全尿量减少时）或静脉补钾过多。

b. 钾向细胞外移行：假性高血钾症、酸中毒、胰岛素缺乏、组织坏死等。

c. 尿钾排泄减少：急慢性肾功能衰竭或细胞外液量减少等。

d. 皮质类固醇激素活性降低。

② ECMO 中血钙波动的原因

A. 血钙增高

a. 甲状旁腺功能亢进症：有原发性和继发性两种。继发于佝偻病、软骨病和慢性肾功能衰竭。血钙增高大于 2.6 mmol/L，最高可达 4.5 mmol/L，同时血磷降低，小于 1.13 mmol/L，最低可达 0.64 mmol/L。尿钙增高，男性大于 9.68 mmol/24 h，女性大于 8.07 mmol/24 h。

b. 维生素 D 过多症：血清钙、磷均可增多，钙质沉积于肾脏可发展成肾脏钙化病。

c. 多发性骨髓瘤血钙增高：常因球蛋白增高，同钙结合增高。

d. 肿瘤广泛骨转移：血钙中度增多，但磷正常或略高，尿钙排泄增多，尿中羟脯氨酸排泄增多，反映骨质胶原的分解。

e. 阿狄森病。

f. 结节病：由于肠道过量吸收钙，血钙增高，血磷略高。

B. 血钙降低

血钙减低可引起神经肌肉应激性增强而使手足搐搦，可见于下列疾病：

a. 甲状旁腺功能减退：甲状腺手术摘除时以及甲状旁腺而引起功能减退，血清钙可下降到 1.25～1.50 mmol/L，血清磷可增高到 1.62～2.42 mmol/L，假性甲状旁腺功能减退并非缺乏甲状旁腺激素，而肾脏中缺乏对甲状旁腺激素起反应的腺苷酸环化酶，故引起血清钙降低。

b. 慢性肾炎尿毒症：肾小管中维生素 D3-1 羟化酶不足，活性维生素 D3 不足，使血清总钙下降。由于血浆白蛋白减低使结合钙减低，但代谢性酸中毒而使离子钙增高，所以不易发生手足搐搦。

c. 佝偻病与软骨病：体内缺乏维生素 D，致使钙吸收障碍，血清钙、磷均偏低。

d. 吸收不良性低血钙：在严重乳糜泻时，饮食中的钙与不吸收的脂肪酸生成钙皂而排出。

e. 大量输入柠檬酸盐抗凝血后：可引起低血钙的手足搐搦。

③ ECMO 中血钠波动的原因

A. 增多

临床上较少见。可见于：

a. 严重脱水、大量出汗、高热、烧伤、糖尿病性多尿。

b. 肾上腺皮质功能亢进、原发或继发性醛固酮增多症、脑性高血钠症（脑外伤、脑血管意外及垂体瘤等）。

c. 饮食或治疗不当导致钠盐摄入过多。

B. 减少

a. 肾脏失钠，如肾皮质功能不全、重症肾盂肾炎、糖尿病等。尿钠排出增多，因肾小管严重损害，再吸收功能减低，尿中钠大量丢失。

b. 胃肠失钠（如胃肠道引流、幽门梗阻、呕吐及腹泻）。

c. 应用抗利尿激素过多。

d. 心力衰竭、肾衰竭，补充水分过多。

e. 高脂血症，由于血清中脂质多，钠浓度下降。

f. 心血管疾病，如充血性心功能不全、急性心肌梗死等可致低血钠。

g. 脑部疾病如脑炎、脑外伤、脑出血、脑脓肿、脑脊髓膜炎等，因涉及一系列神经体液因素而致血清钠降低。大面积烧伤、创伤、皮肤失钠、出大汗后，体液及钠从创面大量丢失，只补充水而忽略电解质的补充等。

④ ECMO 中血糖波动的原因

A. 增高

a. 生理性增高：饭后 1～2 小时，注射葡萄糖后，情绪紧张时肾上腺素分泌增加，注射肾上腺素后，会使得血糖暂时性增高。

b. 病理性增高：各种糖尿病、慢性胰腺炎、心肌梗死、甲状腺功能亢进、肾上腺功能亢进、颅内出血等。

B. 降低

a. 生理性降低：常见于饥饿、剧烈运动、注射胰岛素后、妊娠、哺乳和服用降糖药后。

b. 病理性降低：常见于胰岛细胞瘤、糖代谢异常、严重肝病、垂体功能减退、肾上腺功能减退、甲状腺功能减退、长期营养不良、注射胰岛素过量等。

（4）红细胞比容

红细胞压积（PCV）是其旧称，现在称红细胞比容（Hct），是指一定量的抗凝全血经离心沉淀后，测得下沉的红细胞占全血的容积比，是一种间接反映红细胞数量大小及体积的简单方法。结合红细胞计数和血红蛋白含量，可计算红细胞平均值，有助于贫血的形态学分类。

正常参考值：男 0.40～0.50；女 0.35～0.45。

临床意义：红细胞比容是影响血液黏度的重要因素，血液黏度随红细胞比容的增加而迅速增高,反之则降低。

A. 增高

各种原因所致血液浓缩,如大量呕吐、腹泻、大面积烧伤后有大量创面渗出液等,测定红细胞比容以了解血液浓缩程度,可作为补液量的依据。真性红细胞增多症有时可高达 80% 左右。继发性红细胞增多症系体内氧供应不足引起的代偿反应,如新生儿、高原地区居住者及慢性心肺疾患等。

B. 减少

见于各种贫血或血液稀释。由于贫血类型不同,红细胞计数与红细胞比容的降低不一定成比例,故可以根据红细胞比容和红细胞计数血红蛋白的量计算红细胞三种平均值,以有助于贫血的鉴别和分类。

1.6 肾脏监测

（1）尿量

ECMO 期间使用利尿剂的适应证包括高钾血症、血红蛋白尿和血液稀释。甘露醇是一种渗透性利尿剂,通常添加到旁路回路的预充液中,以刺激旁路期间的尿液产生。其目的是帮助减少高血容量症,并可能使血红蛋白尿更有效地清除,但很少有明确的证据支持或反对其常规使用。尿量应该是预期 $>1mL/kg \cdot h$（并且通常会高于此值）。要注意的是,急性肾损伤可以通过许多不同的机制发生,并且尽管有足够的尿液产生,但是急性肾损伤仍然可以发展。

（2）近红外光谱（NIRS）

NIRS 主要用于观测股动静脉置管的 ECMO 患者肢体远端的血运情况,为患者肢体末梢的护理提供判定基础。

1.7 温度监测

温度是 ECMO 代谢管理的重要决定因素。传统的灌注策略涉及使用受控低温作为保护策略,以减少全身代谢需求并保护器官功能。温度每降低 1 摄氏度,脑耗氧量（$CMRO_2$）降低 7%,连同随后的 CO_2 产生的减少,低温对脑保护,并推断全身缺血性损伤。

ECMO 主要在轻度低温（35～37℃）下进行,尽管在常温（36～37℃）下进行是最常见的。

低温旁路具有许多益处，包括抑制分解代谢和破坏性酶和神经递质活性、抑制自由基产生和减少外周组织中的代谢需求。可以通过让患者冷却或主动使用 ECMO 上的加热器 / 冷却器单元来被动地实现低温。

尽管低温转流有好处，但它也有一些不利的后果，表 4-1-1 对此进行了总结。

表 4-1-1 ECMO 低温转流的不良影响

系　统	后　果
心血管	血管收缩和减少微循环流量； 低钾血症和心律失常； 氧输送减少（氧解离曲线的红移）
血液学	血浆黏度增加； 凝血功能损害； 血小板功能损害
脑	脑血流量； 复温期缺血性损伤
代谢	代谢性酸中毒； 糖代谢受损导致的高血糖症； 药物代谢和排泄改变； 动脉血气分析（ABG）：管理改变
肾	肾小球滤过率（GFR）：降低； 肾血流受损和急性肾损伤（AKI）风险
感染	感染风险； 改变抗生素处理

（1）患者体温

低温 ECMO 可在患者以下位置测量温度：鼻咽、鼓膜、肺动脉、膀胱或直肠、动脉流入、进入热交换器的水和静脉回流。鼻咽温度探头低估但接近脑温度，而 ECMO 回路上的混合静脉温度接近平均体温。

（2）ECMO 环路膜肺出口血温

建议氧合器上静脉入口和动脉出口之间的温度梯度不超过 10℃，以降低微栓子形成的风险；全身温度测量作为脑温度反映的最佳部位存在很大争议。常用部位包括肺动脉导管头端、鼻咽、食管、耳、膀胱和直肠。最近，氧合器动脉出口温度作为脑温度的最合适的替代物得到了支持。实际上，许多中心在多个地点监测温度。

（3）2015 年 STS/SCA/AmSect 提出的临床指南中关于体外循环中温度监测的相关描述

使用低温的目的是在体外循环期间提供一定程度的器官保护和安全维护。一般来说，温度每下降 7℃，代谢速率和耗氧量降低 50%。

表 4-1-2 总结了 2015 年 STS/SCA/AMSECT 临床实践指南中发布的 ECMO 期间温度监测临床实践方法。

表 4-1-2　ECMO 期间温度监测临床实践

Ⅰ类建议
建议将氧合器动脉出口血液温度用作 ECMO 期间脑温度测量的替代。（C 级）
为了在加温过程中监测脑灌注液温度，应假设氧合器动脉出口血液温度低于脑灌注液温度。（C 级）
手术团队应将动脉出口血液温度限制在 37℃，以避免脑高热。（C 级）
ECMO 冷却期间氧合器上动脉出口和静脉流入之间的温度梯度不应超过 10℃，以避免产生气体栓塞。（C 级）
Ⅱa 类建议
肺动脉或鼻咽温度记录对于脱机和旁路术后即刻温度测量是合理的。（C 级）
动脉血出口温度≥30℃时复温： 为了达到与旁路分离的预期温度，合理的做法是维持动脉出口温度与静脉流入温度之间的温度梯度≤4℃。（B 级） 为了达到从旁路分离所需的温度，合理的方法是保持≤0.5 ℃/min。（B 级）
动脉血出口温度＜30℃时复温：为了达到与旁路分离所需的温度，在动脉出口温度和静脉流入温度之间保持 10℃的最大梯度是合理的。（C 级）

2 ICU 的常规护理措施

这部分包括引流管的护理、置管侧伤口的护理、置管侧肢体的观察等。请遵照 CSICU 护理常规进行，并在操作过程中严格无菌操作。

引流管是引导体液排出的工具。患者常因为检查、治疗或手术的需要而留置各种引流管。根据引流目的不同，留置引流可以划分为治疗性引流、预防性引流和检查性引流。

（1）治疗性引流：将各种脓液、血液、淋巴液、消化液、渗出液及残余清洗液排出体外。

（2）预防性引流：在伤口周围以及容易淤积液体的部位插入引流管，防止术后并发症的发生。

（3）检查性引流：在对术后出血或缝合不良进行评估时，可以从排出体外的液体性状和成分中获取所需要的数据。

2.1 护理目标

（1）患者及家属理解留置管道的目的并积极配合治疗。

（2）保持有效引流，达到引流目的。

（3）及时观察及处理病情变化，最大限度地减少相关并发症的发生，并将不适感降到最低。

2.2 护理评估

（1）引流管标识清晰：管道名称和置管时间，标识外露刻度。

（2）引流管位置（深度、高度、固定度）。

（3）引流管通畅度。

（4）引流液颜色、性质、量。

（5）引流管口周围敷料是否清洁干燥。

（6）与引流管相关的全身症状体征，如胸管 / 呼吸、脑室引流管 / 神志、瞳孔、生命体征、肢体活动等。

（7）留置管道的必要性。

2.3 护理措施

（1）有效的健康教育与护理支持

告知患者及家属放置引流管的目的、放置位置、需停留的时间、引流期间的注意事项及自我观察技巧等，取得患者的配合。为需要长期使用管道和引流装置的患者提供情感支持，并为他们提供出院后的延续护理和长期护理服务。

（2）确保引流管"三正确"，即连接、位置和标识正确

①连接正确：选择合适的引流管、引流袋（球）及其辅助装置，确保连接正确有效。

②位置正确：放置于安全位置，并保持合适高度，提供足够长的管道以便翻身和活动。引流袋本身具有培养细菌滋生的条件，因此引流袋放置高度不能超过引流管插入部位，避免逆流。患者床上翻身活动时要避免对管道的牵拉。必要时给予保护性约束。负压袋（球）只需放置在安全位置即可，保持负压适宜、有效。

③标识正确：做好管道标识，注明管道名称和置管时间，外露刻度，每班根据外露刻度观察管道有无移位。

（3）遵循引流管护理"十字"原则：固定、通畅、观察、记录、无菌

①固定：顺应各引流管停留的方向进行固定。管道的外固定采用适当材质的胶布、剪成适合的形状用高举平台法固定。高举平台法即可避免管道直接接触皮肤，又稳妥固定管道。躁动不安的患者应有专人守护或适当加以约束。一旦出现意外拔管，及时通知医生做相应的处理并上报护理不良事件。

②通畅：确保管道和相关设备功能正常，保持持续引流，防止引流管打折、受压、扭曲、堵塞、牵拉疼痛、压疮、脱落或意外拔管。留置引流时，保持整个引流系统的密闭性，尽量避免不必要的接口分离。监测引流管通畅情况，及时处理引流困难。负压引流者，要保持适宜的负压。

③观察：a. 定期观察引流液的颜色、黏稠度、性状和量的变化，判断引流效果；b. 观察引流口敷料有无渗血渗液，周围皮肤有无红、肿、破溃等情况；c. 观察生命体征及全身情况，积极预防、及时发现引流管相关的并发症，发现异常及时报告并解决。

④记录：记录引流管基本情况，引流液性状、量及观察到的阳性症状、体征

与处理情况。

⑤无菌：根据病情及引流管、引流装置的性质，定期更换引流管或引流装置，保持引流管切口周围敷料干洁，及时更换敷料。遵循无菌技术原则，标准预防原则。

（4）体位和活动指导

按引流管的放置目的和位置给予不同体位。在患者步行、坐下、站立时，协助固定管道和引流装置。病情许可时，钳夹管路便于活动。患者离床活动，引流袋应固定于低于引流管插入部位的 20～30 cm。

（5）拔管护理

掌握拔管指征和拔管时机，尽早拔管。拔管后要严密观察病情变化，并做好引流管口周围皮肤及伤口等的护理。

引流管的常见并发症及处理方法

（一）导管相关性感染。强调手卫生，防止引流液发生逆流，定期在无菌操作下更换引流装置，严防感染。

（二）出血。若腹腔内出血，引流液会变成鲜红色，每小时的引流量超过 200 mL。出血患者应密切观察生命体征的变化，并同时注意观察是否有出血性休克的征兆。

（三）口漏吻合。若引流液伴有粪臭味，应怀疑口漏吻合，应注意观察患者是否有发烧、腹痛、腹胀等症状；若引流液为乳白色，应怀疑乳糜漏。

（四）水电解质、酸碱平衡紊乱。准确记录出入量，观察患者的神志、皮肤黏膜、尿量等。

（五）引流管阻塞、脱落或意外拔管或引流不畅。

1.妥善固定患者，使其保留足够空间避免翻身牵拉，必要时约束患者。

2.管道不可受压、扭曲、折叠，定期以离心方向挤捏，若有阻塞可用注射器回抽，但禁止擅自冲洗。

3.告知患者管道的重要性，教会患者及家属管道自我护理方法及脱管时的紧急处理。

4.落实床边工作制与管道护理，每班交接管道固定效果与引流效能。

5.留置高危管道患者，床边配备必需的导管脱落紧急处理物品。如气管切开患者，床边备气管切开包等。

6.管道脱落紧急处理

（1）高危导管须立即床边守护，观察病情变化，依据管道性质采取紧急处理措施，同时立即报告医生，协同处理。中危导管依据管道性质及时采取处理措施，同时报告医生协同处理。低危管道及时观察与处理，必要时报告医生。

（2）评估是否需要重置导管，重置导管者做好健康教育与后续观察处理。

（3）书写护理记录，做好患者／家属安抚解释工作。

（4）总结经验教训，按护理不良事件报告处理。

导管分级

（一）高危管道：一旦脱落或失效可能危及患者生命或造成较大经济损失的管道。如气管插管、气管切开管、胸腔闭式引流管、脑室引流管、三腔二囊管、动脉留置管、IABP期间动脉导管、血透管道、CVC导管、PICC导管。

（二）中危管道：治疗性管道，短时脱落可能不会危及患者生命但影响治疗效果。如腹腔引流管、盆腔引流管、胃肠减压管、前列腺及膀胱手术留置的尿管、肾周引流管、支架引流管T管、胃造瘘管、空肠营养管。

（三）低危管道：如留置计量的尿管、经口／鼻鼻饲管、浅静脉留置针等。

2.4 护理目标

（1）患者／家属对给予的健康教育与护理表示理解和满意，能够配合。

（2）管道固定稳妥，引流有效，护理得当，观察记录准确，达到引流目的。

（3）异常情况处置及时，并发症得到有效预防与控制，并将患者的不适感降到最低。

（4）拔管顺利。

2.5 健康教育

（1）留置引流管的目的及意义。

（2）如何保持有效引流及引流管脱落时的紧急处理。

（3）如何进行简单的观察。

（4）如何进行自我照护，如饮水、个人卫生等。

3.ECMO 转运的护理策略

正在运行中的 ECMO 患者因为治疗需要或者患者及家属的个人需求，需要进行携带 ECMO 进行转运。转院包括院内转运和院际转运。所有的 ECMO 转运均包括转运风险评估、转运计划、转运准备、转运监护、转运交接、转运管理。其中尤其以转运风险评估和转运交接最为重要。

3.1 转运风险评估

由 ECMO 专家组（至少有 1 名高级职称的专家）进行转运前的风险评估，根据评估此次转运的风险与获益，并通知家属获得其同意后才能开始下一步的行动。体外循环上级医生与接病人科室医生共同再次评估病人情况是否适合立即转运，适当调节药物用量、呼吸机参数、设备报警限值、报警音量等。

3.2 转运计划

由转运团队共同制定转运计划。计划必须包括转运过程中的合作与分工，转运过程中的风险预判与处理，转运路线与转运交通工具是否合理。

3.3 转运准备

（1）人员准备：体外循环 2 人（需要外出安装 ECMO，需医生和护士各 1 名；外院已安装 ECMO，只需带 ECMO 设备和患者回院，需护士 1 名，再带 1 名助手）；接病人科室（急诊科或 ICU 室）的医生和护士各 1 名。两科室医护相互沟通，共同评估转运的适当性，准备外出设备和物品，确认出发时间。

联络外院转出科室，准备会诊单和转运，告知病人家属转运的配合事项，

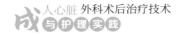

确认转运时间。

（2）物品准备：联络接收科室，做好接受患者的准备，并备好以下物品。

① ECMO 准备箱：检查核对 ECMO 套包（组件）、插管、管道、各型号转换接头、子弹头、ACT 机（片）、肝素钠、夹管钳、消毒液体和无菌容器、手术器械（穿刺包）、电刀（负极板与连接线）、无菌敷料（贴）、缝线、止血纱、刀片、消毒液、生理盐水（灭菌注射用水）、中单、治疗巾、手术衣、无菌手套、导丝、穿刺针、三通、鞘管、扩皮器、注射器、输液器、头灯、绷带、石蜡油、普通乳胶手套、普通剪刀、束带（枪）、ECMO 知情同意书、记录板（单）、收费单、电刀主机、电源线、设备带气源转换接头。

② ECMO 机器：ECMO 主机、主泵、手摇泵、膜肺支架、变温水箱、空氧混合器、插板、电源线。检查并测试性能是否完好。

③ ECMO 转运床：检查电量及调试运作情况。

④钢瓶氧气及氧气表，扳手。

⑤备用蓄电池。

⑥便携式 B 超机。

评估救护车上环境。检查电源插座性能，车载氧气瓶压力有无漏气。

与接病人科室再次核对清点仪器与物品，共同将所有转运所需物品放置在救护车上并固定好。（携带设备包括便携式呼吸机、便携式监护仪、简易呼吸囊、微量泵、吸引器、急救箱等）

3.4 转运监护与转运管理

ECMO 病人转运至救护车的过程中，注意观察病人基础生命体征，ECMO 流量和转速，动静脉管道颜色及固定情况，氧气瓶压力及气流量等。

ECMO 病人进入救护车过程中，调节转运床的高度至合适位置，确认轨道对接完毕，固定后，将转运床上部分滑入救护车。固定转运床上部分。接入救护车车载电源，妥善固定各装置设备。确认无误，按照既定路线进行转运。告知接受科室出发情况。

救护车行进过程中，遵医嘱记录病人情况，测量 ACT，必要时持续泵入肝素。严密监测设备电源情况，车载氧气压力及流量等。积极配合上级医生处理各种问题。

提前告知接收科室，让他们做好准备。

3.5 转运后的交接

具体内容如下：

（1）确认 ECMO 装置的正常运行

①电源

迅速寻找交流电源连接，确保 ECMO 装置的用电安全，严禁出现 ECMO 长时间使用蓄电池，出现蓄电池耗尽，机器突然关机的情况发生。

测试 ECMO 的 UPS 即不间断电源（uninterruptible power supply）是否处于正常使用状态。若突发交流电故障，保证机器可以继续运转，为寻找备用电源争取时间。

电源的其他特殊状况的交接，如涉及跨地区／国家转运时，易出现的电源接口、供电电压、频率等不一致，应及时核对好，并进行安全、有效的转换。

②气源

迅速寻找气源，将便携式氧气筒的氧源改接到中心供氧供气。严禁长时间使用氧气瓶供氧，防止出现氧气耗尽和患者低氧的发生。

交接中心的供氧供气的压力是否适合，气压过高时及时使用减压阀，过低时及时增压，提供压力合适的稳定气源。

交接空氧混合器的气流量、氧浓度，以适合患者的需求。

如涉及跨医院／地区／国家转运时，易出现气源接口不一致，应及时核对好，并进行安全、有效的转换。

③离心泵

检查离心泵的运行状况，确保运转过程中没有抖动、杂音。

检查离心泵的安全，确保离心泵头外壳没有裂痕，内部无血栓、气栓等异常。

④膜式氧合器

检查膜式氧合器的氧合性能，查看氧合器前后血流颜色，确保氧合良好。

检查氧合器安全，确保氧合器的外壳无裂痕，内部无血栓、气栓等异常。

如无法肉眼判断氧合器的氧合性能，必要时需要抽取膜后血气经行血气分析，以确定膜式氧合器的性能能够满足患者的使用。

⑤便携式变温器（水箱式）

确认水箱已经打开并处于正常工作的状态（有平稳的水流流动），运行过程平稳，没有异响、抖动等。

检查水箱的水位线处于合适的位置，水位过低会影响变温效果，应及时添加灭菌注射用水。

注意交接水箱水流的压力，确保水箱的水压低于患者的血压，以防意外出现变温器纤维丝破损时，不会出现因水压过低导致变温循环水进入患者的血液循环，造成灾难性的后果。

⑥确认 ECMO 辅助类型：如 V-A ECMO、V-V ECMO、V-A-V ECMO 等。

（2）管路与插管

①管路

检查所有管路是否性能完好，查看所有的管路有无划痕、折痕。确保管路无破损风险。

检查所有管路的接头是否固定良好，高压部位/有脱管风险部位，予捆扎带再次固定，确保杜绝脱管的可能性。

检查管路内有无红色/白色血栓形成。有血栓形成的，及时做好标记和记录，方便接下来的 ECMO 管理过程中的连续观察血栓有无脱落、变大、再形成等。

检查管路的固定情况并妥善地固定管路。

交接管路的型号、性质，以备需更换管路时用来参考。

②动静脉插管

交接所有插管的方式。双方确认插管的方式：经皮穿刺、切开置管、正中开胸置管等。

交接所有插管的位置。双方确认动静脉的插管位置：主动脉/上下腔静脉、心房，股动/静脉，颈内静脉/颈总动脉，腋动/静脉等。

交接所有插管的置管深度。双方确认置管的深度合适，确定位置标志，以防发生位移时可以及时地发现。

交接所有插管的品牌、类型、型号、材质。

③其他插管

包括远端灌注管，心房／室引流管等。

双方确认远端灌注管是否通畅，流量是否满足肢体的血液灌注要求。

双方确认心房／室是否通畅，流量是否满足肢体的血液灌注要求。

（3）药物

①特殊药物：到达转运目的地后，双方交接患者使用的血管活性药物、抗凝药物、镇静止痛药等的种类、量，必要时双方再次计算核对，确保准确无误。

②药物过敏史：仔细交接药物的过敏史，避免误用药物。

③对药物的特殊反映：在 ECMO 辅助循环以及患者自身特殊的体质状况的影响下，会出现对某些药物不敏感或过敏感的现象，双方应仔细交接，以避免患者出现较大的血压或内环境的波动。

（4）皮肤

①肢体末端的皮肤颜色、温度：查看患者肢体末端的皮肤颜色，以评估肢体末端的组织灌注状况。

②大肢体的颜色：查看患者大肢体的颜色，以评估患者的氧供与氧耗。尤其是股动静脉插管的肢体，更需要仔细观察皮肤状况，确保没有肢体组织灌注不足或者回流受阻的情况，若有，及时交接并记录、处理。

③切口处皮肤查看有无渗血、感染的表现，如有，及时记录、处理。

（4）检查易受部位的皮肤的受压状况，如有问题，及时记录、处理。

（5）患者生命体征的交接确认

双方确认患者的生命体征的状态，及时交接生命体征的异常状况，及应注意的特殊事项（同普通危重症患者交接）。

（6）正确连接所有的管路并交接

双方共同交接并核对所有管路的连接情况，确保连接正确、牢固。

（7）交接治疗信息数据

交接过往已经执行的治疗计划，以及今后预备推进的治疗计划，如对计划有异议或疑问不清或与现实状况不符合的，双方须再次核对，并确认。

（8）各类医疗文书的交接

包括医疗文书、护理文书、知情同意书等。按病案管理要求，整理并交接各类文书资料，双方签名确认。

参考文献

[1] Florian Falter，Albert C Perrino, Robert A Baker. Cardiopulmonary Bypass [M]. 3rd ed.Cambridge：Cambridge University Press，2022.

[2] Kunst G, Milojevic M, Boer C, et al. 2019 EACTS/EACTA/EBCP guidelines on cardiopulmonary bypass in adult cardiac surgery [J]. British journal of anaesthesia, 2019, 123（6）：713-757.

[3] 中国生物医学工程学会体外循环分会，中华医学会胸心血管外科学分会，中国医师协会心血管外科医师分会．中国体外循环专业技术标准（2021版）[J].中国体外循环杂志，2021，19（2）：67-72.

[4] Wardrop D，Keeling D. The story of the discovery of heparin and warfarin [J]. Br J Haematol, 2008, 141（6）：757–763.

[5] Garcia D A，Baglin T P, Weitz J, I et al.Parenteral anticoagulants: Antithrombotic therapy and prevention of thrombosis, 9th ed: American College of Chest Physicians Evidence–Based Clinical Practice Guidelines [J]. Chest, 2012, 141（Supple2）：e24S–e43S.

[6] Welsby I J, McDonnell E, El Moalem H, et al.Activated clotting time systems vary in precision and bias and are not interchangeable when following heparin management protocols during cardiopulmonary bypass [J]. J Clin Monit Comput, 2002, 17（5）：287–292.

[7] Pappalardo F, Franco A, Crescenzi G, et al.Anticoagulation management in

patients undergoing open heart surgery by activated clotting time and whole blood heparin concentration [J]. Perfusion, 2006, 21（5）: 285–290.

[8] Shore-Lesserson L, Baker R A, Ferraris V A, et al.The Society of Thoracic Surgeons，The Society of Cardiovascular Anesthesiologists，and The American Society of ExtraCorporeal Technology：Clinical Practice Guidelines-Anticoagulation during Cardiopulmonary Bypass [J]. Anesth Analg, 2018.

[9] Miles L F, Coulson T G, Galhardo C, et al.Pump priming practices and anticoagulation in cardiac curgery：Results from the Global Cardiopulmonary Bypass Survey [J]. Anesth Analg. 2017, 125（6）: 1871–1877.

[10] Lemmer J H Jr, Despotis G J. Antithrombin III concentrate to treat heparin resistance in patients undergoing cardiac surgery [J]. J Thorac Cardiovasc Surg, 2002, 123（2）: 213–217.

[11] Chabata C V, Frederiksen J W, Sullenger B A, et al.Emerging applications of aptamers for anticoagulation and hemostasis [J]. Curr Opin Hematol, 2018, 25（5）: 382–388.

[12] 李欣，于坤 . 现代体外循环学 / 龙村 [M]. 北京：人民卫生出版社，2017.

[13] 赵举 .ECMO 手册 / 龙村 [M].2 版 . 北京：人民卫生出版社，2019

[14] 李景文，高国栋 . 阜外体外循环手册 / 龙村 [M].2 版 . 北京：人民卫生出版社，2017.

[15] 梅耶尔斯 . 危重病体外心肺支持 [M]. 3 版 . 李欣，王伟，译 . 北京：中国环境科学出版社，2010.

[16] 侯晓彤，赵举 . ECMO：体外膜肺氧合 / 龙村 [M]. 2 版 . 北京：人民卫生出版社，2016.

[17] 刘雪琴，彭刚艺 . 临床护理技术规范（基础篇）[M]. 广州：广东科技出版社，2013.

[18] 吴惠平，罗伟香 . 护理技术操作并发症及处理 [M]. 北京：人民卫生出版社，2014.

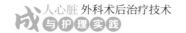
第二节　主动脉内球囊反搏护理策略

主动脉内球囊反搏（IABP）是一种常用的机械循环辅助装置，是指经动脉系统置入一根带气囊的导管到左锁骨下动脉以下以远、肾动脉以上的降主动脉内，通过在心脏舒张期充气、收缩期放气的方式，起到辅助心脏的作用。

1952 年，坎特罗维茨提出了反搏的理论，并设计了简单的血泵，为反搏技术提供理论基础；1958 年，哈肯（Harken）首次提出主动脉内球囊反搏的概念；60 年代初，克拉斯（Class）等开始探索主动脉内球囊反搏方法；1968年，坎特罗维茨首次用于药物治疗无效的急性心肌梗死合并严重心源性休克的治疗并获得成功；1973 年，IABP 首次用于心脏外科手术术中辅助体外循环停机；1980 年，伯格曼（Bergman）和卡萨雷拉（Casarella）应用 Seldinger's技术经皮穿刺，使 IABP 操作技术有了新的进展。

随着技术的进步，反搏装置及气囊导管的不断改进，IABP 在临床的应用越来越广泛，经过半个多世纪的发展，已经成为心脏重症患者治疗不可或缺的手段。

1 IABP 原理

IABP 可以降低左室后负荷：球囊在心脏收缩、主动脉瓣开放前瞬间迅速完成排气，使主动脉内瞬间减压，左心室射血阻力（左心室后负荷）同时降低，心排血量增加，减少心脏做功，减少心肌耗氧；球囊在心脏舒张、主动脉瓣关闭后完成充气，提高舒张压（也就是反搏压），增加冠状动脉灌注，增加体循环灌注，改善脑的灌注，增加冠状动脉侧支循环灌注（图4-2-1、图4-2-2）。

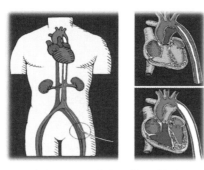

图4-2-1　球囊工作示意图

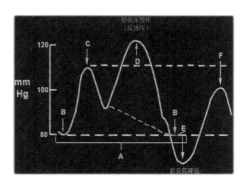

图4-2-2　主动脉内球囊反搏动脉压力波形变化曲线

关于反搏时相：尽管目前的IABP机器均带有自己的软件，精确地计算反搏的时相，应注意有无以下情况：充气过早或过晚；放气过早或者过晚（图4-2-3）。

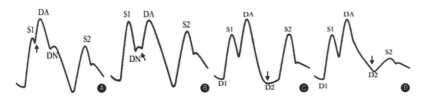

注：A表示IABP充气过早；B表示IABP充气过晚；C表示IABP放气过早；D表示IABP放气过晚，DA表示反搏压，DN表示重搏切迹。

图4-2-3　IABP充气、放气时相错误波形

2　IABP适应证和禁忌证

详见第三章第二节。

3　IABP护理与注意事项

（1）置管部位的选择：经股动脉路径置入IABP管道（图4-2-4）是传统路径。条件允许下，考虑在植入IABP前采用超声对双侧股动脉血管情况进行

评估，选择动脉粥样硬化程度轻的一侧植入，双侧股动脉严重狭窄或严重弯曲的患者，可选择锁骨下动脉、腋动脉或肱动脉等置管路径。

（2）护理人员资质：在 ICU 工作 3 年及以上且 IABP 培训考核合格的护士。

（3）IABP 管型号和尺寸的选择见图 4-2-5 和表 4-2-1：

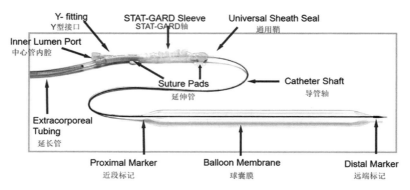

图 4-2-4　IABP 管道

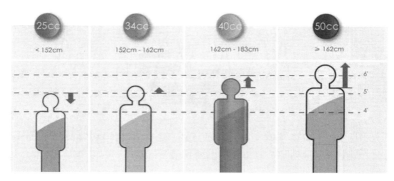

图 4-2-5　IABP 管道选择

表 4-2-1　管道型号和尺寸

产品名	Linear 25	Linear 34	Linear 40	Mega 50
尺寸	7.5	7.5	7.5	8.0
球囊规格 /cc	25	34	40	50
球囊直径 /mm	15	15	15	17.4
球囊长度 /mm	165	221	258	258

（4）选择合适的触发方式：4 种触发模式可供选择，分别为心电触发、压力触发、固有频率和起搏模式。前两种较为常用，心电触发以 R 波为触发信号，压力触发以收缩压的上升波为触发信号，固有模式是以设定好的频率进行充放气，适用于没有心电信号和压力输出的情况，起搏模式用于安装了起搏器的患者。首选心电图触发，选择 R 波高尖的最佳导联，确保 QRS 波群＞0.5 mV，低于 0.5 mV 不利于触发，也可通过调节心电图增益来提高 QRS 波群的辨识度。

（5）当患者为起搏心率时选择起搏触发。首选 IABP 1∶1 辅助，1∶2 时辅助效果明显下降。当心率＞150 次 / 分时，IABP 辅助效果降低，应控制心率而不是降低辅助频率。当心电图不能触发时，可选用压力触发，此时主动脉收缩压应＞50 mmHg。机内触发只适用于严重低心排血量综合征、心脏骤停、严重低血压、无理想动脉波形的患者。

（6）确定 IABP 球囊导管位置：植入 IABP 后尽快检查球囊的位置是否位于左锁骨下动脉远端（胸片第 2 肋间）及肾动脉以上以免影响肾动脉血流。置入 IABP 后，应每天拍摄胸片，确定导管位置。

（7）护士密切监测心率 / 心律，分析 IABP 机报警原因，迅速告知医生处理。心律失常会干扰 IABP 球囊的触发、充气和放气。在房颤时 IABP 球囊会自动选择 R 波放气，室速、室颤和心脏骤停时可选择固有频率反搏。

（8）持续监测反搏效果并每小时记录，监测心电图、血压、平均动脉压、中心静脉压、反搏压等，监测 IABP 机的参数及波形，记录使用血管活性药物的种类和剂量，监测组织灌注情况（尿量、乳酸）等。

（9）妥善固定 IABP 导管，保持管路通畅，避免导管扭曲、移位、脱出。IABP 管穿刺成功后应二次固定，二次固定建议用硅胶管包裹 Y 型分叉与穿刺口中间部分，再用扁带交叉缠绕固定在一起，增加导管外露部分的硬度，减少 IABP 管移位的风险。

（10）协助患者采取舒适体位。床头抬高不超过 30°，穿刺侧肢体屈曲不超过 30°。体位相对固定，更换体位时由专人固定 IABP 导管。对于躁动患者，必要时适当镇静。

（11）IABP 置管处纱布敷料每 2 天更换 1 次，透明敷料每 7 天更换 1 次。

（12）通过导管腔进行压力监测连接标准动脉血压监测装置，同时使用 3 mL/h 的肝素盐水冲洗中心管保证其通畅，加压袋压力维持在 300 mmHg。

（13）监测血红蛋白、血小板、凝血酶原时间的变化，维持活化部分凝血活酶时间（APTT）在 50～70 s，活化凝血时间（ACT）在 150～180 s。

（14）推荐采用有选择的抗凝方案：若患者处于围手术期心肌缺血、房颤、瓣膜置换、持续血滤以及存在血栓形成高危因素（如外周血管病变、女性以及高龄），给予静脉肝素或低分子肝素抗凝，同时密切观察有无皮下出血、瘀斑等情况，及时调整肝素的剂量，必要时停用。禁用肝素的患者可选择阿加曲班等不同抗凝机制的药物，长期应用 IABP 反搏的患者可选择华法林抗凝。

（15）预防压疮：每 2 小时对患者进行轴线翻身，视患者情况考虑使用减压装置。

（16）协助患者进行双下肢早期功能锻炼：若无禁忌证，每 4～6 小时用下肢体疗仪进行体疗或肢体被动活动 1 次，同时注意对肢体末梢的保暖。

4 IABP 并发症的预防

（1）IABP 相关性血小板减少：可能与球囊的机械损伤有关，也可能与使用肝素抗凝相关。发生率在 50% 左右，一般为轻到中度的降低。IABP 相关血小板减少标准为在置入 IABP 后 3 天内出现血小板减少 25% 以上，或者血小板小于 100×10^9 /L，并且在拔除 IABP 导管后，血小板可以恢复正常。在排除肝素诱导的血小板减少症后，血小板小于 50×10^9/L 者需给予调整抗凝药、输注血小板或使用升血小板药物等对症处理措施。

（2）肢体缺血：严重者可发生骨筋膜室综合征导致截肢。护士需双手同时检测患者双侧肢体温度、肌张力及足背动脉搏动情况，观察肢体的颜色，可用 IABP 自带的超声波多普勒仪评价动脉的血流频谱。一旦出现肢体缺血的症状，积极处理不能缓解，要立即停止 IABP 辅助并拔出导管，需要继续辅助的患者选择其他的部位植入。球囊在撤除的过程中，动脉粥样硬化的斑块或者血栓脱落有可能引起动脉栓塞，注意在拔出导管后要严密监测下肢血运情况。

（3）穿刺部位的出血和血肿：可以通过压迫穿刺部位来止血，但要保证有良好的远端血流，若出血不能止住，应考虑外科手术。

（4）全身出血：术后应严密观察病人的生命体征，评估病人的脉搏、呼吸、血压，观察皮肤、黏膜有无出血点，观察有无鼻出血、牙龈出血，注意有无呕吐咖啡色液体、解柏油样便及血尿等情况。严密观察有无突然出现神志模糊、肢体活动不利等表现，警惕颅内出血可能，一旦发现出血征象应立即告知医生，及时给予相应措施。

（5）球囊破裂和球囊内血栓形成：原因可能是在植入球囊导管时，尖锐物擦划球囊，动脉粥样硬化斑块刺破球囊，球囊未完全退出鞘管或通过锁骨下动脉植入形成折曲，折曲部位易破裂。表现为反搏波消失，当球囊漏气达 5 mL 时，反搏泵会发出报警停止工作，导管内见血液，一旦发生要立即拔出球囊导管，否则进入球囊内的血液凝固气囊无法拔出，只能通过动脉切开取出。

（6）血管损伤：穿刺可能会出现主动脉或者髂动脉夹层、穿孔，严重者导致腹膜后出血，是 IABP 植入极罕见的并发症，发生率不到 1%。

（7）血栓形成：血栓形成的表现及治疗应根据损伤脏器来决定。整个 IABP 工作期间需要严格抗凝。

（8）主动脉夹层：可表现为背痛或腹痛、血容量的减少或血流动力学的不稳定。

（9）预防感染：严格无菌操作，监测体温、白细胞计数、抗生素使用的效果及不良反应，发生明显寒战、高热等感染征象时，进行血培养及痰培养检测。

（10）其他并发症：如截瘫、肾脏以及肠系膜动脉缺血。

5　IABP 撤机

（1）在没有全身并发症的情况下，IABP 的持续时间没有时间限制。如果获益大于风险，就应继续使用 IABP 进行血流动力学支持。若出现下肢缺血、气囊功能障碍、严重的血小板减少或感染等并发症，应尽早撤机。

（2）目前，关于 IABP 撤机指征没有统一的标准，建议护理管理者及护理人员关注最新证据，及时更新 IABP 实践标准，根据患者病情明确 IABP 撤机指征。

（3）IABP 撤除推荐指标：血流动力学稳定，心排血量指数＞2.5 L/min，平均动脉压＞80 mmHg，意识清楚，末梢循环良好，尿量＞1 mL/kg·h，多巴胺用量＜5 μg/kg·min，且依赖性小，药物减量对血流动力学影响小，心电图无心律失常或心肌缺血的表现，血气正常。

（4）撤机前，评估患者的意识状态、血流动力学指标、血管活性药物剂量、尿量、血气分析结果、乳酸、B 型脑钠肽、肌钙蛋白和超声心动图检查。

（5）开始撤机时选择减少辅助频率或减少球囊容积，亦可两者结合。

（6）关于 IABP 撤机方式，近期研究表明，与直接撤机比较，采用降低反搏比（1∶2 或 1∶3）的方式逐步撤机，在稳定血流动力学以及改善临床终点事件方面并无获益，却有延长住院时间的倾向。如长时间使用，部分患者会增加产生血栓的风险，建议符合 IABP 撤机指征的患者直接撤机。

（7）撤机后 6 h 内每 1 h 评估患者的血流动力学是否稳定，穿刺处局部有无出血、血肿，双下肢足背动脉搏动、皮肤温度、颜色、大小腿围及肌张力是否正常，6 h 后改为每 4 h 评估，直至 24 h。

（8）撤机后，穿刺处切口给予弹力绷带局部加压包扎 24 h，并予 1 kg 沙袋压迫 6 h，6 h 后协助患者进行双下肢主动和被动活动。

（9）健康教育，在整个 IABP 治疗中，全程需要对患者进行个体化健康教育。术前向患者/家属解释 IABP 治疗的意义，告知患者 IABP 置管期间体位及活动的注意事项，帮助患者放松，焦虑者可遵医嘱给予镇静剂。

6 总结和展望

IABP 已进入临床应用 60 多年，仍然很受欢迎，因为它以相对简单、低风险的方式提供有益的生理效应（增加冠状动脉灌注压、减少后负荷和改善心肌氧平衡）。IABP 是重要的心脏辅助装置，使用得当会给患者带来很大获益，但前提是我们必须熟悉它的原理和操作方法，严格把握适应证，谨慎操作，努力避免并发症的发生。尽管缺乏关于其对临床结果有益影响的明确证据［2013 年发布的 IABP-SHOCK Ⅱ研究以及随后 6 年随访结果发现，IABP 没有降低急性心肌梗死（AMI）合并心源性休克（CS）患者的全因死亡率，也没有改善幸存者的生活质量。因此，欧美主要指南都下调了 IABP 的推荐等级，其中欧洲心脏病学会（ESC）将 IABP 在急性心梗合并心源性休克中的常规应用降为Ⅲ级推荐，仅在急性心梗合并机械并发症出现心源性休克时推荐使用（Ⅱa 级推荐），美国心脏病学会基金会（ACCF）/ 美国心脏协会（AHA）则将 IABP 降为Ⅱb 级推荐］，但 IABP 仍然是心肌缺血 / 梗塞、心源性休克和低心排患者最常用的机械循环支持设备。

参考文献

［1］中国心脏重症主动脉内球囊反搏治疗专家委员会 . 主动脉内球囊反搏心脏外科围手术期应用专家共识 [J]. 中华医学杂志，2017，97(28)：2168-2175.

［2］周慧玉，邱逸红，张演，等 . 主动脉内球囊反搏置管评估与护理管理的最佳证据总结 [J]. 现代临床护理，2023，22(9)：90-98.

［3］Pilarczyk K, Bauera, Boening A, et al. Guideline：recommendations for intra-aortic balloon pumping in cardiac surgery [J]. Thorac Cardiovasc Surg, 2015, 63（12）：S131-S196.

［4］石丽，李庆印 . 冠状动脉旁路移植术后置入主动脉内球囊反搏护理专家共识 [J]. 中华护理杂志，2017，52(12)：1432-1439.

［5］霍建峰，尚静丽，王玮，等 .122 例心脏外科重症监护室围术期患者应用 IABP 并发症分析与护理 [J]. 世界最新医学信息文摘（连续型电子期刊），2020，20(41)：263-265.

［6］Laham R J.Intra-aortic balloon pump counterpulsation [EB/OL]. 2022（5）.

［7］Parissis H, Graham V, Lampridis S, et al.IABP: history evolution pathophysiology indications: what we need to know [J]. J Cardiothorac Surg, 2016, 11

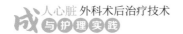
（1）：122.

[8] Dharma S, Dakota I, Firdaus I, et al.The use of intra-aortic balloon pump in a real-world setting: acomparison between survivors and nonsurvivors from acute coronary syndrome treated with IABP [J]. Int J Angiol, 2013, 22（4）: 213-222.

[9] 须慧华 . 主动脉球囊反搏术术后并发症的护理研究进展 [J]. 中华现代护理杂志，2010，16(10)：1237-1238.

[10] 曲雪芹，常丽丽，胡绍娟 . 主动脉内球囊反搏术后并发症的护理进展 [J]. 当代护士（下旬刊），2019，26(3)：15-17.

第三节　有创动脉血压监测

有创动脉血压（arterial blood pressure，ABP）监测是指将动脉导管置于动脉内，直接感知血管内压强，通过压力传感器将压力信号转换成电信号输入心电监护仪，显示动脉血压波形与数值的方法。ABP是测量血压的"金标准"，能够为临床医护人员提供实时、连续、动态且准确的血压数据，对指导重症患者的临床治疗及判断治疗效果具有重要意义。

1　ABP 的优势与劣势

1.1　ABP 的优势

（1）动脉压力监测为持续的动态变化过程，不受人工加压，袖带宽度及松紧度影响，准确可靠，随时取值。

（2）可根据动脉波形的变化来判断分析心肌的收缩能力。

（3）患者在应用血管活性药物时可及时发现动脉压的变化。

（4）避免反复采集动脉血气标本，即减轻患者痛苦，又减少感染，还可避免因反复穿刺引起血管破坏和周围组织损伤。

1.2　ABP 的劣势

（1）费用较高。

（2）动脉穿刺相关性并发症。

①出血，血肿；血栓形成，气体栓塞，动脉栓塞；动静脉瘘。

②感染。

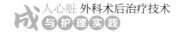

2 ABP 适应证和禁忌证

2.1 适应证

（1）各类危重患者和复杂大手术及有大出血的手术。

（2）体外循环直视手术。

（3）低温治疗或需控制性降压的手术。

（4）严重低血压、休克需反复测量血压的患者。

（5）需反复采取动脉血标本作血气分析的患者。

（6）需要应用血管活性药物的患者。

（7）心肺复苏术后的患者。

2.2 禁忌证

（1）穿刺部位局部血管解剖结构异常或其附近存在或潜在感染、外伤或需要进行手术。

（2）凝血功能障碍：对已使用抗凝剂患者，最好选用浅表且处于机体远端血管。

（3）患有血管疾病的病人，如脉管炎等。

（4）手术操作涉及同一部位。

（5）Allen 试验阳性者禁忌行桡动脉穿刺测压。

检查尺动脉侧支循环情况，采用 Allen 试验进行。具体方法：①抬高上肢，检查者用手指同时压迫患者桡动脉和尺动脉以阻断血流。②让患者放松，握拳动作数次，待静脉充分回流后将手伸展，此时手掌肤色发白。③放平上肢，操作者手指松开解除对尺动脉的压迫，观察患者手部颜色恢复情况，0～7 s 表示尺动脉侧支循环良好，8～15 s 属可疑，＞15 s 属尺动脉侧支循环不良，系供血不足，若＞7 s 判断为 Allen 试验阳性，禁止在该侧行桡动脉置管。

Allen 试验的改良方法：血氧饱和度检查，把血氧饱和仪指套接于患者待测手掌拇指上，首先记录基础血氧饱和度波形图，然后压迫同侧桡动脉以阻断桡动脉血流并观察此时血氧饱和度值及波动曲线。也可以在拇指携带血氧饱和仪的情况下进行 Allen 试验，在松开尺动脉后，观察血氧饱和度的恢复情况，以协助判断桡、尺侧支代偿情况。

3 经皮桡动脉穿刺置管

3.1 置管部位的选择

（1）桡动脉：首选，易定位，穿刺前必须做 Allen 试验。

（2）足背动脉：血管细直，方便保留，常作为备用血管。

（3）股动脉：搏动清晰，易穿刺，但不便于管理，感染概率大，保留时间短。

（4）肱动脉：并发症少，数值可靠，但出血概率大，不易穿刺，临床少用。

（5）尺动脉：较安全，但成功率低。

3.2 置管操作（以桡动脉为例）

（1）常规消毒、铺巾。

（2）套管针与皮肤呈 30° 角，对准中指摸到的桡动脉搏动方向，当针尖接近动脉表面时刺入动脉，直到针尾有血溢出为止。

（3）抽出针芯，如有血喷出，可顺势推进套管，血外流通畅表示穿刺置管成功；如无血流出，将套管压低呈 30° 角，并将导管徐徐后退，直至尾端有血畅流为止，然后将导管沿动脉平行方向推进。

（4）排尽测压管道通路的空气，边冲边接上连接管，装上压力换能器（调整好零点）和监测仪，加压袋压力保持 300 mmHg。

（5）用 3M 敷料固定穿刺针，并用胶布二次固定导管，用盐水冲洗一次，即可测压。

4 ABP 护理与注意事项

（1）置管应由培训合格且具有资质的临床医护人员进行动脉导管置管。

（2）桡动脉置管前应进行 Allen 试验，Allen 试验阳性者禁忌行桡动脉穿刺测压。

（3）置管和护理应遵守无菌操作原则，无菌透明敷料应至少每 7 天更换 1

次，无菌纱布敷料至少每 2 天更换 1 次。敷料外应注明使用日期。若穿刺部位渗液、渗血，或敷料出现松动、污染等完整性受损时，应及时更换敷料。

（4）动脉导管应有清晰标识，避免意外输注静脉注射药物。

（5）血管条件差或者置管困难者宜在超声引导下进行置管。

（6）压力传感器置于右心房水平，即心脏零点体表参考点（腋中线第 4 肋间水平）进行校零。也有学者指出患者平卧位时 ABP 测量的准确零点位置，在左心室收缩期应为左心室水平，在左心室舒张期应为升主动脉水平。

（7）每班或每 8～12 小时应重新校零。当出现以下情况时应再次校零：①连接或更换测压装置；②连接或更换心电监护仪；③压力传感器位置改变，包含因体位改变导致的压力传感器位置改变；④对监测数据、波形有疑议时。也有学者指出，当测量的物理地点不变（大气压恒定）、充液导管系统不变（导管壁阻力恒定、压力电阻硅芯片的灵敏度恒定）、加压袋压力不变且 ΔH（墨菲滴管液面与压力传感器的垂直距离）未改变（水柱压力不变）时，无须反复进行系统校零。但是，如果上述 4 个条件中任意一个发生变化时，则需要重新进行系统校零。

（8）应妥善固定动脉导管，防止导管滑脱。对于意识不清的患者，应予保护性限制；对于躁动患者，应有效镇静。

（9）密切观察局部情况：观察穿刺局部有无红肿、渗血、渗液、脱管、炎症、水肿，穿刺侧肢端脉搏、皮肤温度及颜色情况。如有异常，可行彩超协助了解血管情况，并立即拔管且做相应处理。

（10）保持管道通畅：较以往用配置好的肝素液冲洗管道，使用 0.9% 氯化钠维持有创测压系统通畅，更加安全可靠，因为后者与前者相比，堵管发生率和导管相关性血流动力学感染无统计学意义，后者患者的 APTT、PT 和 INR 不会变长。当然医生可根据患者凝血功能状态选用 1～2 U/mL 肝素生理盐水持续冲洗，维持动脉导管的通畅。首选压力袋持续冲洗监测系统，液体规格为 500 mL。成人压力袋压力应维持在 300 mmHg，以确保通过冲洗系统的持续输送量约为 3 mL/h，儿童为 150 mmHg，冲洗液不应少于 1/4。每班应检查压力袋压力，压力传感器套件应至少每 96 小时更换 1 次。

（11）设置 ABP 报警阈值：阈值设置应符合医疗机构或科室规范，根据患者病史、病情和实际监测值调整阈值。推荐高血压患者的上限为现测血压上浮 5%～10%，下限为现测血压下调 20%～30%；低血压患者上限为现测血压上浮 20%～30%，下限为现测血压下调 5%～10%。或遵医嘱设置报警阈值。

（12）留置时间以 3～5 天为宜，最长不超过 7 天。有研究报道指出，外周动脉留置导管时间越长，并发症发生率越高，且指出一般的留置导管不宜超过 7 天。

（13）拔管：对于病情稳定、需要拔除动脉留置针的患者，可在拔管后用无菌纱布＋烟卷按压穿刺点 5～10 min，对于凝血功能差的患者应延长按压时间至 20～30 min 并限制患者的活动。外周动脉导管有明显的感染迹象、导管功能不良（波形变异、无回血、管路移位等）、不明原因的发热或动脉导管不再需要时，应立即拔除；拔除前查看 INR、APTT 和 PLT 计数等凝血功能相关指标，拔除导管后应检查导管结构完整性。

（14）影响有创动脉血压准确性的因素：①穿刺部位。不同的穿刺部位要以不同的血压值范围进行参考。②管路因素。包括管路连接、管路阻塞、管路气泡（经由穿刺针屡次抽取动脉血、冲洗液管路排气不够彻底和管路连接中断或不紧密等均可能会让空气误入测压管路中，使监测值小于真实值）、管路性质（富有弹性的测压管会使测得的有创动脉血压的收缩压降低 10～15 mmHg，舒张压升高 2～5 mmHg），均会对测量结果造成偏差。③固定因素。④穿刺针因素。⑤压力传感器因素。压力传感器位置高则血压低，位置低则血压高。⑥其他因素。如监护仪故障或病人的自身因素（病人的性别、年龄、饮食、体位、精神应激状态、用药情况及代谢综合征）等。

（15）正常 ABP 波形是由于收缩期左心室血液排入主动脉，然后在舒张期周围动脉将搏出的血排出，可分为收缩期和舒张期。假设一个心动周期为 0.8 s，收缩期包括等容收缩期 0.05 s，快速射血期 0.1 s 和减慢射血期 0.15 s；舒张期包括等容舒张期 0.08 s，快速充盈期 0.12 s，减慢充盈期 0.2 s 和心房收缩期 0.1 s。

ABP 波形的收缩期在心电图的 R 波之后，包括陡峭的压力上升支、压力峰和下降支，并与左心室收缩期射血相应，ABP 波形的下降支受重搏波切迹影响，反映了收缩期末主动脉瓣关闭；ABP 波形的舒张期延迟出现在心电图的 T 波之后，其衰减在舒张期末达到最低点。以桡动脉为例，ABP 波形的上升支直到心电图 R 波后 160 ms 才开始，该延迟反映了通过心室心肌电除极传播、心室等容收缩、主动脉瓣开放、左心室射血和主动脉压力波传至桡动脉的总和，最终压力信号从动脉导管逆传至压力传感器。（图 4-3-1）

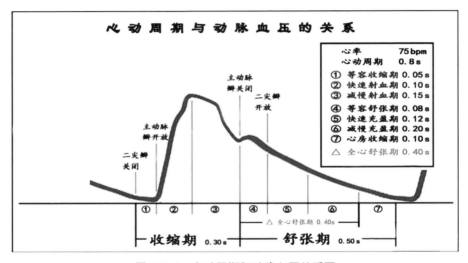

图 4-3-1　心动周期与动脉血压关系图

（16）常见异常 ABP 波形，主动脉瓣狭窄：动脉压力波形上升缓慢（迟脉），收缩压峰值延迟，压力波形上升支出现回波切迹，重搏波切迹不明显，动脉压力振幅小（细脉）（图 4-3-2B）。主动脉瓣关闭不全：动脉压力波形上升迅速，脉压增加，由于血液在心脏舒张期反流入左心室和流向外周，所以舒张压低，动脉压力波形收缩期双峰（二重脉），分别由左心室射血和外周动脉的反射波引起（图 4-3-2C）。肥厚型心肌病患者的动脉压波形呈特异的"尖顶圆穹"形，经外科矫正后，压力波形呈现较正常的形态（图 4-3-2D）。

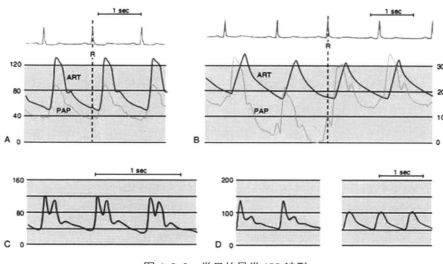

图 4-3-2　常见的异常 ABP 波形

（17）交替脉的特征是强弱交替出现的脉搏，一般提示左心室收缩功能严重障碍，常见于主动脉严重狭窄患者（图 4-3-3A）。交替脉须与二连脉加以区别，后者来自二联律，通常是心室的二联律，这两种情况均可引起动脉血压的交替改变，但是交替脉拥有正常的心脏节律。在安静呼吸的吸气相收缩压明显下降，超过 10～12 mmHg，称为奇脉（图 4-3-3B）。奇脉是心脏压塞的特征性也是常见表现，也可见于气道阻塞、支气管痉挛、呼吸困难或胸内压变化较大的患者。

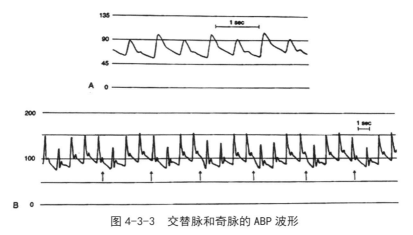

图 4-3-3　交替脉和奇脉的 ABP 波形

（18）并发症预防：局部出血、血肿，置管前评估血小板计数、凝血功能，是否使用抗凝药物等，评估置管的风险因素，选择合适的穿刺针型号，规范操作，避免置管导致的创伤。置管侧肢体应处于自然伸直状态，肢体活动时应密切观察，防止导管松动脱落。拔除导管后按压血管进针部位 5 min 以上，并使用绷带局部加压包扎 20～30 min。对于已知有凝血功能障碍的患者，桡动脉的按压时间应延长至 10 min，股动脉的按压时间应延长至 15～20 min，如果继续渗血，延长压迫时间。

（19）导管阻塞与血栓：有创动脉导管应 24 h 持续冲洗管路，监测压力袋持续冲洗系统的压力，冲洗液不应少于 1/4 袋，并每班检查压力袋压力。每次从动脉导管采集血标本后，应立即冲洗管路。除动脉血气外，不宜从动脉导管进行血标本采集，管道内有血凝块时应及时抽出，切勿强行将血凝块推进血管中。当出现一过性动脉阻塞时，可能会导致动脉波形减弱及穿刺处皮肤发白、疼痛、硬化，极少数情况下还可导致皮肤坏死，可通过热敷动脉穿刺部位、静脉注射 0.5 mg/kg 利多卡因或外用硝酸甘油软膏缓解。

（20）导管相关感染：应严格无菌技术操作，及时更换敷料，有渗血、渗液时应立即更换敷料，并积极寻找渗血、渗液原因。每班应交接动脉导管穿刺点情况，出现红肿、渗液、渗血等情况及时处理。股动脉导管留置时间不宜超过 5 d，其他部位导管的留置时间不宜超过 7 d。紧急置管若未严格执行无菌操作，导管留置时间不宜超过 48 h。

（21）远端肢体缺血坏死：在超声引导下进行动脉导管置管，避免反复穿刺。条件允许时，首选有侧支循环的动脉，如桡动脉或足背动脉，其中桡动脉置管前应进行改良 Allen 试验，也可使用多普勒超声仪检查侧支循环是否充足。护理人员应每小时观察动脉置管侧肢体的远端动脉搏动和（或）测压肢体末梢的皮肤温度、颜色，若出现缺血征象如肤色苍白、发凉，应及时处理。拔除动脉导管后的早期阶段，也应定期观察灌注情况，并做好护理记录。

（22）非计划拔管是最为严重的机械性并发症，发生率为 25%～42%，其中年龄＞65 岁，合并高血压病、静脉血栓栓塞症、经桡动脉置管和使用静脉留置针置管是非计划拔管的高危因素。作为有创操作，外周动脉置管可能会损伤机体组织。降低并发症发生率最有效的措施是及时拔除动脉导管，建议每天评估导管留置的必要性，并尽早拔除导管。

5 总结和展望

有创血压监测能准确反映病人的血压，为临床提供更为灵敏、动态的数值，为抢救及治疗提供重要依据，根据变化随时调整治疗方案。有创血压监测是危重病人血流动力学监测的主要手段，同时它能快速采血做血气分析，既减少了反复穿刺的麻烦，又减轻了病人的痛苦，为抢救病人赢得了宝贵的时间。但其并发症也尤为明显，为了规范 ABP 监测，《有创动脉血压监测方法》团体标准建议提升动脉血压测量的准确性，提高异常血压波形识别和解读能力，提高并发症的预防能力。

参考文献

[1] 王宏琴，张美英 . 有创动脉血压的监测及护理进展 [J]. 中国实用护理杂志，2008, 24（14）: 74-76.

[2] Barone J E, Madlinger R V. Should an Allen test be performed before radial artery cannulation? [J].J Trauma, 2006, 61（2）: 468-470.

[3] 李莫振，王磊，葛绍侠 . 有创动脉血压监测的应用及影响因素 [J]. 临床医学，2013，33（01）: 101-103.

[4] Theodore A C, Clermont G, Dalton A.Intra-arterial catheterizationfor invasive monitoring: Indications, insertion techniques, and interpretation [EB/OL].（2022-11-02）[2024-01-12].

[5] PORRITT K. Peripheral arterial catheters: dressing and catheter securement [EB/OL]. 2024（1）.

[6] 王轶，韩柳，袁翠，等 . 成人 ICU 患者外周动脉导管留置与维护的最佳证据总结［J］. 中华护理杂志，2020，55（4）: 600-606.

[7] 徐婷婷，吕剑虹，王祝平，等 . 有创动脉血压监测方法团体标准解读 [J]. 上海护理，2024，24（05）：1-5.

[8] 周晶，左祥荣，刘少华，等 . 中心静脉压和有创动脉血压测量过程中校零和零点位置的探讨 [J]. 中华危重病急救医学，2023，35（3）：316-320.

[9] 青岛市护理学会管路护理专业委员会，青岛市护理学会静脉血栓栓塞专业委员会，山东省护理学会疼痛护理专业委员会 . 成人 ICU 患者外周动脉导管管理专家共识 [J]. 中华现代护理杂志，2024，30（11）：1401-1406.

[10] 马云武，白祥慧，李微微，等 . 有创动脉血压监测准确性影响因素的研究进展 [J]. 全科护理，2022，20（22）：3085-3087.

[11] 卢丽琼，梁健桃 . 影响有创动脉血压监测的相关因素 [J]. 国际护理学杂志，2009，28（12）：1587-1591.

第四节　漂浮导管的护理策略

漂浮导管（PAC，也称 Swan-Ganz 导管）最早出现于 20 世纪 70 年代，当时是血液动力学监测的唯一手段。20 世纪 90 年代，PAC 广泛应用于重症患者当中，是临床上最常用的有创性血流动力学监测手段之一，是监测危重患者、估计左右心室功能和血流动力学改变的重要方法。PAC 适用于对血流动力学指标、肺脏和机体组织氧合功能的监测，是危重症监护室的一个重要监护技术，还适用于心功能衰竭、心源性休克、心脏外科术后等血流动力学不稳定和心功能不全的药物疗效观察等。

1 漂浮导管作用

通过 PAC 可直接和间接测定多个血流动力学数值，比如中心静脉压（CVP）、右心房压（RAP）、肺动脉收缩压（PASP）、肺动脉舒张压（PADP）、肺动脉平均压（PAM）、肺动脉嵌顿压（PAWP）、心排血量（CO）、心排指数（CI）、每搏输出量（SV）、体循环阻力（SVR）、体循环阻力指数（SVRI）、肺循环阻力（PVR）、肺循环阻力指数（PVRI）、左心室做功指数（LvSwL）和右心室做功指数（RvSwL）、混合静脉血氧饱和度（SvO_2）等（表 4-4-1），可以指导输液输血以及血管活性药物的使用，优化全身的氧供需平衡等，应用 PAC 还可进行心脏电生理研究、行心内临时起搏、经中心静脉及肺动脉给药等，因此 PAC 是对心脏疾病和休克患者进行诊断、治疗、观察病情和评估疗效的较为准确的方法之一。

表 4-4-1　血流动力学参数及正常值参考范围

参　　数	缩略语	计算方法	参考正常值
中心静脉压	CVP	直接测量	6～12 mmHg
右心房压	RAP	直接测量	0～8 mmHg
肺动脉收缩压	PASP	直接测量	10～30 mmHg
肺动脉舒张压	PADP	直接测量	5～10 mmHg
肺动脉平均压	PAM	直接测量	11～16 mmHg
肺动脉嵌顿压	PAWP	直接测量	6～12 mmHg
心排血量	CO	直接测量	4.0～8.0 L/min
心排指数	CI	CO/BSA	2.5～4.5 L/min.m^2
每搏输出量	SV	CO/HR	60～90 mL/beat
体循环阻力	SVR	间接测量	900～1800 dyne.s.cm^{-5}
体循环阻力指数	SVRI	间接测量	1500～2000 dyne.s.m^{-2}.cm^{-5}
肺循环阻力	PVR	间接测量	100～250 dyne.s.cm^{-5}
肺循环阻力指数	PVRI	间接测量	45～225 dyne.s.m^{-2}.cm^{-5}
左心室做功指数	LvSwL	间接测量	40～60 Kg/min.m^2
右心室做功指数	RvSwL	间接测量	5～10 Kg/min.m^2
混合静脉血氧饱和度	SvO$_2$	直接测量	70～75%

2 PAC 原理

（1）在心室舒张末期，LVEDP（左心室舒张末压）≈ PADP（肺动脉舒张压）≈ PAWP（肺小动脉压）≈ PCWP（肺毛细血管楔压），可间接监测左心功能。

（2）运用指示剂稀释原理，利用温度变化作为指示剂，一定量的已知温度液体快速注入导管的右心房腔，冰冷的液体与周围血液混合并降低其温度，由内置在导管的热敏仪测得这种温度下降，得到一条与指示剂—时间曲线相似的温度—时间曲线。温度为纵坐标，时间为横坐标，曲线与下方的时间横坐标形成一定的面积。心排血量低时，需要更多时间使温度回到基线，曲线下面积就更大；心排血量高时，冷注射液很快从心脏排出，温度很快回到基线，曲线下面积就小。热稀释心排血量曲线见图4-4-1。

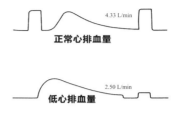

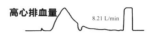

图 4-4-1　热稀释心排血量曲线

3 PAC 适应证和禁忌证

3.1 适应证

（1）诊断适应证：①瓣膜损害，如急性二尖瓣返流；②右室功能不全；③心室间隔缺损；④慢性充血性心衰（限制性心包炎、心肌病变等）；⑤心包填塞；⑥休克的鉴别；⑦低心排血量综合征；⑧评价心室功能；⑨鉴别肺水肿（心源性或渗透性）；⑩肺动脉高压和肺栓塞；⑪评价机体对氧的运输能力。

（2）监护适应证：①判断对改善血流动力学治疗的疗效（如应用强心药、调整左室的前后负荷和血容量等）；②通过监测血氧饱和度来改善机体的携氧能力；③监护心脏病情的变化（如心肌缺血）；④严重心脏病患者术前、术中和术后的监测。

临床使用 PAC 需根据患者是否存在心肺等严重疾病、病情是否处于高风险状态，手术是否属于高风险手术或复杂手术，术者是否具有 PAC 操作条件和能够准确解释 PAC 数据的能力这三方面来加以考虑。通常根据患者（ASA 分级）、事件（手术创伤）和技术设备条件三个因素分级。

A. 患者因素　低危：ASA Ⅰ 或 Ⅱ 级，血流动力学改变轻微，不影响器官功能；中危：ASA Ⅲ 级，较明显血流动力学改变，且可能影响器官功能；高危：ASA Ⅳ 或 Ⅴ 级，明显血流动力学改变，严重影响器官功能状态，甚至导致死亡。

B. 外科手术风险　低风险：体液丢失少和血流动力学变化小，围术期并发症和死亡率低；中风险：中等量体液丢失和血流动力学变化较大或存在感染，可导致围术期并发症，但死亡率并不高；高风险：大量血液丢失和显著血流动力学改变或其他因素，有围术期高并发症和较高死亡率风险。

C. 操作者的熟悉程度　熟悉：具有熟练的 PAC 操作、护理的技术和完善的设备，及具备处理并发症的能力；较熟悉：进行过 PAC 操作，护理技术一般和设备支持较少；不熟悉：极少进行过 PAC 操作，缺乏护理经验和设备支持，不能及时判断和处理并发症。

综合以上三方面因素，对 PAC 的适应证可归纳为强烈推荐、推荐和不推荐。（表 4-4-2）

表 4-4-2　决定使用 PAC 的影响因素

操作者因素	病人因素	外科因素		
		低风险	中风险	高风险
熟悉	高风险	不推荐	推荐	强推荐
	中风险	不推荐	推荐	推荐
	低风险	不推荐	不推荐	推荐
较熟悉	高风险	不推荐	推荐	推荐
	中风险	不推荐	不推荐	推荐
	低风险	不推荐	不推荐	不推荐
不熟悉	高风险	不推荐	不推荐	不推荐
	中风险	不推荐	不推荐	不推荐
	低风险	不推荐	不推荐	不推荐

3.2 禁忌证

（1）相对禁忌证：①急性感染性疾病；②细菌性心内膜炎或动脉内膜炎；③心脏束支传导阻滞，尤其是完全性左束支传导阻滞；④近期频发心律失常，尤其是室性心律失常；⑤严重的肺动脉高压；⑥活动性风湿病；⑦各种原因所致的严重缺氧；⑧严重出血倾向；⑨心脏及大血管内有附壁血栓；⑩疑有室壁瘤且不具备手术条件者。

（2）绝对禁忌证：①右心室流出道梗阻；②肺动脉瓣或三尖瓣狭窄；③肺动脉严重畸形；④法洛氏四联症。

4 PAC 置管与心排血量测量操作流程

（1）准备：首先需要得到患者或家属的知情同意，交代相关注意事项，做好解释工作，不配合患者遵医嘱适当给予镇静。护士接好换能器并调好零点备用，医生和护士准备好置管所需物品，漂浮导管排好气并检查气囊完好。

（2）穿刺部位选择：右颈内静脉（最常用），因为其易于定位、穿刺，提供了进入上腔静脉的最直接通路。其他部位还有右锁骨下静脉、左锁骨下静脉、股静脉、肘正中静脉。

（3）置管：先置入静脉鞘管，再沿鞘管缓慢送漂浮导管进入肺动脉。导管从尖端开始有明确的距离标识（cm），一小格代表 10 cm，一大格代表 50 cm，一大一小代表 50＋10＝60（cm），在推进导管时应记住"10 cm 规则"，即解剖学和血流动力学会以约 10 cm 为间隔发生变化。例如，当穿刺部位是颈内静脉或锁骨下静脉时，通常在导管插入 20 cm 后进入右心房，30 cm 后进入右心室，40 cm 后进入肺动脉，50 cm 后可检测肺毛细血管楔压。气囊应仅在到达上腔静脉和右心房后才能充气，正常平均右心房压约为 0～8 mmHg，正常中心静脉压力为 6～12 mmHg，注意右心房压力波形跟中心静脉压波形的鉴别。导管须缓慢推进。当导管尖端穿过三尖瓣（从右心房进入右心室），压力波形会发生改变，右心室正常收缩压范围在 15～28 mmHg 之间，右心室压力波形隐约能看到重搏切迹，但不明显。如果导管插入 40 cm 后还未观察到右心室波形，则很可能在右心房中卷绕，此时应该将气囊放气，导管撤回到 20 cm 处，然后给气囊充气并再次推进。由于气囊倾向于漂浮至非重力依赖区，因此许多时候，患者头低位可能有助于其漂浮通过三尖瓣。当导管尖端位于右心室时，心律失常的风险最大，因此需要尽快将导管从右心室送至肺动脉。当导管尖端通过肺动脉瓣时，舒张压增加，波形图上出现特征性的重搏切迹，类似正常桡动脉波形。如果导管插入 40 cm 以上而压力波形仍表明导管尖端位于右心室，则导管可能在右心室卷绕或存在右心室扩大，此时应将气囊放气并回撤导管至右心房波形出现，然后给气囊重新充气，并再次推送导管通过右心室并进入肺动脉。导管进入肺动脉后，气囊充气 1.5 mL 后，显示肺动脉嵌顿压波形。因为 PAC 有些材质较硬，气囊充气后未显示肺动脉嵌顿压波形，这时可以手动缓慢送 PAC 最长至 60 cm 处以更好地显示波形，如仍未显示肺动脉嵌顿压波形，则放弃测量肺动脉嵌顿压。置管全程压力曲线见图 4-4-2。

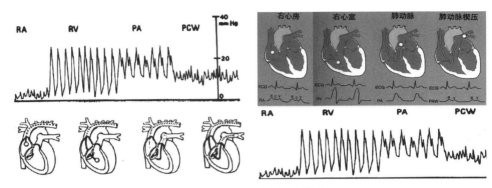

图 4-4-2　PAC 置管全程压力曲线

（5）心排血量测量：心排传感器插入"T/CO"模块，连接到漂浮导管→归零、测出 CVP →充气 1.5 mL →测量出 PAWP/PCWP →进入"CO"选项，屏幕显示"CO 表格"和"准备好注射器（INJECT WHEN READAY）"→确认导管的品牌、尺寸、注射器（10 mL）→按压"心排量现分析一次"键，显示"现在注射（INJECT NOW）"→从 CVP 管腔，4s 内快速注入 10mL 生理盐水→示"计算 CO（COMPUTING CO）"及完成信息→当再次提示"（INJECT WHEN READAY）"时测下一次 CO，共测 3 次→进入"心功能计算"选项，选"更改参数值"→核对自动采集的心率（HR）、PAM 和平均动脉压（MAP），如有采集错误，手动修改正确数值→输入：CVP、PAWP/PCWP、体重、身高、自动计算出各参数→记录在监护表上：CO、CI、SVR、PVR、SVRI、PVRI →选"保存计算"，储存结果，供回顾。具体演示见图 4-4-3。

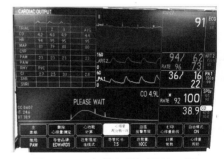

图 4-4-3　心排血量测量演示图

5　PAC 护理与注意事项

（1）保证测量结果的准确：保证测量结果的准确性是对护士的基本要求。首先，护士应该熟悉各压力波形曲线的特点，能够判断正常与不正常的各压力波形曲线。一旦发现压力值或波形异常，应及时查找原因并重新测量。如果置管时间长，可导致肺动脉波形低钝，脉压变小。其次，校零时，必须确保压力换能器零点的位置准确，患者体位改变后，应重新校零。再次，确保在每一次测压前都要保证患者身心状态的平稳，患者躁动不安、呼吸和情绪改变、心率和（或）心律异常、血流动力学不平稳、低心排综合征表现时不宜测量，以确保心电监护仪采集数据的准确性。最后，测量心排时注意避免手加温注射的生理盐水，以免造成不可见的误差。

（2）穿刺点应注意保持无菌：开口大 3M 透明薄膜敷贴无菌覆盖保护穿刺点和静脉鞘管入口端，保持穿刺点清洁、干燥，随时注意观察穿刺点周围的皮肤有无红肿、脓性分泌物、渗液渗血等情况，如有异常及时处理和更换敷贴。敷贴的更换频率为 1～2 次 / 周。敷贴如有卷边、松脱、污物、血迹等，应随时更换，注意无菌操作。消毒范围应大于 15 cm × 15 cm。

（3）交接班时护士应注意观察导管固定情况，记录导管在体内的置入深度，判断肺动脉压力波形是否标准，如有异常，及时调整导管的刻度，如还有异常，借助 X 线检查判断导管位置。

（4）导管的外露部分应用无菌治疗巾保护，避免散落在床上。每天更换治疗巾，尤其注意保护好导管外面的透明保护膜。

（5）保持各腔管道通畅，避免导管扭曲、折叠或堵塞。使用 500 mL 生理盐水连接压力换能器加压冲管，每 3 天更换 1 袋，维持加压袋压力 300 mmHg，以保证生理盐水 3～4 mL/h 持续冲洗导管。由于肺动脉压力高，为防止血液回流，要不定时检查加压袋的压力，以免因加压袋压力过低导致管腔堵塞。无回血不宜勉强冲洗，应及时报告医生以拔除导管。

（6）对于躁动不安、极其不配合或者神志不清等情况一定要做好约束，必要时遵医嘱应用镇静药，以免造成非计划拔管而延误病情的诊治。

（7）管路禁输高渗、高浓度药物或液体，如血制品、脂肪乳剂、白蛋白、免疫球蛋白、高糖等。特殊情况下，可用静脉鞘管或 CVP 管腔作为输液通路。

（8）预防心律失常　心律失常是最常见的并发症，主要包括室性早搏、心动过速等，是导管顶端刺激心内膜、心肌壁、三尖瓣、肺动脉瓣或在测心排血量时注射冰生理盐水（0～4℃）所致。因此插管方法应轻柔、迅速，导管顶端进入右心房后将气囊充气以包围导管尖端，减少顶端对瓣膜和右心室的刺激；测心排血量使用常温生理盐水（22～26℃）快速注射，既保证测量结果的准确性，又减小对心脏的刺激。

（9）预防肺动脉破裂、肺出血、肺栓塞：肺动脉破裂、肺出血、肺栓塞主要是由于气囊长期压迫肺动脉分支、导管位置过深、气囊充气过快、过多、过频，常见为突发呼吸困难、气急、胸痛、咳嗽、咯血，严重时出现休克。因此，测PCWP充气时应在肺动脉波形的观察下缓慢进行，一旦记录到PCWP立即停止充气，将针筒与导管充气口保持锁定状态，充气量在1～1.5mL，30 s内完成；测量次数不宜过频，间隔应不少于1 h，禁止持续充气测量；气囊未充盈时，禁止向前推送导管。此外，当患者心功能改善或留管时间较长致导管软化时，导管可能自行前移，使肺动脉压力变小，甚至变为肺楔压波形，此时提示发生自发性楔入，护士应根据接班时记录的导管刻度重新定位。

（10）预防气囊破裂：决不能向气囊内注射液体，不能向气囊注射超过1.5 mL的空气。气囊充气后，气体不需手工抽出，应自动回入注射器内。若气体不能完全回入，表明气囊可能已经破裂，此时不可以再充气测PCWP，只能以肺动脉舒张压推算肺动脉嵌压，并尽早拔管以防气囊碎片脱落。

（11）预防导管移位、扭曲、导管打结：导管材质软，导管插入太快、太深，用力过大，拔管的过程中均会导致移位、打结或者扭曲，还可影响心排血量的测定。处理方法：插管时可将导管退出，缓慢轻柔重新放置导管，如果一次不成功，就应该放弃，避免重复放置导管；拔管过程中如遇到阻力，应再插入2 cm左右再拔管，不可暴力拔管。

（12）如病人情况好转，应尽早拔除导管，但是漂浮导管的留置时间是医生根据病人病情来决定的。漂浮导管的拔除是由医生在无菌操作下完成，拔管后用无菌烟卷外加纱块压迫止血10 min以上，再用优力舒弹力绷带加压固定2 h以上即可。

（13）置管留置时长：一般为3～5 d，最佳时间为48～72 h，也可保留9d

或更长。如果出现并发症，应立即拔除。国外有报道留置 10 d 的一组病例；国内还有报道留置 91 d 的一组病例，不过其作用是治疗肺癌。

6　总结和展望

大量临床研究资料显示，应用 PAC 有助于评估输液用量，尤其对于重型肺水肿、充血性心力衰竭或少尿型肾衰患者，有助于诊断、指导供氧和判断呼吸机的使用效果。

关于应用 PAC 对患者预后的影响，现有资料显示 PAC 的应用对患者预后无明显不利影响，目前的资料尚未显示 PAC 的应用将给危重患者造成严重后果，但关于其改善患者死亡率和发病率的问题尚无明确阐述。虽然国内外很多试验未能证实应用 PAC 能够改善患者预后，但研究结果也未能证实应用 PAC 具有潜在风险。因此，PAC 应用仍在继续，需要注意的是，要使得 PAC 的潜在风险降到最低。

虽然近年来无创伤心功能监测的技术不断完善提高，但用 PAC 进行的血液动力学监测，其"金指标"的地位仍未动摇。尤其是在抢救急性心肌梗死、严重心功能不全以及评价心血管药物的血液动力学效应时，其因精确性高、获取参数多、重复性好，仍是临床医生乐意采用的方法。

为了使 PAC 监测技术具备足够的标准性，应该利用仿真模拟技术，在 PAC 置入、数据获取及解读方面，给予医生和护士充分的专业化培训。应根据患者的实际情况选择最佳的血流动力学监测方式以指导临床治疗，同时获取患者需要的、除心输出量以外的其他血流动力学参数。

参考文献

[1] 林琼瑜，杨满青，程云清，等 . 心脏疾病并存肺动脉高压手术患者应用漂浮导管的护理 [J]. 护理学杂志，2012，27（10）：41-43.

[2] 中华医学会麻醉学分会 . 围术期肺动脉导管临床专家共识 [J]. 临床麻醉学杂志，2009，25（3）：196-199.

[3] 陈晓清，郑丽华，詹陈菊，等.肺动脉漂浮导管的护理 [J]. 全科护理，2008，6（29）：2689.

[4] 吴岚，刘永莲，杨满青，等.冠状动脉搭桥术后漂浮导管监测血流动力学护理 [J]. 南方护理学报，2003（03）：39-40.

[5] Huo Jian feng, Li Li, Wang Wei, Li Xiao feng. Postoperative nursing and prevention of complications in patients receiving coronary artery bypass grafting with the application of Swan-Ganz balloon floating catheter[J]. South China Journal of Cardiology, 2019, 20（02）：95-102.

[6] 于萃.漂浮导管在成人房间隔缺损修补术后的应用与护理 [J]. 现代医院，2014，14（12）.

[7] 支晨 .ICU 患者 Swan-Ganz 导管病情观察与护理 [J]. 中国医药导报，2011，8（14）：111-112.

[8] 谭蕾.漂浮导管在心脏外科监护室的应用与相关护理方案分析 [J]. 当代医药论丛，2014，12（04）：240-241.

[9] 宋燕秋.漂浮导管血液动力学监测的护理 [J]. 齐鲁护理杂志，2000（03）：200-201.

[10] 于艳青，柏颖，杨捷，等.漂浮导管的临床应用及护理现状 [J]. 现代护理，2005（12）：929-931.

[11] 冷凌涵，王平，王国祥，等.床旁置入漂浮导管并发症及安全性分析 [J]. 现代临床医学，2012，38（06）：473-474.

[12] Rountree W D. Removal of pulmonary artery catheters by registered nurses: a study in safety and complications.[J]. Focus on critical care / American Association of Critical-Care Nurses, 1991, 18（4）.

[13] 蒋述科，曾锦荣，王昌明，等.肺动脉内漂浮导管留置介入治疗肺癌 36 例分析 [J]. 华夏医学，2005（06）：51-52.

第一节　重症镇痛镇静的原则与药物选择

镇痛镇静不仅可以缓解患者的疼痛和不适感，还可以减轻焦虑和恐惧，改善患者的舒适度和生活质量。适当的镇痛镇静管理有助于减轻机体的应激反应，降低心肺负荷，减少并发症的发生率，促进患者的康复和恢复。合理的镇痛镇静管理需要个体化治疗方案，根据患者的病情、生理状况、意识状态以及治疗目标等因素，制定恰当的药物选择和剂量调整。通过综合的治疗策略，我们可以最大限度地提高重症患者的治疗效果，减轻患者的痛苦，促进其康复和恢复。深入了解重症患者镇痛镇静的临床意义和目标，对于提高重症医学治疗水平具有重要的指导意义。

1　镇痛镇静的原则

（1）个体化治疗：根据患者的病情、疼痛程度、意识状态和合并症等因素，制定个体化的镇痛镇静方案。

（2）目标导向治疗：设定目标疼痛评分和镇静评分，以指导治疗的调整和监测患者的反应。

（3）安全性优先：在选择药物和剂量时，优先考虑药物的安全性和副作用，避免可能的呼吸抑制和循环不稳定等不良反应。

（4）多模式管理：采用多种方式（药物治疗、非药物治疗）综合管理疼痛和焦虑，如音乐疗法、呼吸训练等。

（5）随时评估和调整：随时监测患者的病情和反应，根据需要调整镇痛镇静方案，以确保患者的舒适和治疗效果。

2 常用药物选择和管理

2.1 镇痛药物

（1）阿片类镇痛药：阿片类镇痛药包括吗啡、芬太尼等，常被用于控制剧痛和急性疼痛，其镇痛效果强大而迅速。然而，使用阿片类药物须谨慎，因为其具有呼吸抑制和依赖风险。患者可能出现呼吸频率减慢、低氧血症等不良反应，特别是在高剂量或长时间使用时。因此，在使用阿片类药物时，须密切监测患者的呼吸情况，并采取适当的措施，如减少剂量或联合应用呼吸兴奋剂，以预防呼吸抑制的发生。

（2）非阿片类镇痛药：非阿片类镇痛药包括非甾体抗炎药（NSAIDs）等，适用于轻至中度疼痛的治疗。与阿片类药物相比，非阿片类药物在镇痛效果上可能较弱，但其具有的镇痛作用同样可以发挥一定的作用。此外，非阿片类药物相对于阿片类药物而言，具有较少的呼吸抑制和依赖风险，因此在一些情况下更为安全。通常情况下，非阿片类药物与阿片类药物联合使用，可以实现镇痛效果的协同作用，同时减少阿片类药物的使用量，降低不良反应的发生风险。

2.2 镇静药物

（1）苯二氮䓬类药物：苯二氮䓬类药物包括咪达唑仑、氟马西尼等，具有镇静和安眠作用。它们通常被用于治疗焦虑、不安和轻度的疼痛。这类药物能够通过作用于中枢神经系统的 GABA 受体来产生镇静效果，使患者感到放松和安心。然而，需要注意的是，长期或大剂量使用苯二氮䓬类药物可能会导致耐药性和依赖性，甚至造成戒断反应。因此，在使用这类药物时，应严格控制剂量和使用时间，避免滥用。

（2）丙泊酚：丙泊酚是一种具有快速作用和短效特点的镇静药物，广泛应用于重症监护患者的镇静和麻醉维持。相比于苯二氮䓬类药物，丙泊酚的作用更加迅速和可控，能够快速诱导患者进入镇静状态，并在停止使用后迅速清除，减少了过度镇静的风险。此外，丙泊酚还具有较小的呼吸抑制效应，对循环系统的影响也较小，因此在重症监护环境中被广泛应用。

2.3 药物管理

（1）个体化剂量：根据患者的年龄、体重、肝肾功能等因素，调整药物的剂量和给药速度。

（2）临床监测：密切观察患者的生命体征和神经状态，及时发现和处理可能发生的不良反应和并发症。

（3）戒断管理：对于长期应用的苯二氮䓬类药物，需谨慎调整剂量，并注意戒断综合征的管理。

（4）持续评估：持续监测患者的镇痛和镇静效果，及时调整药物剂量，避免过度镇静或疼痛控制不足。随着患者病情的变化和治疗进展，药物的需要量和效果也会发生变化，因此需要不断地进行评估和调整。

3 不良反应

（1）呼吸抑制：监测患者的呼吸频率和呼吸深度，及时发现呼吸抑制，并采取相应的措施，如减少药物剂量或使用呼吸机辅助呼吸。

（2）血压下降：密切监测患者的血压变化，预防和处理可能发生的血压下降，如补液等。

（3）意识改变：注意观察患者的意识状态和神经系统表现，若发现异常及时评估原因并采取措施。

（4）药物过敏：了解患者的过敏史，避免使用可能引起过敏反应的药物，并在发生过敏反应时及时处理。

（5）长期应用问题：对于需要长期应用镇痛镇静药物的患者，须谨慎选择药物和剂量，并定期评估疗效和不良反应。

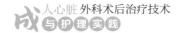

4 心脏术后常用镇静药物的管理

心脏术后的患者通常需要镇静药物来帮助他们克服术后的不适和焦虑，同时促进他们的康复。然而，合理的药物管理至关重要，以确保患者的安全和良好的治疗效果。

（1）丙泊酚：具有快速作用和短效特点，广泛用于心脏术后的镇静和麻醉维持。

（2）苯二氮䓬类药物：如咪达唑仑等，常用于心脏术后的镇静和焦虑缓解。

（3）芬太尼：阿片类镇痛药物，常用于心脏术后的疼痛管理和镇静。

（4）地西泮：苯二氮䓬类药物，用于心脏术后的焦虑和镇静。

参考文献

[1] Kohan L, Hamill-Ruth R.Pain Assessment and Pharmacologic Management [J]. Crit Care Med, 2011, 39（9）: 2209. DOI: 10.1097/ccm.0b013e3182283774.

[2] Shehabi Y, Bellomo R, Reade M C, et al.Early intensive care sedation predicts long-term mortality in ventilated critically ill patients [J]. Am J Resp Crit Care, 2012, 186（8）: 724-731.DOI: 10.1164/rccm.201203-0522OC.

[3] Barr J, Fraser G L, Puntillo K, et al. Clinical practice guidelines for the management of pain, agitation, and delirium in adult patients in the intensive care unit [J]. Crit Care Med, 2013, 41（1）: 263-306. DOI: 10.1097/CCM.0b013e3182783b72.

[4] Delgado S A. CE: Managing Pain in Critically Ill Adults: A Holistic Approach [J]. Am J Nurs, 2020, 120（5）: 34-42. DOI: 10.1097/01.NAJ.662808.81949.d6.

[5] Davidson J E, Winkelman C, Gélinas C, et al. Pain, agitation, and delirium guidelines: nurses involvement in development and implementation [J]. Crit Care Nurse, 2015, 35（3）: 17-31; quiz 32. DOI: 10.4037/ccn2015824.

[6] Gutysz-Wojnicka A, Ozga D, Mayzner-Zawadzka E. Pain assessment using a Polish version of the Behavioral Pain Assessment Scale in sedated and mechanically

ventilated patients [J]. Ból, 2016, 17（3）: 27−35. DOI: 10.5604/01.3001.0009.5271.

[7] Lang J. Appraisal of Clinical Practice Guideline: Clinical Practice Guidelines for the Prevention and Management of Pain, Agitation/Sedation, Delirium, Immobility, and Sleep Disruption in Adult Patients in the ICU [J]. J Physiother, 2022, 68（4）: 282. DOI: 10.1016/j.jphys.2022.08.005.

[8] Devlin J W, Skrobik Y, Gélinas C, et al. Clinical Practice Guidelines for the Prevention and Management of Pain, Agitation/Sedation, Delirium, Immobility, and Sleep Disruption in Adult Patients in the ICU [J]. Crit Care Med, 2018, 46（9）: e825−e873. DOI: 10.1097/CCM.3299.

[9] Zhang S, Cui W, Ding S, et al. A cluster−randomized controlled trial of a nurse−led artificial intelligence assisted prevention and management for delirium（AI−AntiDelirium）on delirium in intensive care unit: Study protocol [J]. PLoS One, 2024, 19（2）: e0298793. DOI: 10.1371/journal.pone.0298793.

[10] Smithburger P L, Patel M K. Pharmacologic Considerations Surrounding Sedation, Delirium, and Sleep in Critically Ill Adults: A Narrative Review [J]. J Pharm Pract, 2019, 32（3）: 271−291. DOI: 10.1177/0897190019840120.

[11] Park S Y, Lee H B. Prevention and management of delirium in critically ill adult patients in the intensive care unit: a review based on the 2018 PADIS guidelines [J]. ACute Crit Care, 2019, 34（2）: 117−125. DOI: 10.4266/acc.2019.00451.

[12] Hodgson C L, Bailey M, Bellomo R, et al. Early Active Mobilization during Mechanical Ventilation in the ICU [J]. New Engl J Med, 2022, 387（19）: 1747−1758. DOI: 10.1056/NEJMoa2209083.

[13] Pun B T, Badenes R, Heras La Calle G, et al.Prevalence and risk factors for delirium in critically ill patients with COVID−19（COVID−D）: a multicentre cohort study [J]. Lancet Resp Med, 2021, 9（3）: 239−250. DOI: 10.1016/S2213−2600（20）30552−X.

[14] Meiser A, Volk T, Wallenborn J, et al. Inhaled isoflurane via the anaesthetic

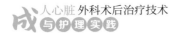

conserving device versus propofol for sedation of invasively ventilated patients in intensive care units in Germany and Slovenia: an open-label, phase 3, randomised controlled, non-inferiority trial [J]. Lancet Resp Med, 2021, 9（11）: 1231-1240. DOI: 10.1016/S2213-2600（21）00323-4.

[15] Olsen H T, Nedergaard H K, Strøm T, et al. Nonsedation or Light Sedation in Critically Ill, Mechanically Ventilated Patients [J]. New Engl J Med, 2020, 382（12）: 1103. DOI: 10.1056/NEJMoa1906759.

[16] Eikermann M, Needham D M, Devlin J W. Multimodal, patient-centred symptom control: a strategy to replace sedation in the ICU [J]. Lancet Resp Med, 2023, 11（6）: 506-509. DOI: 10.1016/S2213-2600（23）00141-8.

[17] Coursin D B, Skrobik Y. What is Safe Sedation in the ICU? [J]. New Engl J Med, 2019, 380（26）: 2577-2578. DOI: 10.1056/NEJMe1906522

[18] Shehabi Y, Howe B D, Bellomo R, et al. Early Sedation with Dexmedetomidine in Critically Ill Patients [J]. New Engl J Med, 2019, 380（26）: 2506-2517. DOI: 10.1056/NEJMoa1904710.

[19] Sperotto F, Emani S, Zhu L, et al. Abstract 12914: Predicting Favorable Hemodynamic Response to Intravenous Morphine in ICU Patients With Congenital Heart Disease [J]. Circulation, 2021, 144（Supple1）. DOI: 10.1161/circ.144. suppl_1.12914.

[20] Scherer C, Kleeberger J, Kellnar A, et al. Propofol versus midazolam sedation in patients with cardiogenic shock – an observational propensity-matched study [J]. Eur Heart J, 2022, 43（Supple2）. DOI: 10.1093/eurheartj/ehac544.1498.

[21] Stollings J L, Balas M C, Chanques G. Evolution of sedation management in the intensive care unit（ICU）[J]. Intens Care Med, 2022, 48（11）: 1625-1628. DOI: 10.1007/s00134-022-06806-x.

第二节　镇静镇痛评分

> 镇静镇痛评分是用于评估患者在接受医疗护理过程中镇静和镇痛程度的标准化工具。这一评分体系有助于医护人员了解患者的舒适度和疼痛感受，从而提供更为精准、个性化的治疗方案，确保患者在安全、舒适的状态下接受治疗。这不仅有助于提高患者的治疗效果和满意度，还能促进医疗质量的持续改进。

1　镇静评分

镇静治疗是 ICU 治疗的重要组成部分。研究表明，护士主导的程序性镇静管理方案可以有效促进镇静治疗的实施，其核心内容之一就是利用客观、有效的镇静评估工具个体化地观察、评估患者。

目前临床中常用的镇静评价量表包括 Richmond 躁动-镇静评分（ Richmond agitation-sedation scale，RASS ）、Riker 镇静—躁动评分（ sedation-agitation scale，SAS ）、Ramsay 评分、肌肉活动评分法（ motor activity assessment scale，MAAS ）等。

1.1 Richmond 躁动—躁动评分（ RASS 评分 ）

（1）RASS 评分简介

RASS 评分是一种用于评估成年患者镇静和躁动状态的标准化评分工具。它有助于医护人员快速、准确地判断患者的意识水平和镇静程度，从而指导镇静药物的合理应用和调整，保障患者的安全与舒适。RASS 评分表常用于重症监护室、急诊科和其他需要密切观察患者意识状态的场所。评分表可以帮助医务人员判断是否需要调整镇静剂的剂量或其他治疗措施。该评分表简洁明了，容易被医务人员掌握和应用。

（2）评分内容与标准

RASS 评分通过对患者的行为表现进行评估，将镇静水平划分为不同的等级。具体评分内容及标准如下：

①+4：有攻击性，有暴力行为，如扯掉导管、衣服等；

②+3：非常躁动，如试着拔出导管或衣服等；

③+2：躁动焦虑，身体动作较大，无法配合指令；

④+1：焦虑紧张，但身体动作不大，能够听从指令；

⑤0：清醒平静，能够配合治疗；

⑥−1：昏昏欲睡，但可被唤醒；

⑦−2：轻度镇静，对声音刺激有反应；

⑧−3：中度镇静，对躯体刺激有反应；

⑨−4：重度镇静，对反复疼痛刺激有反应；

⑩−5：昏迷，无法唤醒。

或见表 5-2-1：

表 5-2-1　RASS 评分表

+4	有攻击性	有暴力行为
+3	非常躁动	试着拔除呼吸机管、胃管或静滴点滴
+2	躁动焦虑	身体激烈移动，无法配合呼吸机
+1	不安焦虑	焦虑紧张但身体只有轻微的移动
0	清醒平静	清醒自然状态
−1	昏昏欲睡	没有完全清醒，但可保持情绪超过 10 s
−2	轻度镇静	无法维持情绪超过 10 s
−3	中度镇静	对声音有反应
−4	重度镇静	对身体刺激有反应
−5	昏迷	对声音及身体刺激都无反应

（3）镇静深度分级

根据 RASS 评分，患者的镇静深度可分为以下 3 个级别：

①轻度镇静：RASS 评分在 −1 至 0 之间，患者清醒且平静，能够配合治疗。

②中度镇静：RASS 评分在 −2 至 −3 之间，患者呈现轻度至中度镇静状态，对刺激有反应。

③深度镇静：RASS 评分在 −4 至 −5 之间，患者处于重度镇静状态，对疼痛刺激有反应或无法唤醒。

（4）评估程序与步骤

①选择合适的时机进行评估，避免在患者接受治疗或检查时进行。

②评估前与患者沟通，解释评估目的，取得患者配合。

③观察患者的行为表现，根据 RASS 评分表进行评分。

④记录评估结果，并告知相关医护人员。

（5）评估人员要求

①评估人员应具备相应的医学知识和临床经验，熟悉 RASS 评分表的使用方法和评估标准。

②评估人员应保持客观公正的态度，避免主观因素对评估结果的影响。

（6）镇静药物调整

①根据 RASS 评分结果，医护人员应及时调整镇静药物的剂量和给药频率，以达到理想的镇静效果。

②在调整药物过程中，应密切观察患者的反应和生命体征变化，确保患者的安全与舒适。

（7）并发症预防

①在使用镇静药物时，应注意预防呼吸抑制、低血压等并发症的发生。

②医护人员应定期评估患者的呼吸、血压等生命体征，及时处理异常情况。

（8）监测与记录

①对接受镇静治疗的患者，应进行持续监测，记录 RASS 评分、药物使用情况、生命体征等信息。

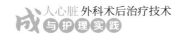

②监测数据应定期汇总分析，为临床决策提供依据。

在实际应用中，医护人员应根据患者的具体情况和临床需求合理使用RASS评分表，以提高患者的治疗效果和生活质量。

1.2 Ricker 镇静 - 躁动评分（SAS 评分）

（1）躁动程度评估

SAS 评分表（表 5-2-2）的首要内容是评估患者的躁动程度。这包括观察患者是否有不自主运动、活动过多或不安分的表现。通过细致的观察，评估人员可以判断患者的躁动级别，为后续的治疗与护理提供依据。

表 5-2-2　SAS 评分表

分　值	描　述	定　义
7	危险躁动	牵拉气管内插管，试图拔除导管，翻越床栏，攻击医务人员，在床上翻来覆去
6	非常躁动	反复劝阻仍不能安静，需要保护性束缚，咬气管、导管
5	躁动	焦虑或轻度烦躁，试图坐起，劝说后可安静下来
4	安静、配合	安静，容易唤醒，服从指令
3	镇静	不易唤醒，语言刺激或轻轻摇动可醒但重又入睡，能服从简单指令
2	非常镇静	对躯体刺激有反应，不能交流及服从指令，有自主运动
1	不能唤醒	对恶性刺激无反应或有轻微反应，不能交流及服从指令

（2）意识状态评分

在 SAS 评分中，对患者的意识状态进行评分是至关重要的一步。评估人员需要观察患者的清醒程度、反应速度以及对外界刺激的反应情况，从而确定患者的意识状态等级。

（3）疼痛程度描述

疼痛是影响患者镇静效果的重要因素之一。在 SAS 评分表中，应对患者的疼痛程度进行详细描述，包括疼痛的性质、部位、持续时间以及强度等。这有助于医护人员及时了解患者的疼痛状况，并采取相应的镇痛措施。

（4）指令服从情况

患者的指令服从情况是评估其镇静效果的重要指标之一。评估人员需观察患者是否能够按照医护人员的指令进行活动或保持特定的体位。患者是否能够配合治疗与护理，对于评估其镇静状态具有重要意义。

（5）言语提示响应

患者的言语提示响应能力也是 SAS 评分表中的重要内容。评估人员可以通过与患者进行交流，观察其对言语提示的反应情况，从而判断患者的认知功能和语言沟通能力。

（6）约束需求判断

在评估过程中，评估人员需要根据患者的实际情况判断是否需要采取约束措施。这包括评估患者是否有自伤、伤人或破坏设备等行为的风险，以及约束措施是否能够有效控制患者的行为。

（7）攻击行为记录

对于出现攻击行为的患者，SAS 评分表要求详细记录其行为表现。这包括攻击行为的性质、频率、持续时间以及针对的对象等。记录攻击行为有助于医护人员了解患者的行为特征，并制定相应的干预措施。

综合以上各方面的评估结果，SAS 镇静评分表最后需要对患者的镇静效果进行总结。这包括对患者当前镇静状态的整体评价，以及对未来镇静治疗与护理的建议。总结部分旨在为医护人员提供全面的患者信息，以便制定更为合理、有效的治疗与护理方案。

1.3 Ramsay 镇静评分

（1）评分定义与目的

Ramsay 镇静评分是一种评估接受持续静脉泵入镇静药物患者镇静水平的指标，也是一种广泛应用于重症监护和手术室等环境的镇静评估工具。它的主要目的是客观地量化患者的镇静水平，帮助医护人员了解患者的舒适度和反应状态，从而调整镇静药物的剂量和类型，确保患者在治疗过程中既不过度镇静，

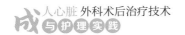

也不过于躁动。

（2）评分级别与描述

该评分根据患者的临床状态分为六级，具体如下：

①1分：患者焦虑、激动或者不安。

②2分：患者合作、服从且安静。

③3分：患者入睡，对命令有反应。

④4分：患者入睡，对轻度摇晃或大声音刺激有反应。

⑤5分：患者入睡，对伤害性刺激，如用力压迫有反应。

⑥6分：患者入睡，对上述刺激无任何反应。

或见表5-2-3：

表5-2-3 Ramsay 镇静评分

临床状态	分值
焦虑，激动或不安	1
合作，服从及安静	2
入睡，仅对命令反应	3
入睡，对轻度摇晃或大的声音刺激反应	4
入睡，对伤害性刺激，如用力压迫有反应	5
入睡，对上述刺激无反应	6

在六级评分中，1分表示镇静不足；2～4分表示镇静恰当；5分或6分表示患者镇静过度。

（3）镇静效果评估

根据Ramsay镇静评分，医护人员可以评估患者的镇静效果。通常，2～4级被认为是理想的镇静状态，既能保证患者的舒适度，又不影响必要的医疗操作。若评分过高或过低，说明镇静效果不足或过度，需要调整镇静药物剂量。

（4）镇静过度与不足

镇静过度可能导致患者呼吸抑制、循环功能下降等严重并发症，甚至危及生命。镇静不足可能导致患者焦虑、躁动，影响医疗操作的进行和患者的康复。因此，医护人员应密切关注患者的 Ramsay 评分，及时调整镇静策略。

（5）评估时机与频率

Ramsay 镇静评分的评估时机和频率应根据患者的具体情况和医疗操作的需要来确定。通常，在给予镇静药物后应定期进行评分，以确保患者的镇静状态处于理想范围。为了维持适当的镇静水平，需要每 4 小时进行一次评分评测。同时，在患者病情变化或需要调整镇静药物剂量时，也应重新进行评分。

（6）特殊患者注意事项

对于某些特殊患者，如老年人、儿童、孕妇以及存在肝肾功能不全的患者，应特别注意镇静药物的选择和剂量调整。这些患者的药物代谢和排泄能力可能较弱，容易出现药物蓄积和不良反应。因此，在使用 Ramsay 镇静评分时，应充分考虑这些患者的特殊情况。

（7）局限性与挑战

虽然 Ramsay 镇静评分是一种有用的评估工具，但也存在一定的局限性和挑战。首先，该评分系统主要依赖于医护人员的观察和判断，存在一定的主观性。其次，不同医护人员之间的评分可能存在差异，影响评估的准确性。此外，对于某些无法表达或沟通的患者，如意识障碍或语言障碍的患者，评分难度会增加。

综上所述，Ramsay 镇静评分是一种重要的评估工具，有助于医护人员了解患者的镇静状态并制定相应的治疗策略。然而，在使用该评分系统时，应充分考虑其局限性和挑战，结合患者的具体情况进行综合考虑和判断。同时，医护人员应不断提升自己的观察能力和专业技能，以确保评分的准确性和有效性。

1.4 肌肉活动评分法（MAAS）

（1）定义

肌肉活动是指肌肉在神经系统控制下产生的收缩与放松过程，是身体运动和维持姿势的基础。肌肉活动的强度和持续时间对于评估肌肉功能状态、预防运动损伤以及制定康复训练计划具有重要意义。

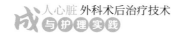

（2）评估方法与步骤

MAAS 是一种量化评估肌肉活动的方法，主要包括以下步骤：

①选择评估肌肉群：根据评估目的和患者的具体情况，选择需要评估的肌肉群。

②准备评估工具：使用专业的肌肉活动监测设备，如表面肌电图（sEMG）等，进行肌肉活动的实时监测和记录。

③执行特定动作：引导患者执行特定的肌肉活动动作，如屈伸、抬举等，以诱发肌肉活动。

④收集与分析数据：通过监测设备收集肌肉活动的电信号数据，并进行定性和定量分析，以评估肌肉活动的强度和模式。

（3）评分标准与等级

MAAS 采用分级评分的方式，将肌肉活动强度划分为不同的等级，每个等级对应一定的电信号特征和运动表现。（表 5-2-4）具体的评分标准可根据实际应用的需要进行制定，但通常包括以下几个等级：

①0 级：无肌肉活动，电信号微弱或无。

②1 级：微弱肌肉活动，电信号低且不稳定。

③2 级：轻度肌肉活动，电信号逐渐增强，运动表现初显。

④3 级：中等肌肉活动，电信号明显，运动表现良好。

⑤4 级：强烈肌肉活动，电信号强烈且稳定，运动表现优秀。

表 5-2-4 MAAS 评分表

定　义	分　值	描　述
危险躁动	7	无外界刺激就有活动，不配合，拉扯气管插管及各种导管，在床上翻来覆去，攻击医务人员，试图翻越床栏，不能按要求安静下来
躁动	6	无外界刺激就有活动，试图坐起或将肢体伸出床沿。不能始终服从指令（如能按要求躺下，但很快又坐起来或将肢体伸出床沿）

定 义	分 值	描 述
烦躁但能配合	5	无外界刺激就有活动,摆弄床单或插管,不能盖好被子,能服从指令
安静、配合	4	无外界刺激就有活动,有目的地整理床单或衣服,能服从指令
触摸、叫姓名有反应	3	可睁眼、抬眉,向刺激方向转头,触摸或大声叫名字时有肢体运动
仅对恶性刺激有反应	2	可睁眼、抬眉,向刺激方向转头,恶性刺激时有肢体运动
无反应	1	恶性刺激时无运动

（4）适用范围与限制

MAAS 适用于多种场合,包括运动训练、康复治疗、肌肉功能评估等。然而,该方法也存在一定的限制,如对于某些深层肌肉或细小肌肉群的评估可能不够准确;同时,对于存在神经系统疾病或肌肉损伤的患者,评估结果可能受到一定影响。

（5）实际应用案例

以一位康复期膝关节损伤患者为例,通过 MAAS 对其股四头肌进行肌肉活动评估。在康复初期,患者股四头肌活动评分较低,表现为肌肉收缩无力、电信号微弱。随着康复训练的进行,患者的肌肉活动评分逐渐提高,肌肉力量和稳定性得到显著改善。

（6）注意事项与风险

在使用 MAAS 进行评估时,应注意以下几点:

①确保评估工具的正确使用和校准,以减少误差。

②在评估过程中保持与患者的良好沟通,确保患者理解并执行正确的动作。

③对于特殊患者,如老年人、儿童或存在严重疾病的患者,应在专业人员的指导下进行评估。

此外,虽然 MAAS 是一种有效的肌肉活动评估方法,但也存在一定的风险,如电信号干扰、评估结果的主观性等。因此,在应用中需结合其他评估方法和

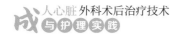

临床信息进行综合判断。

（7）总结与展望

MAAS 作为一种量化评估肌肉活动的方法，为肌肉功能评估和运动康复训练提供了有力支持。然而，该方法仍存在一定的局限性和挑战，需要进一步研究和改进。未来，可以探索更多先进的监测技术和数据分析方法，以提高 MAAS 的准确性和可靠性；同时，结合其他评估工具和临床信息，建立更加全面和个性化的肌肉功能评估体系。

1.5 Brussels 镇静评分

（1）评估背景与目的

Brussels 镇静评分是一种常用于评估患者镇静深度的工具，尤其在重症监护室和急诊环境中应用广泛。评分旨在提供一个标准化、量化的方法来评估患者的镇静水平，以便医生或护士能够据此调整治疗方案或用药剂量，确保患者处于适当的镇静状态，既不过度镇静导致并发症风险增加，也不过于兴奋影响治疗或恢复。

（2）评分

见表 5-2-5。

表 5-2-5 Brussels 评分表

状　态	分　值
无法唤醒	1
对疼痛反应但对声音无反应	2
对声音无反应	3
清醒，安静	4
激动	5

（3）镇静水平划分

评分从 1 到 5，其中 1 或 2 表示镇静过度，3 或 4 表示镇静恰当，而 5 则表示镇静不足。

（4）注意事项与提醒

在进行 Brussels 镇静评分时，需注意以下几点：

①评估应在安静、无干扰的环境中进行，以保证评估的准确性。

②评估者需具备相关知识和技能，熟悉评分标准和操作流程。

③对于无法沟通的患者，可通过观察其非语言行为来评估合作程度和躁动不安程度。

④评分结果仅作为参考，应结合患者的实际情况和医生的专业判断来制定治疗方案。

（5）评分结果解读

根据 Brussels 镇静评分的总分，可以判断患者的镇静程度，并据此调整治疗方案。对于得分较低的患者，可能需要增加镇静药物的剂量或调整用药方案；对于得分较高的患者，应减少镇静药物的使用，以避免过度镇静导致的并发症。同时，评分结果还可以用于监测患者的镇静状态变化，及时发现并处理可能出现的问题。

（6）应用领域与局限性

Brussels 镇静评分在重症监护、急诊、术后恢复等多个医疗领域具有广泛的应用价值。它能够帮助医护人员快速、准确地评估患者的镇静程度，为制定个性化的治疗方案提供依据。然而，该评分方法也存在一定的局限性，如对于某些特殊患者（如儿童、认知障碍患者等）可能不太适用，或者在某些特殊情况下（如使用特定镇静药物时）可能无法准确反映患者的真实镇静状态。因此，在使用 Brussels 镇静评分时，应结合患者的具体情况和医生的专业判断来综合考虑。

2　镇痛评分

在重症监护室中，对于患者的疼痛管理至关重要。有效的镇痛不仅能提升患者的舒适度，还能有助于减少由疼痛引起的应激反应和并发症。以下介绍 ICU 常用的镇痛评分方法，以协助医护人员更准确地评估患者的疼痛程度，从

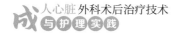

而制定个性化的镇痛方案。

2.1 数字疼痛评分(numeric rating scale, NRS)

数字疼痛评分是一种简单、快速且有效的疼痛评估工具。患者从 0(无痛)到 10(最痛)中选择一个数字来表示自己的疼痛程度。(图 5-2-1)NRS 评分适用于能够理解并配合评估的患者,特别适用于评估急性疼痛。

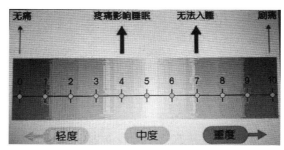

图 5-2-1 NRS 评分

具体来说,0 级代表没有疼痛,1~3 级代表轻度疼痛,4~6 级代表中度疼痛,7~10 级代表重度疼痛。NRS 评分不仅有助于医生更准确地评估患者的疼痛程度,从而选择更合适的止痛药和治疗方法,还有助于患者更好地了解自己的疼痛状况,积极参与治疗过程。然而,在使用 NRS 评分时,需要向患者进行充分的宣教,以确保评估结果的准确性和可靠性。

2.2 行为疼痛量表(behavioral pain scale, BPS)

对于无法用言语表达疼痛的患者,如意识障碍或机械通气的患者,可采用行为疼痛量表(表 5-2-6)。BPS 通过观察患者的面部表情、身体动作、发声等行为来评估疼痛程度。该量表适用于 ICU 中无法自行表达疼痛感受的患者。

表 5-2-6 BPS 评分表

项目	1 分	2 分	3 分	4 分
面部表情	放松	部分紧张	完全紧张	扭曲
上肢运动	无活动	部分弯曲	手指、上肢完全弯曲	完全回缩

续表

项目	1 分	2 分	3 分	4 分
通气依从性（插管患者）	完全能耐受	呛咳，大部分时候能耐受	对抗呼吸机	不能控制通气
发声（非插管患者）	无疼痛相关发声	呻吟≤3 次 /min 且每次持续时≤3s	呻吟>3 次 /min 或每次持续时间>3s	咆哮，或使用"哦""哎哟"等言语抱怨，或屏住呼吸

在评估过程中，每个条目会根据患者的反应情况分别赋予 1～4 分，然后将三个条目的得分相加，总分范围在 3～12 分。总分越高，说明患者的疼痛程度越高。这种量表为医疗工作者提供了客观且具体的疼痛评估方法，有助于制定更精确和有效的治疗方案。然而，在使用 BPS 时，需要有经验的医疗工作者进行操作，因为评估过程可能存在一定的主观误差。目前，BPS 在国际上被广泛应用于成人危重症患者的疼痛评估，其信效度和应用广泛性得到了广泛的认可。在我国，BPS 也得到了汉化和信效度测定，并在临床上得到了较广泛的使用。

2.3 重症监护疼痛观察(critical-carepain observation tool, CPOT)

CPOT 是一种专为 ICU 患者设计的疼痛评估工具（表 5-2-7），通过观察患者的面部表情、身体运动、发声及机械通气顺应性来评估疼痛程度。该量表结合了 BPS 的特点，并对机械通气患者的疼痛评估进行了优化。镇痛目标<3 分。

表 5-2-7 CPOT 量表

指 标	描 述	分 值
面部表情	放松的（无特殊面部表情）	0
	眼眶紧或提肌收缩，绷紧的（皱眉、眉毛低垂）	1
	所有以上面部表情伴眼睑紧闭，面部扭曲	2
肢体活动	没有活动	0
	防卫状态（蜷缩、缓慢、谨慎地运动、触摸或摩擦痛点）	1
	试图坐起、爬出床，辗转反侧，烦躁不安，牵拉管子	2

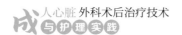
续表

指 标		描 述	分 值
肌肉紧张程度		松弛（弯曲四肢时无抵抗）	0
		紧张僵硬（弯曲四肢时有抵抗）	1
		非常紧张、僵硬（在弯曲四肢时剧烈抵抗）	2
通气依从性或发声	辅助通气者	与呼吸机没有抵抗，没有警报	0
		断断续续的警报，有咳嗽	1
		抵抗呼吸机不同步，频繁警报	2
	发声（拔管患者）	安静的、正常音调	0
		叹气、呻吟	1
		哭泣、喊叫	2
活动时疼痛情况		提供护理时没有疼痛症状	0
		拒绝活动、反抗普通活动	1
		在进行基础护理或者提供治疗时有疼痛表现	2

在使用 CPOT 进行疼痛评估时，医护人员会根据观察结果给予相应的评分。评分结果可以用于决定疼痛管理的策略，如是否需要使用镇痛药物、使用何种药物以及药物的剂量等。CPOT 的使用有助于实现个体化疼痛管理，提高重症病患的生活质量。

2.4 语言评分法（verbal rating scale, VRS）

无痛	轻度疼痛：能忍受，能正常生活睡眠	中度疼痛：适当影响睡眠，需止痛药	重度疼痛：影响睡眠，需用麻醉止痛药
剧烈疼痛：影响睡眠较重，伴有其他症状	无法忍受：严重影响睡眠，伴有其他症状		

语言评分法要求患者用言语描述自己的疼痛程度,如"无痛""轻度疼痛""中度疼痛""重度疼痛"等。VRS 适用于能够清晰表达的患者,适用于评估各种类型的疼痛。最轻程度疼痛的描述常被评估为 0 分,以后每级增加 1 分,因此每个形容疼痛的词都有相应的评分,以便于定量分析疼痛。

2.5 视觉模拟评分法(visual analogue scale,VAS)

视觉模拟评分法是一种简单、直观的疼痛评估工具,患者在一条标有 0(无痛)至 10(最痛)的直线上标出自己的疼痛程度。(图 5-2-2)VAS 适用于能够理解并配合评估的患者,尤其适用于慢性疼痛或术后疼痛的评估。

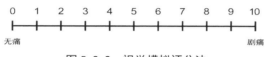

图 5-2-2 视觉模拟评分法

注意:使用前需要对患者做详细的解释工作,让患者理解该方法的概念以及此法测痛与真正疼痛的关系,然后让患者在直线上标出自己疼痛的相应位置。可使用正面有 0 和 10 之间游动的标尺,背面有 0 到 10 数字的视觉模拟评分尺,如果患者移动标尺,医生能够立即在尺的背面看到具体数字,可以精确到毫米。不宜用于老年人,因为老年人准确标定坐标位置的能力不足。适用于 7 岁以上患者。

2.6 面部表情评估(faces pain scale,FPS)

面部表情评估通过展示一系列代表不同疼痛程度的面部表情图片,让患者选择最符合自己疼痛感受的图片。(图 5-2-3、5-2-4)FPS 适用于儿童以及语言交流受限的患者,有助于更准确地评估疼痛程度。镇痛目标<4 分。

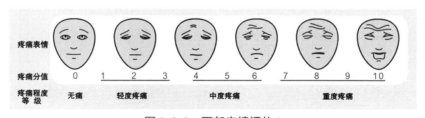

图 5-2-3 面部表情评估 1

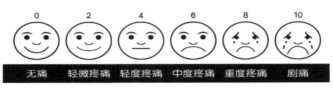

图 5-2-4　面部表情评估 2

2.7 临床疼痛测量法

见表 5-2-8。

表 5-2-8　临床疼痛测量

无痛		0 分：无痛
轻度疼痛 （1～3 分）	翻身、咳嗽、 深呼吸时疼痛	1 分：安静平卧不痛，翻身咳嗽时疼痛
		2 分：咳嗽疼痛，深呼吸不痛
		3 分：安静平卧不痛，咳嗽、深呼吸疼痛
中度疼痛 （4～6 分）	安静平卧时有疼 痛，影响睡眠	4 分：安静平卧时，间歇疼痛（4 分开始影响生活 质量）
		5 分：安静平卧时，持续疼痛
		6 分：安静平卧时疼痛较重
重度疼痛 （7～10 分）	翻转不安，无法入 睡，全身大汗，无 法忍受	7 分：疼痛较重，翻转不安，无法入睡
		8 分：持续疼痛难忍，全身大汗
		9 分：剧烈疼痛，无法忍受
		10 分：最疼痛，生不如死

2.8 其他不常用的疼痛评估方法

主要有 45 区体表面积评分法、麦吉尔疼痛问卷表、简化的 McGill 疼痛问卷、UBA 疼痛行为量表、六点行为评分法、疼痛日记评分法、Prince-Henry 评分法、长海痛尺、FLACC 量表、五指疼痛评分法、多因素疼痛评分法、疼痛性质评估（Saint Antoine 的疼痛调查表）等。

3　总结

镇痛镇静评分是重症监护工作中不可或缺的一部分，ICU 常用镇静镇痛评分方法有很多，医护人员应根据患者的具体情况选择合适的评估方法，确保镇静镇痛方案的针对性和有效性。同时，需要定期评估患者的镇静镇痛程度，根据评估结果调整镇静镇痛方案，以提高患者的舒适度和满意度，进而可以更好地为患者提供更加个性化、精准的护理服务。

参考文献

[1] Sessler C N, Gosnell M S, Grap M J, et al.The Richmond Agitation-Sedation Scale: validity and reliability in adult intensive care unit patients [J]. Am J Respir Crit Care Med, 2002, 166（10）: 1338-1344.

[2] 朱明明，刘芳，王冉 . 躁动镇静评分在重症患者中应用的研究进展 [J]. 中华护理杂志，2018，53（02）: 247-250.

[3] 何冠凤，何珊，左泽兰 . 重症监护室儿童镇静评估的研究进展 [J]. 中国小儿急救医学，2022，29（1）: 60-64.

[4] 刘文佳 . 右美托咪定用于全身麻醉对老年髋部骨折患者的麻醉效果、镇痛效果和 Ramsay 镇静评分的影响分析 [J]. 北方药学，2024，21（03）: 160-162.

[5] 苗婷，张晓花，湛守青 .Ramsay 镇静评分法在主动脉夹层病人孙氏手术后监护中的应用效果 [J]. 中西医结合心脑血管病杂志，2023，21（17）: 3238-3242.

[6] 曾令宇 .BIS 联合 RASS 评分评估镇静水平对脓毒症机械通气患者死亡率的影响 [D]. 南昌：南昌大学，2023.

[7] 熊萍，刘鲁华 . 一种多功能疼痛评分尺的研制 [J]. 当代护士（下旬刊），2021，28（10）: 190.

[8] 李英，王文杰，陈红英 . 疼痛评分转盘设计与应用 [J]. 中华现代护理杂志，2013，19（03）: 263.

第六章 营养支持与管理

第一节 肠内营养支持

肠内营养支持是指在患者饮食不能获取或摄入不足的情况下,通过肠内途径补充或提供维持人体必需的营养素。

胃残留量(GRV)是指胃内未排空的内容物的体积,组成成分包括唾液、胃液、十二指肠反流液和肠内营养液,可使用注射器经胃管抽出来衡量。

胃潴留是指胃内容物积聚而未及时排空的异常状态,呕吐出 4 ~ 6 h 前的食物或空腹 8 h 以上,胃内残留食物仍 > 200 mL 者,表明存在胃潴留。

目前肠内营养是危重症患者进行营养支持治疗的首选和最安全途径,也是最接近生理学的营养治疗措施。重症患者康复的任何环节都受到营养支持的影响,几乎每个器官都离不开营养支持。营养不足会带来炎症反应和器官损伤,营养不良可增加住院时间及病死率,带来不良临床结局。相反,积极增加能量供给,尤其是蛋白质供给,能改善危重症患者的临床预后,降低病死率。近年来大量研究表明,肠内营养对于维持应激状态下肠道炎症与抗炎平衡,进而维持微生物的生态平衡具有重要意义,积极实施肠内营养已经上升到重症患者综合管理的战略层面。

1 肠内营养护理要点和研究进展

（1）及早对患者的营养状况及肠道功能进行准确评估和分析，只要患者的胃肠道有功能，无肠内营养禁忌证，就应早期开始肠内营养。

（2）关于营养风险筛查，目前只有 Nutric 评分和 NRS2002 同时与营养状态及疾病严重程度相关。其中，Nutric 评分高的患者往往能够从积极的热量及蛋白质的支持治疗中获益更多，如更低的病死率和更短的机械通气时间。

（3）妥善固定，正确留置并妥善固定鼻饲管是肠内营养顺利进行的基础。营养管留置成功后在鼻腔处做好标记，记录插管深度，以医用胶布用高举平台法将鼻饲管固定鼻翼下，不推荐鼻尖处，留适当长度固定于面部。

（4）喂养的"三度"即指营养液的温度、浓度和灌注速度。遵循浓度从低到高、容量从少到多、速度由慢到快的原则。一般认为温度在 37～41℃。自行配制和需冲调的营养液应按照比例配制，并确保操作过程不受污染。即用型营养液在使用过程中应注意不要添加其他任何营养素或药物，以免破坏营养液的物理稳定性，改变其黏稠度和颗粒大小，影响输注速度和吸收效果。灌注速度应由慢到快，开始为 20～30 mL/h，根据病人反应逐渐增加至 80～100 mL/h，最高速度不能超过 130 mL/h，24 h 总量由 500 mL/d 逐渐增加到每日热量所需目标值。

（5）肠内营养制剂应现配现用，配置过程中应避免污染。常温保存不宜超过 4 h，超过 4 h 应置于冰箱冷藏，24 h 内未用完应丢弃。

（6）无特殊体位禁忌时，喂养时应抬高床头 30°～45°，喂养结束后宜保持半卧位 30～60min。

（7）宜将营养液加热至 37～40℃，持续输注营养液时，可使用肠内营养输液器专用加温器。

（8）一次性输注者，可使用注射器缓慢注入喂养管，根据营养液总量分次喂养，每次推注量不宜超过 400 mL。

（9）持续经泵输注者，可在间歇重力滴注的基础上，使用肠内营养泵持续

12～24 h 输注，速度应由慢到快，先调至 20～50 mL/h，根据患者耐受情况逐渐增加。

（10）分次推注和间歇重力滴注每次喂养前应检查胃残留量。重症患者持续经泵输注时，应每隔 4～6 h 检查胃残留量。

（11）在输注营养液前后均用温开水 20 mL 冲鼻饲管，防止营养液堵塞管腔。对免疫功能受损或危重患者，宜用灭菌注射用水冲管。

（12）鼻饲管给予药物时，药品应研碎成粉末状，以防颗粒过大堵管。在多种药注入时，尽量避免同时注入，以免药物之间发生变化，形成硬块而堵管，必须将药片碾碎、彻底溶解。

（13）护士主动管理的喂养规范，包括目标容量实施、高—低策略、胃肠动力药应用调整、血糖管理，有利于喂养目标实施和减少院内感染。

（14）如果患者无法完全接受肠内营养支持，可以给予其肠内营养联合肠外营养治疗，从而使患者的营养状况得到最大限度的保障。

（15）经鼻胃管喂养出现并发症、高危误吸或不能耐受经胃管喂养的患者，推荐行幽门后喂养。

（16）重症监护室机械通气患者实施基于肠内营养耐受评估的标准化流程管理后，有助于减少患者胃肠功能障碍的发生，增强患者营养状况及免疫功能，改善患者生活质量。

（17）基于喂养泵的间歇性肠内营养支持能够降低 ICU 患者喂养不耐受的风险，改善患者营养状况。

2 肠内营养并发症与护理措施

2.1 腹泻的护理措施

（1）应观察患者腹泻频次，排便的色、质、量，及时与医生沟通。

（2）对于营养液输注过快引起的腹泻，应减慢输注速度，可使用输注泵控制输注速度；对于营养液温度过低引起的低温型腹泻，可使用加温器。

（3）当患者使用肠内营养并发腹泻时，推荐采用 Hart 腹泻计分法来进行腹泻评估。

（4）对于重症患者，应采用肠内营养输注泵匀速输送的方式进行营养制剂喂养。

（5）肠内营养实施环境要求，推荐实施肠内营养的整个操作过程中，包括肠内营养制剂、输注肠内营养的管道及操作台面等，均要保持清洁。

（6）鼻饲给药前后，使用至少 30 mL 的温水冲洗营养管，防止药物与制剂发生混合。

（7）建议使用酵母菌或益生菌来预防由肠道菌群移位引起的腹泻。

（8）发生腹泻时做好基础护理，如保持肛周清洁、干燥，预防湿疹，及时留粪标本送检，并报告医生以便调整抗生素。

（9）对可能导致腹泻的感染性或其他疾病进行评估，评估内容包括腹部检查、排便量、粪便性状、粪便细菌培养、电解质检查、药物治疗的使用等。

（10）发生腹泻时，不应立刻中断肠内喂养，应减慢鼻饲喂养速度和 / 或减少营养液总量，改变营养配方 / 方案，如增加可溶性纤维素（20 g）或予以等渗配方，并严格执行无菌操作。

2.2 恶心呕吐护理措施

（1）应查找造成恶心呕吐的原因，降低输注速度，可协助患者取右侧卧位。

（2）当出现呕吐或腹胀，或连续 2 次监测胃残余量＞250 mL 时，使用促动力药，且不建议预防性使用。

2.3 胃潴留护理措施

（1）可使用≥50 mL 的营养液注射器、床旁超声仪等方法评估胃残留量。GRV＞200 mL 时，应评估患者有无恶心呕吐、腹胀、肠鸣音异常等不适症状，如有不适，应减慢或暂停喂养，遵医嘱调整喂养方案或使用促胃肠动力药物，GRV＞500 mL，宜结合患者主诉和体征考虑暂停喂养。

（2）胃潴留的识别，GRV≥200 mL 时考虑发生胃潴留，当连续 2 次监测GRV＞250 mL 或 GRV 监测值超过前 2 h 喂养量的 50% 时，即可视为高水平的GRV。

（3）半卧位有利于减少胃潴留，减少反流和误吸。使用鼻胃管进行管饲时，将床头抬高 30°～45° 且每天进行 2 次、每次 15min 的腹部按摩，可减少 GRV。

（4）对 GRV＞500 mL/6 h 的重症患者实行延迟胃肠营养。

（5）对有高误吸风险或促动力药物无效的经胃肠内营养不耐受的患者，建议每 4 小时监测 1 次 GRV，或者采用幽门后喂养，如鼻肠管等。

（6）建议采用肠内营养流程化管理的方式改善重症患者肠内营养的耐受性，减少不良反应的发生。

（7）胃超声可保证 GRV 测量的准确性且不会中断肠内营养。

（8）输注速度建议从 10～20 mL/h 开始，如患者胃肠功能耐受，可逐渐增加速度，持续 6 h，耐受后输注速度可增加至 100 mL/h，12～24 h 完成，①当 GRV＜200mL 时，输注速度每 6 h 增加 20 mL，直至输注速度达到每日营养目标速度（不超过 120 mL/h）。②当 200 mL≤GRV＜350 mL，输注速度降至原有速度的 50%，6 h 后再次评估。③当 350 mL≤GRV＜500 ml，输注速度降至原有速度的 25%，6 h 后再次评估。④当 GRV≥500 mL 时，则立即暂停肠内营养，并报告医生；6 h 后护士再次评估，若 GRV≥500 mL，且营养风险筛查评分简表评分≥5 分，遵医嘱改变喂养途径，如空肠喂养等。⑤如 GRV≥500 mL，且营养风险筛查评分简表评分＜5 分，医生需根据病情给予甲氧氯普胺等治疗。

（9）有报道称，采用摩腹揉脐联合白萝卜汤、子午流注穴位按摩和针灸刺激内关穴，均可以有效预防危重症患者发生胃潴留，促进胃排空。

（10）实施肠内营养并发胃潴留规范化处理流程，能够提高危重症患者预期喂养达标率，减少危重症患者促胃动力药物使用量，且不增加误吸的发生率。

重症患者是否需要常规监测 GRV 饱受质疑，诸多研究也反映出临床应用争议的现状。重症患者的病因和病理生理学差异较大，不论有无反流误吸风险，对所有肠内营养患者常规监测 GRV 的害处均大于益处。不常规监测更符合临床实际，筛查需要选择性监测的高误吸风险患者及有监测需求的客观依据更加重要。学者们基于胃排空生理学原理推测，常规监测 GRV 能及时发现胃动力不足及肠内营养喂养不耐受，在发现 GRV 升高时及时调整肠内营养策略，如使用促胃肠动力药、暂停或中断肠内喂养等，以便主动预防呕吐、误吸、吸入性肺炎等并发症。但有研究者对经典理论提出了质疑，认为常规监测 GRV 反而会阻碍医护人员喂养积极性，导致喂养中断和营养摄入不足，进而影响重症患者的营养达标甚至远期预后。

在综合考虑预防和消除反流误吸危险因素的基础上，应寻找合适的筛查方案实现突破和创新。通过动态筛查评估危险因素进行个体化目标管理，有选择性地监测 GRV，可能会从真正意义上减少反流误吸，顺利实施肠内营养和促进营养达标。未来应立足于不同病种和不同风险级别的集束化管理或流程化管理的研究，从而减少不必要的常规 GRV 监测，进而优化肠内营养管理流程，达到既要营养达标，又能降低不良事件发生率的目的。随着超声和 CT 等影像检查技术不断进步，以及其他监测胃肠动力技术的诞生，肠内营养的管理一定会向着精准化方向实现新的突破。

2.4 误吸护理措施

（1）关于误吸的定义，多位学者均将其表述为在吞咽过程中，食物、分泌物、血液等未能进入食管，而是进入声门以下呼吸道的过程。

（2）推荐采用 ICU 误吸风险评估量表对住院的肠内营养患者进行评估。

（3）推荐临床医务人员对气管插管患者常规执行声门下分泌物引流技术，以预防误吸，进而降低 VAP 的发生率。

（4）妥善固定喂养管，避免鼻胃管移位导致的误吸。

（5）临床医务人员对 ICU 机械通气患者和（或）肠内营养支持患者采取半卧位（床头抬高 30°～45°）来预防误吸。

（6）对于误吸高风险患者，推荐每 4 小时监测 1 次 GRV，有条件的情况下，可采用床边胃超声监测评估 GRV。对于误吸高风险患者，建议使用促胃肠动力药如甲氧氯普胺、红霉素，或止吐药如甲氧氯普胺，或抗反流药物如枸橼酸莫沙必利片等来防止误吸。改变误吸高风险患者肠内营养管道的位置或食物输送的方式，如幽门后 / 小肠喂养。

（7）2016 年美国肠外肠内营养学会（ASPEN）指南指出，蓝色食用色素和任何染色剂不能作为判断肠内营养误吸的标志。

（8）根据患者的胃肠耐受性动态调整肠内营养的量及速率来避免胃扩张，进而减少误吸的风险。

（9）机械通气病人灌注前确认气管套管的气囊已充气，灌注时密切观察血氧饱和度变化和呼吸情况，每 2 小时听诊呼吸音 1 次，持续输注时，翻身动作应轻稳，侧卧以 25°～45° 为宜。

（10）吸痰时注意技巧，做到稳、准、快，保持气道湿润，使痰液容易吸出而不致刺激过大。掌握深度，因过深引起剧烈呛咳时极易使营养液反流，增加误吸的危险。

（11）一旦发生误吸，应立即暂停喂养，查找造成误吸的原因。应鼓励患者咳嗽，协助取半卧位，昏迷患者应头偏一侧。

（12）若患者出现气道梗阻或窒息症状，应立即给予负压吸引。

2.5 腹胀护理措施

（1）腹胀定义：患者主诉腹部有胀气感，体格检查可见腹部膨隆，叩诊呈鼓音或腹围较鼻饲前增加且腹部触诊较硬、移动度降低、紧张度增高。

（2）可采用测量腹围值和腹部深、浅触诊方法对腹胀进行评估。

（3）患者若出现腹胀，推荐使用胃复安及床头抬高 30°～45°。

（4）益生菌能够改善 ICU 肠内营养患者的胃肠功能和营养状况，减少腹泻、腹胀。

（5）患者腹胀、便秘或顽固性便秘，可使用比沙可啶等刺激性缓泻药。

（6）采用缓慢加温鼻饲法可以有效控制鼻饲液的温度及注入量，预防腹胀的发生。

（7）其他预防胃肠道胀气的方法有向胃肠道提供额外的水分或补充纤维素。

（8）通过测量腹腔内压力（IAP）可以间接了解患者腹腔胀气循环状况，为临床决策提供依据。危重患者 IAP≥12 mmHg 即为腹内高压，提示肠内营养喂养不足发生风险较高。当 IAP 在 12～15 mmHg 时，可维持早期肠内营养原输注速度,继续进行常规肠内营养;当 IAP 在 16～20 mmHg 时,应减慢喂养速度,减少输注速度的 50%,或应采用滋养型喂养;当 IAP 持续升高＞20 mmHg 时,可能发生急性冠状动脉综合征(ACS),应暂停肠内营养。2 次腹内压测量间隔 4 h 后仍＞20 mmHg 者,建议遵医嘱改为幽门后喂养。

3　总结

肠内营养使患者受益,保证病人摄入足够的热能、蛋白质等多种营养素,满足其对营养和治疗的需要,促进康复。重症患者在严重创伤、感染等应急状态下,存在较高的营养风险,需要及时进行干预,尤其是在 24～48 h 内实施的早期肠内营养。

肠内营养的优越性具体表现:①肠内营养能更接近正常生理状态,早期实施肠内营养可改善和维持肠道黏膜细胞结构与功能的完整性,从而维持肠道机械屏障。②肠内营养提供的营养物质经门静脉系统吸收输送至肝脏,有利于蛋白质的合成和代谢。③肠内营养对技术、设备要求低,操作方便,风险小,费用低,并发症少。重症监护室患者早期肠内营养能够有效改善患者的机体状态,纠正其营养不良,进而提升患者的生活质量,从而为患者早日康复提供良好的前提条件。总之,重症监护室患者早期肠内营养能够促进患者蛋白质的合成代谢,改善患者的营养状况,提高免疫力,减少并发症,降低费用,应用效果显著,安全有效,值得在临床推广。但在临床实践中危重症患者实施肠内营养时,极易发生恶心呕吐、腹泻、误吸、高水平胃残余量和腹胀等并发症。因此,如何科学、规范地预防和管理肠内营养支持期间常见的并发症显得尤为重要。

参考文献

[1] 徐慧玲 . 重症监护室患者应用早期肠内营养的效果 [J]. 中国实用医刊,2015(19): 50-51.

[2] 中国医疗保健国际交流促进会心脏重症专业委员会,中国心脏重症营养支持专家委员会 . 中国成人心脏外科围手术期营养支持治疗专家共识(2019)[J].

中华危重病急救医学，2019，31（7）：801-810.

[3] 徐帆，沈丽娟，钟兴明，等.国外成人危重症患者肠内营养支持实践指南解读 [J].中西医结合护理（中英文），2019，5（12）：141-144.

[4] 张知格，严明月，谈善军，等.《ESPEN 重症病人营养指南（2023 版）》更新解读 [J].中国实用外科杂志，2023，43（12）：1335-1343.

[5] 张婉婷，徐语同，王佳，等.ICU 肠内营养患者喂养不耐受预防及管理的最佳证据总结 [J].中华现代护理杂志，2024，30（10）：1292-1299.

[6] 吴白女，潘慧斌，黄培培，等.肠内营养并发胃潴留规范化处理流程对危重症患者喂养达标率的影响 [J].中华护理杂志，2018，53（12）：1458-1462.

[7] 俞祎婧，刘文明.重症患者肠内营养是否需要常规监测胃残余量 [J].中华危重病急救医学，2022，34（7）：764-768.

[8] 米元元，黄海燕，尚游，等.中国危重症患者肠内营养治疗常见并发症预防管理专家共识（2021 版）[J].中华危重病急救医学，2021，33（08）：903-918.

[9] 杜静，孙皎，李婷，等.危重症患者肠内营养并发胃潴留护理的最佳证据总结 [J].中华护理杂志，2023，58（23）：2856-2864.

[10] 王雪娇,徐滔.肠内营养的研究进展 [J].中华现代护理杂志,2011,17(36)：4519-4520.

[11] 马梦琳，姚瑞山，边婷婷，等.ICU 肠内营养喂养不足的影响因素及护理干预措施 [J].国际护理学杂志，2023，42（22）：4099-4102.

[12] 张秀玲，阮杰龙.基于肠内营养耐受评估的标准化流程管理对重症监护室机械通气患者胃肠功能及营养状况的影响 [J].中国医药指南，2023，21（19）：106-108，112.

第二节 肠外营养选择与管理

在心脏外科手术围术期,肠外营养扮演着至关重要的角色。作为一种重要的营养支持方式,肠外营养通过向患者提供充足的营养物质,维持患者的营养状态和代谢平衡,发挥着关键的作用。心脏外科手术后或重症患者,由于代谢紊乱、消化功能受损或肠道功能障碍等因素,常常无法通过口服获得足够的营养支持。此时,肠外营养可以通过经皮肠外营养管或其他途径,直接向患者输送营养物质,满足其身体的能量和营养需求,促进康复和恢复。因此,深入了解肠外营养在心脏外科围术期的作用,对于优化患者的治疗效果具有重要的意义。

1 肠外营养的适应证

(1)胃肠道功能障碍:在心脏手术后,患者可能出现胃肠道功能受损或暂时性麻痹,导致消化吸收功能减退或停滞。此时,通过口服摄入营养物质可能无法满足患者的营养需求,因此需要通过肠外途径输送营养,维持患者的营养状态。

(2)严重营养不良:有些心脏患者可能术前已存在严重的营养不良,手术后需要补充充足的营养以促进康复和愈合。肠外营养可以提供高浓度、易于吸收的营养物质,帮助患者尽快改善营养状态。

(3)高度代谢状态:心脏手术后患者的代谢率可能增加,身体对营养的需求量也会相应增加。肠外营养可以根据患者的代谢情况调整配方,满足其高能耗的需求，防止营养不足导致并发症的发生。

（4）胃肠道禁忌：在某些情况下，心脏手术后患者可能存在胃肠道不可用或禁忌的情况，如胃肠道狭窄、胃肠道出血、胃肠手术后等。这时候，肠外营养可以作为替代途径，确保患者获得必要的营养支持。

2　肠外营养的组成

（1）蛋白质：蛋白质是构成人体组织的重要成分，对于心脏术后患者的康复至关重要。肠外营养通常会提供适量的蛋白质，以促进伤口愈合和肌肉代谢。

（2）脂肪乳剂：脂肪是人体重要的能量来源之一，也是细胞膜的主要组成部分。脂肪乳剂通常作为肠外营养的能量来源，提供高能量密度的脂肪，有助于满足患者的能量需求。

（3）碳水化合物：是人体主要的能量来源之一，也是脑组织的主要能量来源。肠外营养中的碳水化合物可以提供持续稳定的能量，有助于满足患者的能量需求。

（4）维生素和微量元素：维生素和微量元素对于人体的正常代谢和功能至关重要。肠外营养通常会添加适量的维生素和微量元素，以满足患者的营养需求，预防营养不良和代谢紊乱。

（5）氨基酸和特殊营养素：氨基酸是蛋白质的组成单位，对于蛋白质合成和细胞修复至关重要。特殊营养素如谷氨酰胺等可能在特定情况下需要作为肠外营养的补充，以帮助患者更好地康复。

3　肠外营养的选择

（1）患者的营养状态评估：首先需要对患者的营养状况进行评估，包括体重、身高、BMI 指数、血液生化指标等。根据患者的营养需求和营养不良程度，选择合适的肠外营养配方。

（2）疾病特定需求：不同的疾病可能对营养的需求有所不同，例如，心脏病患者可能需要限制盐和液体摄入，而肠道手术后患者可能需要特殊的营养支持来促进肠道愈合。因此，需要根据患者的具体病情和治疗需求选择适当的肠外营养方案。

（3）药物相互作用：部分药物可能会影响肠外营养的吸收和代谢，或者与营养成分发生相互作用。因此，在选择肠外营养配方时，需要考虑患者正在使用的其他药物，并避免可能的药物相互作用。

（4）经济和可获得性考虑：不同的肠外营养产品在价格和可获得性上可能有所不同。在选择肠外营养方案时，需要考虑患者的经济状况和医疗资源的可获得性，以确保患者能够负担得起并获得所需的营养支持。

4 肠外营养的输注途径

（1）中心静脉导管：中心静脉导管是将肠外营养输注至上腔静脉或右心房附近的静脉中，通常通过颈内静脉、锁骨下静脉或股静脉等途径置入导管。中心静脉输注途径具有输注速度快、营养物质稀释度低等优点，适用于需要大量营养支持的患者。

（2）周围静脉导管：周围静脉导管是将肠外营养输注至肘静脉或腘静脉等周围静脉中，通常通过外周静脉置管。相比于中心静脉输注，周围静脉输注途径操作简便、安全性高，适用于需要较少营养支持的患者或暂时无法置入中心静脉导管的情况。

（3）输注途径的选择标准

①患者的病情和需求：根据患者的病情、营养需求以及预期输注时间长短等因素，选择适合的输注途径。

②导管置管的安全性和合适性：评估患者的血管情况、静脉通畅度、导管置管的风险等因素，选择适合的导管类型和置管部位。

③输注速度和营养物质的稀释度：根据患者的输注速度和所需营养物质的稀释度要求，选择适合的输注途径，以确保营养物质的有效输注和吸收。

5 肠外营养的管理

（1）营养需求的计算：首先需要根据患者的病情、年龄、性别、体重、身高等因素计算出其营养需求，包括能量、蛋白质、碳水化合物、脂肪以及维生素、微量元素等的需求量。

（2）营养配方的设计：根据患者的营养需求和特殊情况，设计合适的肠外营养配方，包括选择合适的蛋白质、脂肪、碳水化合物、维生素和微量元素的比例和种类，并确定输注速度和时间。

（3）监测和调整营养方案：在输注肠外营养过程中，需要密切监测患者的营养状态、血液生化指标以及生命体征等情况，及时调整营养方案，确保营养的有效输注和吸收。

（4）并发症的预防与管理：在肠外营养过程中，可能会出现一些并发症，如感染、静脉血栓、电解质紊乱等。因此，需要采取措施预防这些并发症的发生，并及时处理已经发生的并发症，保障患者的安全和健康。

6 心脏外科患者的特殊考虑

（1）心脏负荷与营养支持：心脏手术后，患者可能面临心脏负荷增加、代谢率增加等情况，需要适当的营养支持来满足心脏的能量需求，促进心脏功能的恢复。此时，应根据患者的心脏负荷情况和代谢状态，调整营养配方，确保提供足够的能量和营养物质。

（2）术后恢复期的营养管理：在心脏手术后的恢复期，患者可能需要特殊的营养管理来促进伤口愈合，减轻炎症反应，防止感染等并发症的发生。此时，应重点关注患者的蛋白质摄入量，提供足够的蛋白质以促进伤口愈合和组织修复，并根据患者的代谢状态和病情调整营养配方。

（3）长期肠外营养的需求：在部分情况下，心脏外科患者可能需要长期接受肠外营养支持，如胃肠道功能障碍、严重营养不良等情况。在长期肠外营养管理中，需要密切监测患者的营养状态和生命体征，定期评估营养方案的效果，并根据患者的病情和需求进行调整，以确保患者获得持续有效的营养支持。

7　心脏术后患者的肠外营养

（1）心脏术后患者的能量需求：心脏术后患者由于疾病状态的影响、代谢率的增加以及应激反应的持续性，通常具有较高的能量需求。正确评估重症患者的能量需求是肠外营养方案设计的关键，可以通过计算公式或间接测量方法来估计患者的能量消耗，然后制定合适的能量供给方案。

（2）免疫调节营养：心脏术后患者在应激状态下免疫功能常常受损，易发生感染并发症。因此，肠外营养中的免疫调节营养成分，如谷胱甘肽、精氨酸、核苷酸等，对于促进免疫功能的恢复和预防感染具有重要作用。适量的蛋白质供给也是维持免疫功能的重要因素。

（3）多器官功能障碍综合征（MODS）的营养支持：心脏术后重症患者往往伴有多器官功能障碍综合征，需要综合考虑各器官的功能状态进行营养支持。例如，对于休克患者，应该注意维持足够的组织灌注和氧供，同时调整营养方案以减少代谢负担；对于肝功能不全的患者，应该避免过多的蛋白质摄入，防止氮负荷过重等。

8　并发症的识别与处理

（1）导管相关并发症：由于肠外营养需要通过静脉导管输注，因此导管相关并发症是常见的问题之一。这些并发症包括导管脱落、导管堵塞、导管相关血流感染等。及时识别并处理这些问题是至关重要的，可以采取措施如定期更换导管、维护导管通畅等来预防导管相关并发症的发生。

（2）感染控制：心脏术后常常具有免疫功能受损和易感染的特点，因此在肠外营养过程中，感染控制是至关重要的。监测患者的体温、白细胞计数和炎症指标等生化指标，可及时发现和处理可能的感染迹象。同时，严格执行无菌操作、定期更换导管、合理使用抗生素等措施也是预防感染的重要手段。

（3）营养不耐受和代谢问题：心脏术后患者可能由于肠道功能受损、营养不良或代谢紊乱等出现营养不耐受和代谢问题。这些问题可能表现为腹泻、恶心、呕吐、高血糖等症状。及时调整营养配方、监测血糖、电解质和肝肾功能等

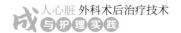

指标，以及合理使用支持性治疗措施，有助于减轻这些问题对患者的影响。

参考文献

[1] Druyan M E, Compher C, Boullata J I, et al. Clinical Guidelines For the Use of Parenteral and Enteral Nutrition in Adult and Pediatric Patients: applying the GRADE system to development of A.S.P.E.N. clinical guidelines [J]. Jpen-Parenter Enter, 2011, 36（1）: 77-80. DOI: 10.1177/0148607111420157.

[2] Clinical Guidelines for the Use of Parenteral and Enteral Nutrition in Adult and Pediatric Patients, 2009 [J]. Jpen-Parenter Enter, 2009, 33（3）: 255-259. DOI: 10.1177/0148607109333115.

[3] Guidelines for the Use of Parenteral and Enteral Nutrition in Adult and Pediatric Patients [J]. Jpen-Parenter Enter, 2016, 26（supple1）: 1SA-138SA. DOI: 10.1177/0148607102026001011.

[4] Casaer M P, Mesotten D, Hermans G, et al. Early versus late parenteral nutrition in critically ill adults [J]. New Engl J Med, 2011, 365（6）: 506-517. DOI: 10.1056/NEJMoa1102662.

[5] Matejovic M, Huet O, Dams K, et al. Medical nutrition therapy and clinical outcomes in critically ill adults: a European multinational, prospective observational cohort study（EuroPN）[J]. Crit Care, 2022, 26（1）: 143. DOI: 10.1186/s13054-022-03997-z.

[6] Fiaccadori E, Sabatino A, Barazzoni R, et al. ESPEN guideline on clinical nutrition in hospitalized patients with acute or chronic kidney disease [J]. Clin Nutr, 2021, 40（4）: 1644-1668. DOI: 10.1016/j.clnu.2021.01.028.

[7] Smith H, Hargest R. 477 Surgical Solutions and Problems in An Adult Patient with VACTERL Association [J]. Brit J Surg, 2021, 108（Supple6）. DOI: 10.1093/bjs/znab259.291.

[8] Ziegler T R, May A K, Hebbar G, et al. Efficacy and Safety of Glutamine-

supplemented Parenteral Nutrition in Surgical ICU Patients: An American Multicenter Randomized Controlled Trial [J]. Ann Surg, 2016, 263（4）: 646-655. DOI: 10.1097/ SLA.1487.

[9] Wischmeyer P E, Mintz-Cole R A, Baird C H, et al. Role of heat shock protein and cytokine expression as markers of clinical outcomes with glutamine-supplemented parenteral nutrition in surgical ICU patients [J]. Clin Nutr, 2019, 39（2）: 563-573. DOI: 10.1016/j.clnu.2019.02.045.

[10] Stoppe C, Goetzenich A, Whitman G, et al.Role of nutrition support in adult cardiac surgery: a consensus statement from an International Multidisciplinary Expert Group on Nutrition in Cardiac Surgery [J]. Crit Care, 2017, 21（1）: 131. DOI: 10.1186/s13054-017-1690-5.

[11] De Waele E, Nguyen D, De Bondt K, et al.The CoCoS trial: Caloric Control in Cardiac Surgery patients promotes survival, an interventional trial with retrospective control [J]. Clin Nutr, 2017, 37（3）: 864-869. DOI: 10.1016/j.clnu.2017.03.007.

[12] Piggott K D, Liu A, Monczka J, et al. Inadequate preoperative nutrition might be associated with acute kidney injury and greater illness severity postoperatively [J]. J Thorac Cardiov Sur. 2017, 155（5）: 2104-2109. DOI: 10.1016/j.jtcvs.2017.12.080.

[13] Rahman A, Agarwala R, Martin C, et al. Nutrition Therapy in Critically Ill Patients Following Cardiac Surgery: Defining and Improving Practice [J]. Jpen-Parenter Enter, 2016, 41（7）: 1188-1194. DOI: 10.1177/0148607116661839.

[14] Kahan Y, Tope S, Ovadia A, et al.1341. Risk Factors for Candidemia after Cardiac Surgery in Pediatric Patients with Congenital Heart Defects [J]. Open Forum Infect Dis, 2022, 9（Supple2）. DOI: 10.1093/ofid/ofac492.1170.

[15] Stoppe C, Dresen E, Wendt S, et al. Current practices in nutrition therapy in cardiac surgery patients: An international multicenter observational study [J]. Jpen-Parenter Enter, 2023, 47（5）: 604-613. DOI: 10.1002/jpen.2495.

[16] Stoppe C, Ney J, Lomivorotov V V, et al.Prediction of Prolonged ICU Stay

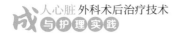
in Cardiac Surgery Patients as a Useful Method to Identify Nutrition Risk in Cardiac Surgery Patients: A Post Hoc Analysis of a Prospective Observational Study [J]. Jpen-Parenter Enter, 2018, 43（6）: 768-779. DOI: 10.1002/jpen.1486.

[17] Ong C S, Yesantharao P, Brown P M, et al. Nutrition Support After Cardiac Surgery: Lessons Learned From a Prospective Study [J]. Semin Thorac Cardiov, 2020, 33（1）: 109-115. DOI: 10.1053/j.semtcvs.2020.06.043.

[18] Kern H, Redlich U, Hotz H, et al. Risk factors for prolonged ventilation after cardiac surgery using APACHE II, SAPS II, and TISS: comparison of three different models [J]. Intens Care Med, 2001, 27（2）: 407-415. DOI: 10.1007/s00134802.

[19] Cardiac Critical Care Medicine Of China Internationgnal Exchange And Promotion For Medical And Healthcare, Nutrition Support Expert Committee Of Chinese Cardiac Critical Care Medicine. Chinese consensus guideline for nutrition support therapy in the perioperative period of adult cardiac surgery in 2019 [J]. Zhonghua Wei Zhong Bing Ji Jiu Yi Xue, 2019, 31（7）: 801-810. DOI: 10.3760/cma.j.issn.2095-4352.2019.07.002.

[20] Thompson M J, Elton R A, Sturgeon K R, et al. The Edinburgh Cardiac Surgery Score survival prediction in the long-stay ICU cardiac surgical patient [J]. Eur J Cardio-Thorac, 1995, 9（8）: 419-425. DOI: 10.1016/s1010-7940（05）80076-4.

[21] Domínguez E, Martínez M V, Huidobro F, et al. Importance of parenteral nutrition in cardiac surgery [J]. Rev Esp Anest Reanim, 1986, 33（2）: 95-100. PMID: 3090653.

第三节　鼻肠管应用与护理

鼻肠管是一种由鼻腔插入，经咽部、食管、胃置入十二指肠或空肠，用于肠内营养输注的管道。对于无法经口进食的危重症患者来说，鼻肠管是其获取营养的重要途径。

1　概述

心外科重症监护室的危重症患者，往往伴有明显代谢改变，高分解，合成受限，出现不同程度蛋白质消耗，影响器官结构和功能，尤其是机械通气患者往往进食困难，传统的经鼻胃管喂养容易引起反流、误吸、食管气管瘘等风险，胃内容物的反流和误吸是导致危重病人肺不张和吸入性肺炎的主要原因，严重的情况可能导致呼吸衰竭，甚至威胁生命。同时，反流和误吸延迟了肠内营养的供给时间，可能导致患者营养不良和肠道菌群紊乱，从而降低机体的免疫功能、加重感染，增加患者在 ICU 住院的时间和预后不良的概率，严重影响患者的疾病康复。通过鼻肠管进行肠内营养补给可以有效预防反流和误吸，降低肺部感染的发生率，并确保营养供给。2016 年美国重症医学会（SCCM）和美国肠外肠内营养学会（ASPEN）《成人危重症患者营养支持治疗实施与评价指南》、2017 年欧洲危重病学会（ESICM）《重症患者早期肠内营养：ESICM 临床实践指南》、2018 年欧洲肠外肠内营养学会（ESPEN）《ESPEN 重症监护病房临床营养指南》、2021 年 ASPEN《成人危重症病人的营养支持治疗指南》、2021 年《中国危重症病人肠内营养支持常见并发症预防管理专家共识》

和 2023 年 ESPEN《危重症营养治疗指南》等指南，均推荐危重症者行幽门后喂养。

2 适应证、禁忌证和并发症

2.1 适应证

（1）肠道有消化吸收功能，但存在胃动力损伤、胃排空延迟等症状的患者。

（2）误吸、反流高风险患者（如意识障碍、吞咽障碍、胃动能障碍等）。

2.2 禁忌证

（1）禁止管饲营养的患者。

（2）小肠运动障碍，小肠吸收不良（肠梗阻、肠道出血 / 穿孔 / 坏死等）。

（3）未明确诊断的颅底骨折及头面部骨折等。

（4）有出血风险的患者（凝血功能异常的患者）：近期报 INR 危急值、血小板危急值未纠正者。

（5）盲插情况下，异位风险高者：如鼻 / 咽喉 / 口腔肿瘤或相关疾病、气管食管瘘。

（6）盲插情况下，黏膜损伤及出血风险高者：如食管 / 胃底静脉曲张、近期行食道 / 胃 / 十二指肠等部位的消化道手术、食管梗阻、消化道出血等。

（7）盲插情况下，置管极难成功者：如胃瘫、幽门狭窄等。

存在徒手盲插法留置鼻肠管风险高的患者，并非不能进行早期肠内营养。必要时，需与医生一起，结合患者具体情况，充分评估风险利弊后，慎重选择肠内营养的管饲喂养途径及置管方案。

2.3 并发症

（1）机械性并发症，如导管堵塞、破损及移位、颅内插入、气胸、食管穿孔、机械侵蚀、黏膜下层通道、主动脉食管瘘、喉痉挛、鼻炎及鼻窦炎。

（2）胃肠性并发症，如腹胀、恶心、呕吐、腹泻、消化道溃疡、消化道出血。

（3）代谢性并发症，主要为高血糖、低血糖、电解质紊乱等。

（4）感染性并发症，如误吸、食道狭窄形成、脓胸等。

3　鼻肠管置管流程

（1）签名知情同意、核对、评估、解释。

（2）准备（在置管前 10 min 使用胃复安等促胃动力药物，必要时使用镇静剂），浸管（无菌治疗碗中倒入约 200 mL 生理盐水，先预冲管腔检查管路通畅情况，再将鼻肠管盘曲浸泡在治疗碗中 2～3 min，以激活鼻肠管管壁的水活性润滑成分）。

（3）坐位或半坐位或右侧卧位，床头抬高大于 30°。测定需要插入的管道长度，方法是测定胸骨剑突至鼻尖再到耳垂的距离，然后在离管道末端的同样距离处做一记号，另外再在该记号外 25 cm（过幽门处）和 50 cm（过屈氏韧带入空肠）处各做一记号。

（4）选择一侧鼻腔，将管道沿鼻腔壁慢慢插入。当管道进入会厌部（10～15 cm）时稍停，将病人的头轻轻向前弯曲，要求病人尽量多做吞咽动作（插管患者应抽扁气囊，昏迷患者将头托起使下颌靠近胸骨柄），同时将管道轻轻推进，不应强行插入，注意避免误插入气管，继续插管至做的第一个记号处。

（5）听气过水声、抽取液体测定 pH 值等方法以确定管道的位置。

（6）患者右侧卧位，过幽门，确认鼻肠管在胃内后，按 10 mL/kg 体重，总量不超过 500 mL 向胃内注气，而后以每次 1～2 cm 速度随患者吸气运动朝同一方向缓慢旋转推进鼻肠管到第二标记线处。

（7）过屈氏韧带到达空肠，将管以每个呼吸周期继续缓慢向前推进约 25 cm。

（8）初步位置。①听诊法：胃上部（约 45 cm 处）—胃下部（约 60 cm 处）—幽门（约 70 cm 处）—十二指肠水平部（约 80 cm 处）—空肠（约 90 cm 处）。②pH 试纸检测法：一般情况下，肠液 pH＞7，胃液 pH＜5。③真空试验法：向鼻肠管内注入约 100 mL 空气，回抽小于 20 mL 时可初步判断为已通过幽门。

（9）固定、整理、记录和收费。

（10）通过 X 线确认管道的位置正确后即可开始输注肠内营养液。

4 鼻肠管护理注意事项

（1）同时需置入胃管者，应先置入鼻肠管，再置入胃管。为防止置管时出现反流，置管前患者需至少禁食4～6 h。

（2）右侧卧位越充分，床头越高，成功率越大。静脉注射胃复安10 mg，肥胖患者适当加量，等待10～20 min。

（3）管道为水溶性，因此需使用温水或生理盐水浸泡管道2 min。

（4）插到15 cm处，用双手抬患者头，使其尽可能地贴近胸骨柄，最大角度地点头。

（5）插管时如阻力明显增加，不应盲目插管；如阻力突然消失，提示管腔折返于胃中。以上情况均应退管至50 cm处重新进管，随着患者呼吸运动慢慢送管，而不是主动用力插管。

（6）确定在胃内后，继续螺旋顺时针双人配合法前进（吸气相置入可提高成功率）。

（7）一边置管，一边推温开水或者空气的目的，刺激幽门，让幽门在插的时候处于开放状态，幽门听诊区，肚脐右下方。

（8）真空试验法：注入空气100 mL，回抽小于20 mL初步判断已抵肠端。

（9）盘曲判断：拔除导丝，再次置入，看看导丝输送是否有阻力。如70～80 cm处有阻力，但阻力不大，过了一个阻力卡口就豁然开朗的感觉，那该处即为过幽门。如阻力十分大，很难过去，考虑管道折叠，勿强通，边退边送导丝，直至通畅为止。

（10）多导丝置管：将多条同长度的导丝预置鼻肠管内，增加刚度，减少管在胃腔内盘绕的机会。边旋转边插入管道，在通过幽门时，如遇到阻力逐渐增加，可将一条导丝稍微后退约5 cm，再向另一个方向旋转推进。插管深度以80～90 cm为宜，此时，依次慢慢拔除预置的两条导丝。

（11）改良旋转推进法：导管通过贲门后患者取右侧卧位，距鼻孔8～10 cm处手持导管并保持适当的推力，以着力点至鼻孔一段管体不明显弯曲为度，推进约 20 cm 后将导丝拔出约 1.5 cm，使导管前端轻度弯曲成一雪橇状，缓慢旋转推进约 15 cm，患者体位改为左侧卧位，继续推进约 15 cm。

（12）温热刺激（置管前进行 30 min 腹部胃区热敷）有利于危重症病人超声引导下鼻肠管的顺利置入，缩短置管时间，提高病人舒适度。

（13）超声引导下留置鼻肠管过程中通过注入温热水（到胃后注入 47～50℃温热水或注入 37～40℃温水）能刺激胃肠蠕动，缩短置管时间，减少总注水量。

（14）多潘立酮＋莫沙必利组置管成功率为 94.6%，多潘立酮＋马来酸曲美布丁组置管成功率为 90%，单用多潘立酮组成功率为 33.3%。

（15）红霉素辅助重症患者螺旋型鼻肠管幽门后置管的效果不劣于甲氧氯普胺，可安全、有效地提高重症患者螺旋型鼻肠管幽门后置管成功率，可能具有降低神经重症患者 VAP 发生率的作用，可作为潜在的 VAP 预防措施（红霉素有心脏毒性及产生细菌耐药性）。

（16）有研究表明，服用中成药四磨汤口服液也能促进胃肠蠕动，从而提高盲插鼻肠管的成功率。还有研究发现电针刺激足三里、上巨虚穴可有效增加胃肠蠕动，提高重症患者盲插螺旋型鼻肠管成功率。

（17）延长置管初始深度 10～20 cm，可以提高老年病人床边盲插鼻肠管的成功率。

（18）间歇推进法插管，即徒手将螺旋形鼻肠管盲插入胃内后，每隔 30～60 min 推进 5 cm，同时等待该段时间内通过肠蠕动使肠管下行通过幽门到达小肠。此方法安全、有效，且容易掌握，不增加成本，但研究的对象均为有一定胃动力的患者，对于胃瘫等重症患者是否适用有待进一步研究验证。

（19）每次喂养前查看刻度并记录，判断管道是否在合适位置，怀疑导管移位应暂停喂养，通过 X 光确认导管位置。

（20）持续喂养时每 4 小时脉冲式冲管 1 次。片剂药物应充分研磨、溶解后再注入。冲管液可使用 20～30 mL 生理盐水、灭菌注射用水或温开水。

（21）输注过程中抬高床头 30°～40°，防反流。

（22）保持管道通畅，避免堵管。每次喂养、注药前后及导管夹闭超过24小时，均应用30～50 mL温开水脉冲式冲管。

（23）建议聚氨酯材质更换周期为42 d，而硅胶材质的液囊空肠导管更换周期为14 d。有学者对比了鼻胃管的留置时间30 d、30～60 d、60～90 d时管前端的硬度、颜色、反折回弹角度，3组之间差异无统计学意义，由此提出可适当延长导管留置时间，以减少频繁更换给患者带来不必要的损伤。因此，置管难度大、耐受性差的患者可适当延长导管的使用期限，但不宜超过90 d。

（24）初步判定导管头端位置可采用听诊法、真空试验法、抽取消化液检测pH值、超声判定和磁导航轨迹线判定法。腹部X片和胃肠造影是确认导管位置的"金标准"。

（25）喂养结束后用5%碳酸氢钠溶液或米曲菌胰酶溶液脉冲式封管，可以降低鼻肠管的堵管发生率。

（26）鼻肠管堵塞时可用注射器回抽，或用碳酸氢钠溶液、可口可乐等注满管腔，以缓解管内凝固的物质和纤维。禁止直接插入导丝疏通导管，疏通失败时，及时拔除。

（27）营养液的滴注应遵循浓度从低到高、容量由少到多、速度从慢到快的原则。

（28）鼻肠管的固定首选"人"字形固定法或高举平台法，常规情况下宜每24～48小时更换胶布及固定位置。如有潮湿、松动，应及时更换。

（29）被动等待置入法，按照插胃管的方法将鼻肠管插到第一个标记处，确定在胃内后，继续将鼻肠管插至第二个标记处，这时候将导丝完全退出，将外漏的鼻肠管悬空约40 cm，再将管道固定在近耳垂处，让鼻肠管随着胃肠的蠕动通过幽门进入十二指肠或空肠。被动等待置入法的操作较为简单，对患者刺激小，但是成功率低。

（30）鼻肠管置管后影像判断重要征象：①导管左→右→左走行，螺旋式下降；②远端位于胃腔轮廓以外；③在脊柱右侧形成十二指肠环，C形、倒n、L、α形；④脊柱右侧导管翻转形成的向右上突起；⑤脊柱右侧导管偏离度大；⑥导管下降高度大于 2 个椎体；⑦穿经夹角形成十二指肠空肠曲（最高点）。

（31）鼻肠管置管后影像判断不重要征象：①导管在胃内的形态（有无扭曲）；②未形成 C 形；③ Treitz 韧带后导管的走向。（图 6-1-1）

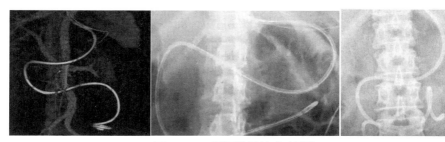

图 6-1-1　鼻肠管置管成功影像

5　总结

鼻肠管的运用使患者受益，保证病人摄入足够的热能、蛋白质等多种营养素，满足其对营养和治疗的需要，促进康复。重症患者在严重创伤、感染等应急状态下，存在较高的营养风险，需要及时进行干预，尤其是在 24～48 h 内实施的早期肠内营养，不仅能够提供营养底物，还能改善肠粘膜屏障及免疫功能，维护肠道的微生物。

近年来，随着临床人员的不断研究，盲插鼻肠管的置管方式和技巧越来越多，成功率也越来越高。有些方法虽然成功率高，但是对人员、或者是学科之间的协作要求较严格，目前还没有一种既便捷又安全，可以广泛适用于临床应用的方法，这也是我们今后需要研究的方向。

鼻肠管同时也存在着风险，这个风险可能来自置管，也可能来自使用过程中的并发症。因此，为了更好地为患者进行肠内营养，减少留置鼻肠管导致的相关风险，更好地护理留置鼻肠管患者，熟悉和掌握以上鼻肠管应用与护理显得尤为重要。

参考文献

[1] 石海燕，刘爱华，马骁，等 . 成人鼻肠管的留置与维护团体标准解读 [J].

中华急危重症护理杂志，2023，4（11）：1011-1015.

[2] 何杨，高琴，林晨，等.幽门后早期肠内营养在危重症病人临床应用中的疗效及安全性 [J].肠外与肠内营养，2023，30（01）：14-19.

[3] 徐帆，沈丽娟，钟兴明，等.国外成人危重症患者肠内营养支持实践指南解读 [J].中西医结合护理（中英文），2019，5（12）：141-144.

[4] 张知格，严明月，谈善军，等.《ESPEN 重症病人营养指南（2023 版）》更新解读 [J].中国实用外科杂志，2023，43（12）：1335-1343.

[5] 王小玲，蒋雪妹，戴垚.鼻肠管的运用及护理研究进展 [J].中华护理杂志，2014，49（12）：1506-1510.

[6] 陈烈欢，梁雄，梁伟潮，等.旋转推进法留置螺旋型鼻肠管在重症急性胰腺炎患者中的临床应用 [J].中华消化外科杂志，2015，14（12）：1038-1039.

[7] 万香玉，潘月帅，脱淼，等.温热刺激在危重症病人超声引导下鼻肠管置管中的应用研究 [J].护理研究，2022，36（02）：337-340.

[8] 林辉，万香玉，张艳，等.温热水刺激联合超声引导在危重病人鼻肠管置管中的应用效果研究 [J].护理研究，2022，36（02）：373-376.

[9] 韩晓丽，田龙，雷勇.联合应用胃肠动力药在危重症患者盲插复尔凯螺旋型鼻肠管中的应用 [J].中华临床营养杂志，2015，23（03）：179-180.

[10] 欧阳欣.螺旋型鼻肠管幽门后置管策略及其幽门后喂养应用 [D].广州：华南理工大学，2020.

[11] 陆佳，孙荣，沈丽娟.危重症患者徒手空肠管置管改良技术的安全性和有效性评价 [J].名医，2022，（20）：51-53.

[12] 米元元，黄海燕，尚游，等.中国危重症患者肠内营养治疗常见并发症预防管理专家共识（2021 版）[J].中华危重病急救医学，2021，33（08）：903-918.

[13] 韩梦丹，张媛，侯萃，等.成人肠内营养患者鼻肠管堵管预防与处理最佳证据总结 [J].军事护理，2023，40（4）：88-92.

[14] 吴秋演，胡启洋.鼻肠管盲插置管方法的研究进展 [J].当代护士（中旬刊），2020，27（12）：18-20.

第七章　伤口管理与控制

第一节　伤口处理与创面护理

在医疗技术的飞速发展的今天，心脏外科手术入路越发丰富，如经第四肋间隙或第二肋间隙小切口、胸腔镜及导管介入下均可完成部分心脏外科手术，但仍以胸骨正中切口为主，因其视野具有良好的显露、术中操作方便而被广泛应用。以胸骨正中切口为主的心脏外科手术后的胸骨伤口感染仍然是一个危及生命的并发症，其发病率在1%～5%之间，相关死亡率在20%～50%之间。因此应加强术后伤口的处理与创面护理，减少伤口感染的发生，加快患者的康复进程及提高预后生活质量。

1 伤口清洁与消毒

心脏外科手术后，伤口的清洁与消毒是预防感染的关键步骤。术后每天局部换药1次，清除分泌物，观察伤口有无渗液、红肿，愈合情况等，如有异常，应及时处理，并找出原因，针对病因积极处理。此外，还应关注患者的体温、脉搏等生命体征，以便及时发现并处理感染等并发症。冠状动脉搭桥的患者腿部伤口，术后前三天绷带包扎，三天后拆除绷带，伤口清洁、换药。清洁伤口时应使用无菌生理盐水，轻轻擦拭伤口周围皮肤，避免直接触碰伤口。如果伤口尚未完全愈合，应先用无菌纱布覆盖伤口，以防止清洁过程中水分直接接触伤口。消毒时可使用医用酒精、碘伏等消毒剂，确保伤口周围皮肤的消毒效果。

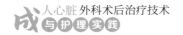
2 无菌操作原则

在伤口处理过程中，必须严格遵守无菌操作原则，防止交叉感染。医护人员应佩戴无菌手套，严格遵守手卫生规定。伤口处理所使用的器械和材料必须是无菌的，使用后应立即丢弃或进行严格的消毒处理。同时，保持操作环境的清洁与卫生，减少污染风险。

3 伤口固定与保护

心脏外科手术后的伤口通常需要固定与保护，以促进愈合。固定伤口时，应选择合适的敷料和绷带，避免过紧或过松。固定后应定期检查敷料的完整性，如有脱落或移位应及时更换。同时，应避免摩擦和压迫伤口，减少不必要的活动，保护伤口免受外界刺激。

4 疼痛管理与舒缓

心脏外科手术后，患者通常会感到一定程度的疼痛。医护人员应根据患者的疼痛程度选择合适的止痛药物和剂量，以减轻患者的疼痛感。同时，还可通过物理疗法、心理支持等方式，帮助患者舒缓疼痛，提高舒适度。

5 饮食营养指导

术后合理的饮食对伤口的愈合和患者的康复至关重要。医护人员应根据患者的营养状况和手术情况制定个性化的饮食计划。建议患者摄入富含蛋白质、维生素和矿物质的食物，以促进伤口愈合和组织修复。同时，应避免摄入过多油腻、辛辣等刺激性食物，以免加重胃肠道负担。

6 适量活动与休息

心脏外科手术后，患者应适当进行早期活动和休息，以促进伤口的愈合和身体的康复。医护人员应根据患者的具体情况，制定合理的康复计划。在允许的情况下，协助患者进行适当的床上活动或下床活动，以促进血液循环和防止静脉血栓的形成。活动时配戴胸带保护伤口，同时，也应注意保证充足的休息和睡眠，避免过度劳累。适当参加活动，出院后先可早晚各散步 10 分钟，数天后逐步提高速度，并延长距离。当运动中感觉不适应时，应停止运动。术后 4～6 星期内避免牵拉胸部的动作，包括抱小孩、推移重物、开车等。1 个月后如伤口愈合良好，可练习梳头、手臂越过头顶摸到对侧耳廓等动作。3 个月内不做扩胸运动、禁止背双肩背包、手拎重物、抱小孩、相互拉扯手臂等，以免影响伤口的愈合。运动时要注意保暖，尽量选择下午或傍晚进行锻炼，切勿空腹运动。老年人与骨质疏松者酌情延期。

7 预防伤口感染及处理

出院后一周返院拆线。如结痂未褪掉，请不要洗澡以免感染。出院时，通常表面伤口已经愈合，故回家后可以用温和的沐浴露或无刺激性的肥皂，轻柔洗抹伤口皮肤，保持皮肤清洁干爽，防止细菌滋生，以免伤口发炎。胸骨大约需半年才能愈合，请勿过度伸展胸骨以免影响伤口愈合，不要在伤口完全愈合之前游泳和做投掷运动。冠状动脉搭桥腿部有伤口的患者，在休息或坐位时，应抬高下肢，有利于减轻腿部的不适或肿胀。胸部正中切口术后建议佩戴胸带 3 个月，自行观察伤口愈合情况。轻度的伤口疼痛和局部隆起、发红为正常现象，可继续观察。如出现伤口红肿、剧烈疼痛、渗液或流脓、局部皮肤隆起伴波动感、不愈合等情况，及时就诊。

若伤口出现感染，首先应对感染伤口进行评估与微生物测定，再进行伤口处理。伤口处理时，先用聚维酮碘清洗，再用大量的生理盐水冲洗，并及时清除坏死组织。根据伤口的组织类型、感染状况、渗液情况以及边缘情况选择合理的伤口敷料。若感染严重且伴有全身症状，如发热、白细胞计数增高等，遵医嘱使用全身抗生素。

8 总结和展望

伤口裂开、感染等并发症的发生导致患者住院时间延长、频繁更换敷料、管理成本高和发病率高。这些结果可能会给患者带来经济压力和心理不良影响。因此胸骨伤口处理与创面护理中最重要的因素是预防和识别感染。研究发现，心脏外科科室团队成员对伤口护理概念及伤口愈合、手术部位感染的体征和症状以及心脏特异性伤口护理缺乏了解，应加强伤口护理教育。心脏外科手术后的伤口处理与创面护理是一项复杂而重要的工作。医护人员应严格执行操作规范，密切观察患者病情变化，提供全面的护理支持，以促进患者的康复和预防并发症的发生，最大限度地提升患者康复进程和生活质量。

参考文献

[1] Chello C, Lusini M, Nenna A, et al.Deep Sternal.Wound Infection（DSWI）and Mediastinitis After Cardiac Surgery: Current Approaches and Future Trends in Prevention and Management [J]. Surg Technol Int, 2020, 36: 212-216.PMID: 32215903.

[2] Moran N, Byrne G.Assessing knowledge of wound care among cardiothoracic nurses [J]. Br J Nurs, 2018, 27（15）: S33-S42.

[3] Jha N K, Shafique M, Thomas R, et al.Sternal Wound Management in Pediatric Cardiac Surgical Patients: A Novel Strategic Interprofessional Approach [J]. Adv Skin Wound Care, 2023, 36（5）: 259-266.

第二节 负压封闭引流术护理

1 概述

负压封闭引流术（vaccum sealing drainage，VSD）指的是使用聚氨酯薄膜（生物半透膜）和聚乙烯酒精水化海藻盐泡沫（VSD 敷料），通过创口持续负压引流，将各种渗出物经 VSD 敷料中的微孔和引流管及时排出，具有清洁创面、优化创面愈合环境和促进肉芽组织生长等功效，有效促进了创面的愈合，减轻了患者创口经久不愈反复换药的痛苦，疗效显著。目前 VSD 技术已广泛应用于各类急性软组织缺损，以及各类慢性溃疡、外科切口裂开或感染等方面的临床治疗。

VSD 能够彻底去除腔隙、创面的分泌物或坏死组织，改善局部微循环和促进组织水肿消退，避免无效腔形成及缩小创面，刺激肉芽组织生长，促进愈合，预防发生全身严重反应综合征；粘贴上半透膜，可阻止外界细菌的入侵，使之处于封闭状态而进行的高效引流，形成密闭、潮湿的环境，此环境有助于免疫细胞更好的发挥其功能。同时，创面可保持清洁，避免其接触外界环境，改变细菌生长环境，减少毒素的吸收，防止再次感染，并预防交叉感染。

2 VSD 适应证和禁忌证

2.1 适应证

（1）严重软组织挫裂伤及软组织缺损；

（2）大的血肿或积液；

（3）骨筋膜室综合征；

（4）开放性骨折可能或合并感染；

（5）关节腔感染需切开引流者；

（6）体表脓肿和化脓性感染；

（7）手术后切口感染；

（8）植皮术后；

（9）溃疡、褥疮；

（10）糖尿病足、压力性损伤。

2.2 禁忌证

（1）癌性溃疡伤口；

（2）活动性出血。

3　VSD 在心脏外科术后伤口的临床应用

正中胸骨切开术是心脏外科手术最常见的入路。心脏外科手术后，一些患者可能会出现切口愈合不良的情况，这可能是多种因素导致的，如感染、营养状况差、手术创伤大等。正中胸骨切开术后的深部手术伤口感染和纵隔炎在死亡率、发病率和医疗相关费用方面仍然是心脏手术后的重要临床问题，其发病率仍在 1%～5% 之间，相关死亡率在 20%～50% 之间。对于这些患者，应用 VSD 技术可以有效地促进伤口的愈合。通过负压吸引，可以清除伤口内的渗出物和坏死组织，改善局部微环境，从而促进肉芽组织的生长和伤口的愈合。此外，VSD 技术还可以避免换药与引流受到污染，降低感染的风险，而且减少换药次数，减少换药材料消耗，降低医护人员的工作量，同时减轻患者的痛苦，缩短治疗时间。

然而，需要注意的是，VSD 技术并非适用于所有心脏外科手术后的伤口。对于某些特殊情况，如伤口过大、存在严重的感染等，可能需要结合其他治疗方法进行处理。因此，在应用 VSD 技术时，需要根据患者的具体情况进行综合考虑，制定个性化的治疗方案。

4 VSD 护理与注意事项

4.1 安装 VSD 装置

按创面的形态及大小修剪 VSD 材料,确保创面全部被覆盖;清洁消毒创面周围皮肤,待干后,用生物半透膜粘贴封闭整个创面,贴膜的范围至少超出创面边缘 3～5 cm,将 VSD 材料的引流管与病房普通连接管连接,再用上述贴膜将连接处包裹,确保管道封闭。检查创面敷贴是否完好,负压是否存在,负压控制在 0.017～0.06 MPa。胸带外固定,有无漏气现象,若有漏气,查找漏气点,应用小块半透膜或留置针贴膜封闭漏气部位。妥善固定各种引流管道,告知患者及家属引流意义,不可随意调节负压,防止意外或外力作用脱管,加强看护。

4.2 确保引流管固定良好、管道通畅

观察引流管 VSD 材料是否明显瘪陷、收缩变硬,管型是否存在,有无折叠、牵拉,管道衔接处有无松动及漏气,引流管内有无液体波动,观察整个引流管道有无血凝块及沉淀物堵塞现象。保持引流瓶低于身体患处,防止引流液反流。引流瓶内的引流液达到 1/2～2/3 时,予更换负压引流瓶。更换时,引流管使用血管钳夹闭,关闭负压,避免引流液发生倒流;更换时严格遵守无菌操作原则。一般 7～10 d 更换负压引流材料 1 次,如出现堵管、引流不畅,常采用挤捏管道、注射器冲洗引流管、更换三通接头及引流管内管冲洗等方法予以解决,必要时更换 VSD 材料,直至创面愈合。

4.3 观察性质与记录

记录 VSD 负压引流后引流液量、颜色、性质,引流液正常性状是暗血性液体,量为少量,如有大量新鲜血液引流出,提示有活动性出血,及时联系医生处理。

4.4 皮肤护理

易压迫的部位,如背部、低尾部等处,应经常更换患者体位,防止因强迫体位发生压疮。用垫圈、被子等将患肢垫高、悬空,以防 VSD 敷料的引流管被压迫或折叠,导致阻断负压源。

4.5 饮食指导

患者病程长，长期的卧床及病痛折磨易导致食欲不佳，以及体液和大量的蛋白质及代谢产物丢失较多。评估患者营养状况，进行营养风险筛查，及时调整营养。早期可以静脉补充高营养物质及人血白蛋白等，以提高组织的修复能力和免疫力，并嘱患者进食高蛋白、维生素及粗纤维，忌烟酒，少量多餐，保持大便通畅，促进伤口愈合。有糖尿病者，每天检测血糖，控制好血糖。消瘦、体重下降明显、持续贫血不能纠正、低蛋白血症、胃纳差的患者，请营养科会诊，制定营养支持方案。

4.6 术后功能锻炼

目的是促进血液循环，防止静脉血栓形成、关节僵硬和肌肉萎缩，嘱患者早期卧床休息，指导床上活动，进行肌肉等张收缩运动，如握拳、股四头肌收缩。循序渐进进行关节主、被动运动，如踝泵运动、压床运动等，避免床下活动。感染控制后，可间歇夹闭引流管，床边活动或下床行走，待患者回床上时，再将引流管接负压吸引。

4.7 伤口疼痛

术后重视体位的摆放，手术后根据疼痛评估表对病人进行评估，重视心理护理，医护人员要及时了解患者发生疼痛的部位、性质与程度，并查明原因，及时解答患者的疑问，缓解患者紧张情绪。若与负压压力大有关，适当调小负压；若疼痛较轻，可采用放松疗法，通过听音乐、交流等方式分散患者对疼痛的注意力，起到缓解疼痛的作用；若疼痛较重，可为患者选择合适的止痛剂，以缓解患者的疼痛感。关注患者的生活需求和舒适度，为患者提供温馨、舒适的护理环境。

5 总结和展望

总的来说，VSD 技术作为一种非常有效的外科引流技术，已越来越多地应用于临床治疗中。它是一种全新的创面处理方法，适用于不同原因导致的各种难愈性创面的治疗。VSD 技术在心脏外科手术后伤口的应用中具有一定的优势和价值，但需要在专业医生的指导下进行，确保治疗安全、有效。我们应不断加强对其的研究和应用，为患者提供更加优质、高效的护理服务。

参考文献

[1] 王爱，马文国，王成德，等 . 自体富血小板血浆凝胶联合负压封闭引流技术治疗难愈性创面的临床效果 [J]. 中华烧伤杂志，2021，37（1）：42-48.

[2] Chello C, Lusini M, Nenna A, et al.Deep Sternal Wound Infection（DSWI）and Mediastinitis After Cardiac Surgery: Current Approaches and Future Trends in Prevention and Management [D].Surg Technol Int, 2020, 36: 212-216.PMID: 32215903.

[3] 黄伍娟，刘云峰，郭海雷，等 . 负压封闭引流术治疗胸骨正中切口深部感染的护理 [J]. 当代护士（中旬刊），2017，（12）：110-113.

[4] 宁少南，宋磊，谢昊，等 .VSD 负压引流技术治疗慢性胸骨、肋骨骨髓炎 [J]. 中华胸心血管外科杂志，2019，35（5）：314-316.

[5] 程莹莹 . 创面感染使用 VSD 负压引流的护理体会 [J]. 中国卫生标准管理，2017，8（28）：182-184.

第三节 术后胸腔引流管护理

胸腔引流是将胸腔引流管一端经胸壁置入胸膜腔，另一端连接胸腔引流装置，借助气压差或重力引流胸膜腔内积气、积液，达到重建胸膜腔内负压，保持纵隔的正常位置，促进肺组织复张的技术。

开胸手术后，胸膜负压改变，胸腔引流可以更好地改善胸腔负压、有效地排出胸腔内的积液（血、脓、胸水、乳糜等）、积气，并预防其反流，促进肺复张，减轻患者症状，改善呼吸功能。同时，通过引流管的监测和观察，可以及时发现并处理潜在的风险和问题，提高治疗效果和患者的生活质量。胸腔引流主要用于胸腔积液和气胸的治疗。

1 胸腔引流的适应证和禁忌证

1.1 适应证

（1）开胸术后；

（2）各种类型气胸；

（3）中等量以上的胸腔积液；

（4）乳糜胸；

（5）血胸、血气胸；

（6）脓胸或支气管胸膜瘘。

1.2 禁忌证

（1）严重的凝血功能异常；

（2）出血倾向终末期肿瘤；

（3）终末期肝性胸水；

（4）严重分隔多房性胸水。

2 胸腔闭式引流装置及基本原理

2.1 引流装置

胸腔闭式引流管（图 7-3-1）、水封瓶（图 7-3-2）。

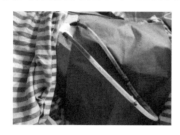 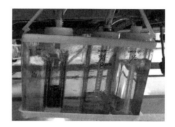

图 7-3-1　引流管　　　　　　　图 7-3-2　水封瓶

2.2 基本原理

当胸膜腔内因积液或气体形成高压时，胸膜腔内的液体或气体可排至引流瓶内。胸膜腔内恢复负压时，水封瓶内的液体被吸至引流管下端形成负压水柱，阻止空气进入胸膜腔。

3 胸腔引流管的护理与注意事项

3.1 体位管理

术后患者一般采用半卧位，床头抬高 35°～45°，以利于呼吸和引流。长期卧床患者应每 2 小时一次翻身拍背，防止压疮及肺部感染发生。指导患者有效咳嗽和深呼吸运动，利于积液排出，恢复胸膜腔内负压，使肺扩张。咳嗽时患者胸部佩戴胸带，嘱患者双手交叉抱一枕头于胸前，能有效减轻咳嗽时带来的疼痛感。

3.2 保证管路密闭和无菌，妥善固定

随时检查引流装置是否密闭无菌，避免漏气或脱落，防止逆行感染。应保

持引流瓶直立，引流瓶低于胸壁引流口平面 60～100 cm，水封瓶长玻璃管没入水中 3～4 cm。连接负压吸引时，负压连接腔可以看见连续稳定的气泡溢出，胸腔引流腔的水封管内水柱随呼吸上下波动，水柱波动正常范围为 4～6 cm。移动患者离床或更换引流瓶时，需两把血管钳夹闭引流管，以防止空气进入胸膜腔内。引流口术中由手术医生缝合穿刺处皮肤，缝合后使用无菌敷料覆盖穿刺点，术后检查引流管固定缝线是否存在脱落、松解等情况，将引流管二次固定于术侧皮肤，防止导管牵拉、移位、滑脱，同时减轻伤口疼痛。胸管标识准确记录引流管的种类、型号及留置时间。每班交接班时，确保引流管长度适宜，引流通畅，固定可靠，避免引流管卷曲、堵塞或脱落。患者翻身或活动时，尤其要注意引流管引流情况，防止引流不畅或引流管牵拉脱落。将引流瓶固定在床旁下侧，防止倒地。

3.3 引流管周围皮肤护理

手术切口每日换药，保持皮肤清洁、干燥。密切观察患者引流管周围皮肤有无红肿、水泡及贴敷料处有无过敏、破损现象，敷料有无渗血、渗液等感染症状。

3.4 保持引流管通畅

术后当日每 30～60 分钟挤引流管 1 次。挤压方法为站立在患者的术侧，在距离引流口 10～15 cm 处，双手前后捏住引流管，左手在后折住引流管，保持密闭状态，右手在前挤压引流管，分别握住胸腔引流管，下面的手捏紧胸腔引流管，同时，另一只手的拇指、食指和中指用力快速挤压导管，使气流反复冲击引流管口，然后松开下面的手，这样能形成气流反复冲击引路管开口，可冲开血凝块，引出胸腔内容，保持引流通畅。避免引流管打折、受压、阻塞、滑脱。如接有负压装置，吸引压力一般 1.5～2 kPa。搬运病人和外出检查时，要将引流管夹闭（漏气明显者，不可以夹闭引流管）。下床活动时，引流瓶的位置应低于膝盖并保持平稳。

3.5 引流液的观察

每小时观察并记录引流液颜色、量、质，记录 24 小时累计引流量，做好标记。应至少每 4 小时观察患者的生命体征、血氧饱和度，听诊呼吸音，观察呼吸节律、频率、幅度。术后出血的高危因素：年龄＞70 岁、术前贫血、女性、小体重／低 BMI、急诊手术。开胸术后病人引流液的颜色、性质的变化为暗红色（血性）→淡红色（淡血性）→淡黄色（浆液性）。术后引流量一般在 1～3 mL/（kg·h），若连续 3 小时引流量超过 4～5 mL/（kg·h），颜色为鲜红色或深红色，已凝固，且伴有血压下降、脉搏快等，提示胸腔内有活动性出血，应尽快行开胸手术止血。观察水柱波动情况，正常水柱上下波动 4～6 cm。没有波动时，应及时检查管道通畅情况。如果引流液出现浑浊或异常气味，要及时送引流液培养或伤口分泌物培养，并注意监测体温、血常规等感染指标。

3.6 心脏外科术后应注意心包填塞

心包填塞是血液聚集在心包腔中，造成左室充盈减少，进而引起一系列血流动力学改变的临床综合征。心包腔内小于 150 mL 液体迅速聚集时即可发生。心包填塞的典型表现包括心率增加、奇脉、颈静脉压力升高 、CVP 增加、心电图示低电压或者电交替、血压降低、心排血量降低、尿量减少、胸片出现心影增大。若发现患者引流量偏多，以后突然减少或引流不畅，出现血压下降、心率增快、呼吸困难、发绀、面色苍白、出汗等症状，考虑心包填塞的可能，应及时报告医生。

3.7 更换水封瓶操作流程

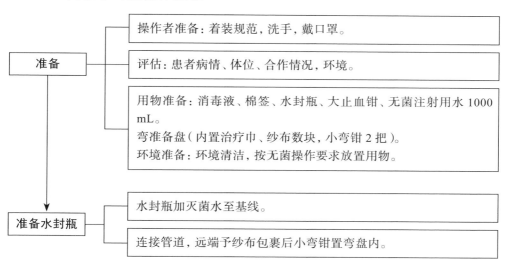

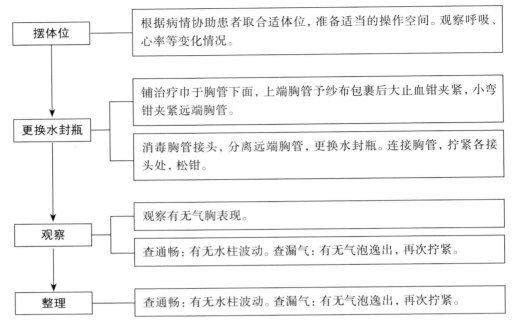

备注：

①应遵循产品说明书要求的频次或量更换引流装置。

②当引流装置无菌密闭状态被打破（如连接处断开、装置损坏等）时，应立即更换。

③更换水流瓶时，一定要钳夹住引流管，避免气体由外界进入心包、纵隔或胸腔。

3.8 脱管的护理

若引流管从胸腔滑脱，立即用手捏闭伤口处皮肤，消毒后用凡士林纱布封闭伤口，协助医生做进一步处理，必要时重新置管。接口处滑脱、引流管断裂，立即用双血管钳夹闭近断胸腔处导管，通知医生按无菌操作重新连接，及时给予处理。

3.9 拔管指征及护理

拔管指征：引流量逐渐变少且颜色变浅。24小时引流量小于100 mL。胸片提示肺扩张良好，无明显液、气胸。

引流结束后要合理拔管。一般情况下，在拔管前一天就要将引流瓶的高度抬高并且将其夹闭，目的是检测胸腔积液是否正常循环，是否存在胸腔压升高的问题。护士要观察患者的生命体征，如果患者表现出咳嗽、胸痛的症状，要高度怀疑为血胸、气胸，需要通知医生将引流管重新开放。在拔管前一定要将引流管关闭，否则液体会进入胸腔引起感染。完成拔管后要检查引流管是否扭曲、切口是否存在胸腔积液渗漏。在患者呼气末快速拔除引流管，收紧缝线，打结，伤口纱布覆盖。

拔管后观察病人有无胸憋、呼吸困难、切口漏气、渗液、出血、皮下气肿等症状，仔细交接班。拔管后指导患者取健侧卧位，嘱患者及家属拔管后避免剧烈运动、提举重物等，若有不适及时告知医护人员。

3.10 并发症的识别及护理

（1）皮下气肿

患者出现胸部或腹部、颈部、手臂甚至面部皮肤肿胀，触之有海绵样感觉或捻发音等，应及时通知医师。应观察患者的生命体征、皮下气肿范围及呼吸道压迫等情况。协助医生查找皮下气肿的原因，检查切口周围皮肤及引流管有无堵塞、滑脱。局限性皮下气肿者，应密切监测生命体征及皮下气肿的范围变化；广泛性皮下气肿者，协助医师行皮下切开引流。

（2）复张性肺水肿

成人大量胸腔积液患者引流量达 1000～1500 mL/h，或出现剧烈咳嗽、胸痛、呼吸困难、血氧饱和度下降等症状时，立即通知医师。必要时遵医嘱夹闭胸腔引流管，给予正压通气。观察患者的生命体征、痰液性状、血氧饱和度、咳嗽等情况。

（3）疼痛

关注患者的疼痛感受，选择有效工具评估胸部疼痛的程度、性质及相关因素（如引流管牵拉、肺复张）。根据疼痛程度给予适当的镇痛治疗。同时，要加强与患者的沟通与交流，了解患者心理需求并提供必要的心理支持。帮助患者树立战胜疾病的信心，减轻焦虑和恐惧情绪。

4 总结和展望

胸腔引流管护理是一项复杂而细致的工作，需要医护人员具备扎实的专业知识和丰富的临床经验。通过总结实践经验，不断更新和优化护理措施，并结合新技术和新理念的应用，我们有望提高胸腔引流管护理质量，为患者提供更加安全、舒适和有效的护理服务。随着医疗技术的不断进步和护理理念的更新，胸腔引流管护理将朝着更加专业化、精细化和人性化的方向发展。互联网、大数据等技术的不断发展，智能化护理设备将在胸腔引流管护理中发挥越来越重要的作用。例如，通过智能传感器实时监测引流管的状态、引流液的变化等信息，可实现数据的自动收集与分析，提高护理效率和准确性。每个患者的病情和需求都是独特的，因此，制定个性化的护理方案对于提高胸腔引流管护理质量具有重要意义。医护人员将根据患者的具体情况，制定针对性的护理措施，以满足患者的个性化需求。且胸腔引流管护理涉及多个学科的知识和技能，因此，加强跨学科合作与知识共享是提高护理质量的关键。医护人员应加强与医生、营养师、康复师等其他专业人员的沟通与协作，共同为患者提供全方位的护理服务。

参考文献

[1] 杨佳妮，刘华华，丁晓芸，等.胸部手术成人患者围术期胸腔引流护理研究进展 [J].护理学杂志，2019，34（21）：103-106.

[2] 刘蕊,李楠,李艳平.胸腔引流管的护理进展 [J].护理研究,2006,20（20）：1805-1807.

[3] 丁倩，何爽，杨凤娟.加速康复外科理念在胸腔镜肺癌根治术病人围术期护理中的应用 [J].全科护理，2021，19（08）：1058-1061.

[4] 万里，唐芸，阳君蓉.胸腔镜术后引流管切口护理效果观察 [J].实用临床护理学电子杂志，2021，6（38）：9-12.

[5] 刘恒，吴婷，罗洁.胸腔引流管留置期间导管挤压管理的最佳证据 [J].护

理与康复，2022，21（10）：41-44.

[6] 丁敏 . 胸腔闭式引流管术后管道堵塞原因及针对性护理探究 [J]. 实用临床护理学电子杂志，2020，5（49）：100.

[7] 吕芳芳，殷静静，杨丽娟 . 肺切除术后胸腔引流管管理的最佳证据总结 [J]. 中华护理杂志，2020，55（5）：773-779.

[8] 刘高远，甄志鹏，李永辉 . 胸腔镜肺癌根治术后胸腔引流管管理的研究进展 [J]. 中国现代医学杂志，2019，29（12）：48-52.

第八章 感染与抗生素

第一节 心脏术后的常见感染

心脏术后感染是心脏外科手术的一种严重并发症，对患者的恢复和预后产生重要的影响。首先，感染会延长住院时间，增加医疗费用，给患者和医疗系统带来沉重的经济负担。其次，感染会延缓伤口愈合，导致康复过程复杂化，增加再手术的风险。感染引发的炎症和并发症，如败血症、心内膜炎和心包炎，会进一步影响心脏功能和整体健康，显著提高病死率和再入院率。最终，术后感染不仅降低了患者的生活质量，还对长期生存率产生不利影响。因此，预防和管理心脏术后感染是确保手术成功和改善患者预后的关键。

1 心脏术后感染的类型

1.1 手术部位感染

手术部位感染（surgical site infection，SSI）是心脏术后最常见的感染类型之一，通常发生在手术后 30 天内。SSI 分为浅表切口感染、深部切口感染和器官腔隙感染。浅表切口感染涉及皮肤和皮下组织，而深部切口感染扩展到肌肉和筋膜层。器官腔隙感染则影响到心脏或其他内脏器官。这类感染的症状包括红肿、疼痛、发热和脓液排出。

1.2 肺部感染

肺部感染是心脏术后常见的并发症。由于手术和麻醉期间的气管插管、术后长期卧床以及免疫功能的下降,患者容易出现肺部感染。症状包括咳嗽、发热、呼吸困难和胸痛。及时的抗生素治疗和呼吸支持对改善预后至关重要。

1.3 泌尿系统感染

泌尿系统感染在心脏术后也较为常见,特别是在需要长期导尿的患者中。常见的病原菌包括大肠杆菌和其他革兰氏阴性菌。症状表现为尿频、尿急、尿痛和发热。早期诊断和治疗对于预防感染扩散和并发症至关重要。

1.4 血流感染

血流感染(blood stream infection,BSI)是心脏术后最严重的感染类型之一,常由手术过程中的细菌血症发展而来。常见病原菌包括金黄色葡萄球菌和表皮葡萄球菌。血流感染可能导致败血症和多器官功能衰竭。症状包括高热、寒战、低血压和精神状态改变。治疗通常需要广谱抗生素和密切监护。

2　心脏术后感染的常见病原体

2.1 细菌性病原体

（1）金黄色葡萄球菌（ staphylococcus aureus ）：包括甲氧西林敏感金黄色葡萄球菌和耐甲氧西林金黄色葡萄球菌（ MRSA ）。这是手术部位感染和血流感染的主要病原体。

（2）表皮葡萄球菌（ staphylococcus epidermidis ）：这是一种常见的皮肤常驻菌,常在手术部位感染和血流感染中发现,尤其在使用人工心脏瓣膜和其他植入物时。

（3）大肠杆菌（ escherichia coli ）：主要导致泌尿系统感染和腹部感染。

（4）肺炎克雷伯菌（ klebsiella pneumoniae ）：常见于肺部感染和血流感染。

（5）链球菌（ streptococcus ）：包括化脓性链球菌和草绿色链球菌,常见于手术部位感染和心内膜炎。

2.2 真菌

（1）白色念珠菌（ candida albicans ）：最常见的真菌性病原体,常导致血流感染、泌尿系统感染和术后腹部感染。

（2）光滑念珠菌（candida glabrata）：常见于血流感染和泌尿系统感染，且对常用抗真菌药物如氟康唑有一定耐药性。

（3）曲霉菌（aspergillus spp.）：常导致侵袭性肺部感染，尤其在长期使用免疫抑制剂的患者中。

2.3 病毒

（1）单纯疱疹病毒（herpes simplex virus，HSV）：可能导致手术部位感染，尤其在皮肤和黏膜破损的情况下。

（2）巨细胞病毒（cytomegalovirus，CMV）：在免疫功能低下的患者中，可能导致全身性症状和器官特异性感染，包括心脏移植后的感染。

（3）呼吸道合胞病毒（respiratory syncytial virus，RSV）：可导致术后肺部感染，特别是在儿童和老年患者中。

3 心脏术后感染的风险因素

3.1 手术相关因素

（1）手术时间：手术时间越长，感染的风险越高。长时间的手术增加了暴露于环境中微生物入侵的机会。

（2）手术类型和复杂性：复杂手术如心脏移植或多瓣膜置换术，比简单手术有更高的感染风险。

（3）手术室环境：手术室的无菌操作、设备的消毒以及空气质量都直接影响感染率。

3.2 患者相关因素

（1）年龄和性别：老年患者和男性患者的感染风险较高。

（2）基础疾病：糖尿病、慢性肾病、慢性阻塞性肺病等基础疾病会增加感染风险。

（3）免疫状态：免疫功能低下或使用免疫抑制剂的患者更易发生感染。

（4）营养状态：营养不良的患者伤口愈合能力差，感染风险更高。

3.3 医院获得性感染

（1）多重耐药菌感染：医院环境中存在多重耐药菌（如 MRSA），增加了感染的机会。

（2）导管相关感染：中央静脉导管、尿管等侵入性操作，增加了感染风险。

（3）院内传播：通过医护人员或设备的交叉感染，增加了术后感染的可能性。

4　感染的诊断

4.1 临床表现

心脏术后感染的临床表现多种多样，具体表现因感染类型和部位而异。

（1）发热：术后感染常以发热为最早期症状，伴有寒战。

（2）伤口红肿和疼痛：手术部位可能出现红肿、疼痛、热感和脓性分泌物。

（3）全身症状：如乏力、食欲减退、恶心呕吐等。

（4）特异性症状：肺部感染可能出现咳嗽、呼吸困难；泌尿系统感染可能表现为尿频、尿急和尿痛；血流感染可能出现低血压和全身炎症反应综合征。

4.2 实验室检查

（1）血常规：白细胞计数及分类，C 反应蛋白（CRP）和血清降钙素原（PCT）水平的升高提示感染。

（2）血培养：血流感染的确诊依赖于血培养，识别病原体及其药物敏感性。

（3）伤口分泌物培养：对于手术部位感染，取脓性分泌物进行培养和药敏试验。

（4）尿常规和尿培养：用于诊断泌尿系统感染，观察尿液中的白细胞、红细胞和细菌数量。

4.3 影像学检查

（1）胸片和 CT：用于评估肺部感染的范围和严重程度。

（2）超声心动图：对于怀疑心内膜炎的患者，超声心动图可以评估心脏瓣膜和腔内结构的感染情况。

（3）腹部超声和CT：用于评估腹腔脓肿和泌尿系统感染。

（4）核磁共振成像（MRI）：对于复杂病例，MRI可以提供更详细的软组织感染评估。

5 心脏术后感染的治疗

5.1 抗感染治疗原则

心脏术后感染的治疗需要根据感染的类型、病原体和患者的具体情况制定综合治疗方案。

（1）早期识别和治疗：尽早识别感染症状并进行治疗，可以显著降低并发症发生率和死亡率。

（2）病原学诊断：通过培养和药敏试验确定病原体及其抗药性，指导合理用药。

（3）综合治疗：包括抗生素治疗、外科干预和支持性治疗相结合。

（4）个体化治疗：根据患者的年龄、体重、肝肾功能、过敏史等个体因素调整治疗方案。

5.2 抗生素选择与管理

（1）经验性治疗：在病原学结果未明确前，根据感染类型和常见病原体选择广谱抗生素进行经验性治疗。

（2）目标治疗：根据培养和药敏试验结果，调整抗生素方案，选择针对性强的药物，以提高治疗效果并减少耐药性。

（3）疗程管理：根据感染类型和严重程度确定抗生素疗程，一般为7～14天，对于复杂感染可能需要更长时间。

（4）监测和调整：定期监测患者的临床反应和实验室指标，根据治疗效果和副作用及时调整药物剂量和种类。

5.3 非药物治疗方法

（1）手术干预：对于存在脓肿、深部感染或植入物感染的患者，可能需要进行外科干预，如切开引流、清创或取出感染的植入物。

（2）伤口护理：保持手术伤口的清洁和干燥，定期换药，使用无菌敷料，有助于预防和控制感染。

（3）支持性治疗：加强营养支持，维持电解质平衡，支持心肺功能，必要时使用免疫增强剂，帮助患者恢复免疫功能和抵抗感染。

（4）康复和随访：术后康复训练和定期随访，有助于早期发现和处理潜在的感染问题，提高总体治疗效果和患者生活质量。

6　特殊类型的感染

6.1　人工瓣膜感染

人工瓣膜感染是指在心脏瓣膜置换术后，人工瓣膜周围发生的感染。通常在手术后 60 天内发生，多由手术期间引入的病原体引起，常见病原体包括金黄色葡萄球菌和表皮葡萄球菌。症状包括发热、心脏杂音、心力衰竭和菌血症。

6.2　心内膜炎

心内膜炎是指心脏内膜的感染，分为感染性心内膜炎和非感染性心内膜炎，通常由细菌引起，偶尔也可由真菌引起。

（1）急性心内膜炎：多由金黄色葡萄球菌或溶血性链球菌引起，起病急骤，症状包括高热、寒战、心脏杂音、快速进行的心力衰竭和栓塞现象。

（2）亚急性感染性心内膜炎：多由草绿色链球菌引起，起病隐匿，症状包括低热、盗汗、乏力、体重减轻和脾肿大。诊断依赖于血培养和超声心动图。

7　预防策略

7.1　手术前准备

（1）患者评估与优化：全面评估患者的健康状况，控制糖尿病、营养不良等基础疾病，戒烟戒酒，改善患者整体健康水平。

（2）皮肤准备：手术前进行全身清洁，特别是手术部位的皮肤清洁，使用抗菌清洁剂进行预处理。

（3）筛查与去除病原体：术前筛查常见病原体（如鼻腔中的金黄色葡萄球

菌）。对阳性患者进行去除病原体的处理，如使用局部抗菌剂或抗生素。

7.2 无菌技术

（1）手术室环境控制：保持手术室的无菌环境，定期进行空气质量监测和手术器械的灭菌处理。

（2）严格无菌操作：手术人员严格遵守无菌操作规程，包括手术前洗手、穿戴无菌手术衣和手套，使用无菌手术器械。

（3）手术区域隔离：对手术部位进行消毒，使用无菌覆盖布隔离手术区域，减少污染的机会。

7.3 围手术期抗生素预防

（1）抗生素选择：根据手术类型和患者的具体情况选择适当的抗生素。常用药物包括头孢菌素类、青霉素类和氨基糖苷类等。

（2）给药时间：在手术开始前 30～60 分钟内给予首次剂量，确保在手术过程中达到有效血药浓度。

（3）持续时间：术后根据感染风险和手术类型决定抗生素的持续时间，一般为 24～48 小时，高风险患者可能需要延长用药时间。

7.4 术后监护与护理

（1）伤口护理：保持手术伤口的清洁和干燥，定期换药，观察伤口愈合情况，早期发现和处理感染迹象。

（2）感染监测：密切监测患者的体温、白细胞计数和其他感染指标，及时发现和处理术后感染。

（3）支持性治疗：加强营养支持和康复训练，提高患者的免疫功能和整体健康水平，促进术后恢复。

参考文献

[1] Kalil A C, Metersky M L, Klompas M, et al. Management of Adults With Hospital-acquired and Ventilator-associated Pneumonia: 2016 Clinical Practice Guidelines by the Infectious Diseases Society of America and the American Thoracic

Society [J]. Clin Infect Dis, 2016, 63（5）: e61-e111. DOI: 10.1093/cid/ciw353.

[2] Pfaller M A, Diekema D J. Epidemiology of invasive candidiasis: a persistent public health problem [J]. Clin Microbiol Rev, 2007, 20（1）: 133-163. DOI: 10.1128/CMR.00029-06.

[3] Kotton C N, Kumar D, Caliendo A M, et al.The Third International Consensus Guidelines on the Management of Cytomegalovirus in Solid-organ Transplantation [J]. Transplantation, 2018, 102（6）: 900-931. DOI: 10.1097/TP.2191.

[4] Horan T C, Andrus M, Dudeck M A. CDC/NHSN surveillance definition of health care-associated infection and criteria for specific types of infections in the acute care setting [J]. Am J Infect Control, 2008, 36（5）: 309-332. DOI: 10.1016/j.ajic.2008.03.002.

[5] Owens C D, Stoessel K.Surgical site infections: epidemiology, microbiology and prevention [J]. J Hosp Infect, 2008, 70 (Supple 2): 3-10. DOI: 10.1016/S0195-6701（08）60017-1.

[6] Easton R, Balogh Z J. Peri-operative changes in serum immune markers after trauma: a systematic review [J]. Injury, 2013, 45（6）: 934-941. DOI: 10.1016/j.injury.2013.12.002.

[7] Pappas P G, Kauffman C A, Andes D R, et al.Clinical Practice Guideline for the Management of Candidiasis: 2016 Update by the Infectious Diseases Society of America [J]. Clin Infect Dis, 2015, 62（4）: e1-50. DOI: 10.1093/cid/civ933.

[8] Sousa L, Sousa L, Cruz J, et al. Análise epidemiológica da candidemia e espécies fúngicas envolvidas [J]. Arch Health Invest, 2020, 9（6）: 592-595. DOI: 10.21270/archi.v9i6.4830

[9] Lim W S, Baudouin S V, George R C, et al. BTS guidelines for the management of community acquired pneumonia in adults: update 2009 [J]. Thorax, 2009, 64 (Supple 3): 1-55. DOI: 10.1136/thx. 2009.121434.

[10] Habib G, Lancellotti P, Antunes M J, et al. 2015 ESC Guidelines for the

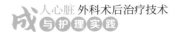

management of infective endocarditis: The Task Force for the Management of Infective Endocarditis of the European Society of Cardiology（ESC）. Endorsed by: European Association for Cardio-Thoracic Surgery（EACTS）, the European Association of Nuclear Medicine（EANM）[J]. Eur Heart J, 2015, 36（44）: 3075-3128. DOI: 10.1093/eurheartj/ehv319.

[11] Baddour L M, Wilson W R, Bayer A S, et al. Infective Endocarditis in Adults: Diagnosis, Antimicrobial Therapy, and Management of Complications: A Scientific Statement for Healthcare Professionals From the American Heart Association [J]. Circulation, 2015, 132（15）: 1435-1486. DOI: 10.1161/CIR.0296.

[12] Morikane K. Epidemiology and prevention of surgical site infection in Japan [J]. J Hosp Infect, 2024, 146: 192-198. DOI: 10.1016/j.jhin.2023.10.027.

[13] Solomkin J S, Mazuski J, Blanchard J C, et al. Introduction to the Centers for Disease Control and Prevention and the Healthcare Infection Control Practices Advisory Committee Guideline for the Prevention of Surgical Site Infections [J]. Surg Infect, 2017, 18（4）: 385-393. DOI: 10.1089/sur.2017.075.

[14] Kanamori H, Weber D J, Rutala W A. Healthcare-Associated Mycobacterium chimaera Transmission and Infection Prevention Challenges: Role of Heater-Cooler Units as a Water Source in Cardiac Surgery [J]. Clin Infect Dis, 2016, 64（3）: 343-346. DOI: 10.1093/cid/ciw755.

[15] Mohamed R, McAlister F A, Pretorius V, et al.Preoperative statin use and infection after cardiac surgery: a cohort study [J]. Clin Infect Dis, 2009, 48（7）: e66-72. DOI: 10.1086/597300.

[16] Transfusion of Red Blood Cells, Fresh Frozen Plasma, or Platelets Is Associated With Mortality and Infection After Cardiac Surgery in a Dose-Dependent Manner [J]. Anesth Analg, 2020, 130（2）: e32.DOI: 10.1213/ANE.4528.

[17] Horvath K A, Acker M A, Chang H, et al. Blood transfusion and infection after cardiac surgery [J]. Ann Thorac Surg, 2013, 95（6）: 2194-2201. DOI: 10.1016/

j.athoracsur.2012.11.078.

[18] Koch C G, Nowicki E R, Rajeswaran J, et al. When the timing is right: Antibiotic timing and infection after cardiac surgery [J]. J Thorac Cardiov Sur, 2012, 144（4）: 931–937. e4. DOI: 10.1016/j.jtcvs.2012.01.087.

[19] Taylor A H, Mitchell A E, Mitchell I M. A 15–year study of the changing demographics and infection risk in a new UK cardiac surgery unit [J]. Interact Cardiov Th, 2012, 15（3）: 390–394.DOI: 10.1093/icvts/ivs278.

[20] Lex D J, Tóth R, Cserép Z, et al.Postoperative differences between colonization and infection after pediatric cardiac surgery–a propensity matched analysis [J]. J Cardiothorac Surg, 2013, 8:166. DOI: 10.1186/1749–8090–8–166.

[21] Ettema R, Schuurmans M, Hoogendoorn M, et al. Prediction of postoperative delirium, depression, pressure ulcer and infection in older cardiac surgery patients using preadmission data [J]. Eur Geriatr Med, 2013, 4: S8. DOI: 10.1016/j.eurger.2013.07.011.

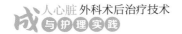

第二节 心脏术后肺部感染的诊疗策略

心脏手术后肺部感染是常见且严重的并发症，尤其在老年患者、长期卧床患者以及有既往肺部疾病史的患者中更为常见。肺部感染不仅增加患者的住院时间和医疗费用，还显著影响术后康复和预后。

1 心脏术后肺部感染的病因及危险因素

1.1 病因

（1）细菌性肺炎：最常见的致病菌包括肺炎链球菌、金黄色葡萄球菌、流感嗜血杆菌、大肠杆菌、克雷伯氏菌等。

（2）真菌性肺炎：如念珠菌属和曲霉菌属感染，常见于免疫抑制患者。

（3）病毒性肺炎：如流感病毒、呼吸道合胞病毒等，虽然少见但不容忽视。

1.2 危险因素

（1）机械通气

气管插管和机械通气是心脏手术后常见的支持手段，但也增加了呼吸机相关性肺炎（VAP）的风险。机械通气期间，气道的自然防御机制被绕过，增加了病原体直接进入下呼吸道的机会。此外，气管插管导致的气道黏膜损伤和气道内的分泌物潴留，均为细菌繁殖提供了有利条件。VAP 通常在机械通气 48 小时后发生，常见致病菌包括铜绿假单胞菌、鲍曼不动杆菌、金黄色葡萄球菌等。

（2）长期卧床

术后长期卧床是引发肺部并发症的另一重要因素。长期卧床导致患者活动减少，肺的通气和换气功能受限，容易引起痰液潴留和肺不张。此外，卧床期间的低效呼吸和不充分的咳嗽动作，进一步加剧了分泌物的积聚，增加了感染风险。肺不张作为一个局部病灶，也为细菌感染提供了有利条件。

（3）既往肺部疾病

患有慢性阻塞性肺病（COPD）、哮喘等既往肺部疾病的患者在术后更易发生肺部感染。这些疾病通常伴有长期的气道炎症和结构改变，降低了肺的清除能力，增加了感染的风险。此外，COPD患者常存在痰液增多和黏性增加的问题，术后活动减少会进一步加剧痰液潴留。

（4）免疫状态改变

免疫抑制状态，如糖尿病、长期使用免疫抑制剂或糖皮质激素等，显著增加了术后感染的风险。免疫抑制会削弱机体对病原体的抵抗能力，使患者更容易受到细菌、病毒或真菌的侵袭。此外，糖尿病患者血糖控制不良也会增加感染的风险，延缓伤口愈合。

（5）营养不良和吸烟史

营养不良和吸烟史是术后感染的重要危险因素。营养不良会导致免疫功能下降，影响伤口愈合和抗感染能力。吸烟史患者肺功能常受损，气道黏膜纤毛功能下降，清除病原体的能力减弱。此外，吸烟还会导致全身性炎症反应，进一步增加术后感染的风险。

2　诊断

2.1　临床表现

（1）发热：通常为感染的首发症状，体温升高可达38℃以上，伴有寒战。

（2）咳嗽咳痰：初期干咳，后期可出现咳痰，痰液呈脓性或带血。

（3）呼吸急促：患者常感到气促，严重时表现为呼吸困难。

（4）胸痛：部分患者可出现胸痛，尤其在深呼吸或咳嗽时加重。

（5）全身症状：包括乏力、食欲减退和体重下降，老年患者和免疫功能低下者症状可能不典型，表现为精神萎靡和意识模糊。

2.2 实验室检查

（1）血常规：白细胞计数增高（$>10\times10^9$/L），中性粒细胞比例升高，严重感染时可能出现核左移现象。

（2）C反应蛋白（CRP）：急性期反应蛋白，感染时显著升高。

（3）降钙素原（PCT）：细菌感染时升高，特异性较高，有助于区分细菌感染与其他原因导致的炎症。

（4）动脉血气分析：严重感染时可出现低氧血症，反映肺部气体交换障碍的程度。

2.3 影像学检查

（1）胸部X线：为常规检查手段，感染初期可见局限性或弥漫性肺部浸润阴影，后期可出现肺实变、空洞形成或胸腔积液。胸部X线的优点是快速、便捷，但对早期病变的敏感性较低。

（2）胸部CT：较胸部X线更为敏感，能够明确病变的范围、性质及其与周围组织的关系。CT扫描可以发现小的结节、支气管扩张、胸腔积液和间质性改变，有助于早期诊断和鉴别诊断。

2.4 微生物学检查

（1）痰培养：通过痰液标本的培养和药敏试验，可以明确病原菌种类及其耐药情况。注意痰标本应为深部痰液，避免口腔污染。

（2）血培养：对于伴有菌血症或全身感染症状的患者，血培养有助于检测血流感染病原体，特别是革兰氏阴性菌和真菌感染。

（3）支气管肺泡灌洗液（BAL）培养：通过纤维支气管镜进行支气管肺泡灌洗术，收集下呼吸道分泌物进行培养，是诊断难治性感染或免疫抑制患者肺部感染的有效方法，尤其适用于疑似真菌或特殊病原体感染。

3 治疗策略

心脏术后肺部感染需要及时、有效的治疗，以减少并发症并改善患者预后。治疗策略主要包括经验性抗生素治疗、针对性抗生素治疗以及综合支持治疗。

3.1 经验性抗生素治疗

经验性抗生素治疗应根据当地和医院的病原菌谱及耐药情况进行选择。由于心脏术后患者可能接触广泛的院内病原菌，因此经验性抗生素需要覆盖广谱病原体。哌拉西林－他唑巴坦是广谱 β- 内酰胺 /β- 内酰胺酶抑制剂复合剂，覆盖多数革兰阳性和革兰阴性菌，适用于社区获得性和医院获得性肺炎的经验性治疗。头孢曲松和大环内酯类（如阿奇霉素）这种组合可以覆盖肺炎链球菌、流感嗜血杆菌和非典型病原体（如支原体和衣原体），适用于对这些病原体敏感的感染。氟喹诺酮类（如左氧氟沙星）这类药物对革兰阳性菌、革兰阴性菌和一些非典型病原体有效，适用于轻中度肺部感染。

对于重症病例，需考虑更广谱和更强效的抗生素。碳青霉烯类（如美罗培南、亚胺培南）对广泛的革兰阳性和革兰阴性菌有效，特别适用于多重耐药菌的感染。抗 MRSA 药物（如万古霉素或利奈唑胺）用于怀疑或确诊由耐甲氧西林金黄色葡萄球菌（MRSA）引起的感染。

3.2 针对性抗生素治疗

针对性抗生素治疗应根据痰培养和药敏试验结果调整，以确保针对具体病原体进行有效治疗。

（1）细菌感染：根据药敏试验结果选择最有效的抗生素，并调整剂量和疗程。

（2）真菌感染：对于真菌感染，应使用抗真菌药物，如氟康唑、伏立康唑或两性霉素 B。选择具体药物需根据真菌种类和药敏结果。

3.3 支持治疗

支持治疗在心脏术后肺部感染的管理中起着关键作用，通过改善全身状况和支持肺功能，辅助抗感染治疗。

（1）氧疗：对于低氧血症患者，通过鼻导管或面罩供氧，以维持血氧饱和度在安全范围（通常≥90%）内。

（2）机械通气：适用于严重呼吸衰竭的患者，包括无创机械通气和有创机械通气。机械通气的选择应根据患者的病情和血气分析结果。

（3）排痰措施：有效的排痰措施有助于清除呼吸道分泌物，改善通气，包括体位引流、雾化吸入（使用生理盐水或支气管扩张剂）和机械振动排痰仪。

（4）营养支持：良好的营养状态对术后恢复至关重要。通过肠内或肠外营养支持，提供充足的蛋白质、热量和微量元素，以增强免疫功能和促进愈合。

4 预防措施

肺部感染是心脏术后常见且严重的并发症，采取有效的预防措施可以显著减少其发生率，提高患者的术后康复效果。预防措施主要包括术前准备、术后管理和营养支持等方面。

4.1 术前准备

（1）评估并优化患者的肺功能状态：术前对所有患者进行全面的肺功能评估，尤其是那些有慢性肺部疾病史的患者。针对肺功能不佳的患者，可采取呼吸康复训练、使用支气管扩张剂和进行肺部物理治疗等措施，改善肺功能状态。

（2）停止吸烟：吸烟会显著增加术后肺部并发症的风险。建议患者在手术前至少 2 周停止吸烟，以改善肺部清除功能，减少手术相关的肺部感染风险。

4.2 术后管理

（1）早期活动：鼓励患者术后尽早下床活动，有助于恢复肺的通气功能，预防肺不张和痰液潴留。早期活动不仅可以促进血液循环，减少深静脉血栓形成，还能提高患者的整体康复速度。

（2）有效排痰：通过物理治疗（如胸部叩击、体位引流）和呼吸训练（如深呼吸练习、使用呼吸训练器）促进排痰，保持气道通畅。对于不能自主排痰的患者，可使用机械辅助排痰设备。

（3）呼吸道管理：对于气管插管患者，采用合适的口腔护理和气管内吸引技术，减少细菌定植和感染风险。每天进行口腔清洁，并使用无菌技术进行气管吸引，有助于预防呼吸机相关性肺炎（VAP）。

（4）抗生素预防：根据手术类型和患者风险情况，合理使用预防性抗生素。对于高风险患者（如长时间手术、大量输血的患者），术前给予预防性抗生素可以显著降低术后感染率。常用的预防性抗生素包括头孢菌素类和 β- 内酰胺类抗生素。

4.3 营养支持

营养状况是术后恢复的重要影响因素，良好的营养支持可以增强免疫力，促进伤口愈合，减少感染发生率。

（1）术后给予高蛋白、高热量饮食：以满足患者术后修复和代谢的需要，增强免疫功能。蛋白质是组织修复和免疫功能的重要组成部分，热量则为机体提供必需的能量。

（2）肠内或肠外营养支持：对于无法经口进食或营养摄入不足的患者，需考虑肠内或肠外营养支持。肠内营养更符合生理需求，能保护肠黏膜屏障功能，减少感染风险；肠外营养则适用于肠功能不全或无法经口进食的患者。

参考文献

[1] Warwick M, Fernando S M, Aaron S D, et al. Outcomes and Resource Utilization Among Patients Admitted to the Intensive Care Unit Following Acute Exacerbation of Chronic Obstructive Pulmonary Disease [J]. J Intensive Care Med, 2020, 36（9）: 1091-1097. DOI: 10.1177/0885066620944865.

[2] Fry D E, Nedza S M, Pine M, et al. Risk-adjusted outcomes of inpatient medicare medical admissions [J]. Medicine, 2018, 97（37）: e12269. DOI: 10.1097/MD.00012269.

[3] Bateman E D, Feldman C, O Brien J, et al. Guideline for the management of chronic obstructive pulmonary disease（COPD）: 2004 revision [J]. Samj S Afr Med J, 2004, 94（7 Pt 2）: 559-575. PMID: 15283307.

[4] Jian L, Sheng S, Min Y, et al. Risk factors for endotracheal re-intubation following coronary artery bypass grafting [J]. J Cardiothorac Surg, 2013, 8: 208. DOI: 10.1186/1749-8090-8-208.

[5] Aliberti S, Dela Cruz C S, Amati F, et al. Community-acquired pneumonia [J].

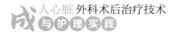

Lancet, 2021, 398（10303）: 906-919. DOI: 10.1016/S0140-6736（21）00630-9.

[6] Musher D M, Abers M S. Community-Acquired Pneumonia Requiring Hospitalization [J]. New Engl J Med, 2015, 373（24）: 2381. DOI: 10.1056/NEJMc1511751.

[7] Mandell L A, Wunderink R G, Anzueto A, et al. Infectious Diseases Society of America/American Thoracic Society consensus guidelines on the management of community-acquired pneumonia in adults [J]. Clin Infect Dis, 2007, 44 (Suppl2) S27-72. DOI: 10.1086/511159.

[8] Hills T, Delaney A, Young P J. Inhaled Amikacin to Prevent Ventilator-Associated Pneumonia [J]. New Engl J Med, 2024, 390（8）: 769. DOI: 10.1056/NEJMc2400427.

[9] Johnstone J, Meade M, Lauzier F, et al. Effect of Probiotics on Incident Ventilator-Associated Pneumonia in Critically Ill Patients: A Randomized Clinical Trial [J]. Jama-J Am Med Assoc, 2021, 326（11）: 1024-1033. DOI: 10.1001/jama.2021.13355.

[10] Prevention of Early Ventilator-Associated Pneumonia [J]. New Engl J Med, 2020, 382（26）: 2582. DOI: 10.1056/NEJMx200010.

[11] Dahyot-Fizelier C, Lasocki S, Kerforne T, et al. Ceftriaxone to prevent early ventilator-associated pneumonia in patients with acute brain injury: a multicentre, randomised, double-blind, placebo-controlled, assessor-masked superiority trial [J]. Lancet Resp Med, 2024, 12（5）: 375-385. DOI: 10.1016/S2213-2600（23）00471-X.

[12] Mo Y, Booraphun S, Li A Y, et al. Individualised, short-course antibiotic treatment versus usual long-course treatment for ventilator-associated pneumonia （REGARD-VAP）: a multicentre, individually randomised, open-label, non-inferiority trial [J]. Lancet Resp Med, 2024, 12（5）: 399-408. DOI: 10.1016/S2213-2600（23）00418-6.

[13] François B, Cariou A, Clere-Jehl R, et al. Prevention of Early Ventilator-Associated Pneumonia after Cardiac Arrest [J]. New Engl J Med, 2019, 381（19）: 1831-1842. DOI: 10.1056/NEJMoa1812379.

[14] François B, Jafri H S, Chastre J, et al. Efficacy and safety of suvratoxumab for prevention of Staphylococcus aureus ventilator-associated pneumonia （SAATELLITE）: a multicentre, randomised, double-blind, placebo-controlled, parallel-group, phase 2 pilot trial [J]. Lancet Infect Dis, 2021, 21（9）: 1313-1323. DOI: 10.1016/S1473-3099（20）30995-6.

[15] A randomized trial of diagnostic techniques for ventilator-associated pneumonia [J]. New Engl J Med, 2006, 355（25）: 2619-2630. DOI: 10.1056/NEJMoa052904.

[16] Bouglé A, Tuffet S, Federici L, et al. Comparison of 8 versus 15days of antibiotic therapy for Pseudomonas aeruginosa ventilator-associated pneumonia in adults: a randomized, controlled, open-label trial [J]. Intens Care Med, 2022, 48（7）: 841-849. DOI: 10.1007/s00134-022-06690-5.

[17] Kalil A C, Metersky M L, Klompas M, et al. Management of Adults With Hospital-acquired and Ventilator-associated Pneumonia: 2016 Clinical Practice Guidelines by the Infectious Diseases Society of America and the American Thoracic Society [J]. Clin Infect Dis, 2016, 63（5）: e61-e111. DOI: 10.1093/cid/ciw353.

[18] Kumbl S, Strickland A, Cole T K, et al. Association Between Early Speech-Language Pathology Consultation and Pneumonia After Cardiac Surgery [J]. Am J Speech-Lang Pat, 2022, 31（5）: 2123-2131. DOI: 10.1044/2022_AJSLP-21-00310.

[19] Transfusion of Red Blood Cells, Fresh Frozen Plasma, or Platelets Is Associated With Mortality and Infection After Cardiac Surgery in a Dose-Dependent Manner [J]. Anesth Analg, 2020, 130（2）: e32. DOI: 10.1213/ANE.4528.

[20] Leibovitz A, Dan M, Zinger J, et al. Pseudomonas aeruginosa and the oropharyngeal ecosystem of tube-fed patients [J]. Emerg Infect Dis, 2003, 9（8）:

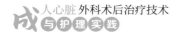

956-9. DOI: 10.3201/eid0908.030054.

[21] Jones N E, Dhaliwal R, Day A G, et al. Factors predicting adherence to the Canadian Clinical Practice Guidelines for nutrition support in mechanically ventilated, critically ill adult patients [J]. J Crit Care, 2007, 23（3）: 301-307. DOI: 10.1016/ j.jcrc.2007.08.004.

第九章　术后康复锻炼与长期管理

第一节　术后康复锻炼指导与策略

心脏外科术后康复锻炼是患者恢复健康、提高生活质量的重要环节。通过科学的康复锻炼指导与策略，可以帮助患者有效缓解术后不适，提高心肺功能，能缩短机械通气时间，减少镇静药物使用，降低谵妄及肠道功能紊乱等并发症的发生率，有效缩短病人住院时间，加快康复进程。

1 早期肢体康复锻炼指导

心脏手术患者进行术后早期活动，可促进患者日常生活活动能力及运动能力恢复，增加患者自信心，减轻患者心理症状；避免卧床带来的不良影响。患者术后转入监护室，麻醉未清醒，生命体征不稳定患者每 2 小时翻身 1 次，病情及生命体征等平稳时护士可以帮助患者做肢体被动运动。

1.1 上肢运动

（1）肩关节：肩关节外旋转。

（2）肘、前臂关节：肘关节先做屈伸训练，再将肘关节屈曲，靠于体侧，护士一手扶住肘关节，一手握住患者手部，做前臂旋前、旋后训练。

（3）腕、指关节：一手握患者前臂，另一手握手指，做腕关节屈、伸、尺侧偏、桡侧偏运动，或由内向外做绕腕运动，手指做握球或分指运动。

1.2 下肢运动

（1）髋膝关节：髋膝关节做屈伸运动。

（2）被动踝泵运动：尽量最大角度足背伸（让脚尖朝向躯体，即向上勾脚），到最大角度后维持 5 秒。脚尖缓慢下压，到最大角度后维持 5 秒即跖屈（让脚尖向下）。放松 5 秒，踝关节做顺时针及逆时针环绕运动（背伸、内翻、跖屈、外翻）。活动结束后肢体摆放功能位，预防足下垂。

患者清醒后，医护双方共同评估患者病史、血压、中心动脉压、氧分压、意识状况、心肺功能、呼吸系统功能、神经系统功能、体温、疼痛、睡眠、心理、营养、合并症、辅助检查结果、穿刺部位、置管情况，病情稳定后，指导患者肢体主动运动。

（3）上下肢运动参考未清醒患者模式自主训练。

（4）桥式训练：一侧肢体留置管道时，患者仰卧位，非制动侧下肢屈膝脚踩床支撑于床面，将臀部抬离床面，尽量抬高。多次训练可增加下肢肌肉肌力，减少肌肉萎缩，减轻骶尾部皮肤受压。

（5）坐位耐力训练：抬高床头 30°、45°、60°、90°，循序渐进，每次 30 分钟。

（6）床上模拟骑单车运动：每次 20 分钟，每天 2 次。

（7）床旁坐起：把床放平，指导患者两脚弯曲踩床，双手交叉放置腹部，协助患者侧身，先将患者双腿放于床旁一侧，利用卧侧手肘受力，协助患者床旁坐起。床旁站立前身体稍向前倾，缓慢移至床边桌椅，坐下前身体稍向前倾，然后缓慢坐下，并进行适当行走锻炼，每次 5～10 分钟，每天 1～3 次。

2 肺部呼吸训练

（1）机械通气患者，实施肺保护通气策略，包括 6～8 mL/kg 预测体重的低潮气量、呼气末正压和重复肺复张操作。

（2）需要脱机的机械通气患者，进行腹式呼吸训练，可以增加肺通气量，减少二氧化碳潴留及预防肺部感染，训练时适当调节呼吸机参数。推荐患者在自主呼吸的状态下进行。

（3）气管插管拔管后建议使用无创通气联合肺复张预防术后肺不张和低氧血症。

（4）建议采用激励性肺活量测定法或激励性肺活量测定法＋呼气正压的方式改善心脏术后患者呼吸功能。

（5）使用气道廓清技术清除气道分泌物：咳嗽、主动循环呼吸技术、自主引流、叩拍、展动、体位引流、胸廓扩张运动。

（6）呼吸肌训练：吸气肌训练，运用呼吸训练器，开始时使用最大呼吸肌肌力 50% 的负荷，当患者能完成该步骤，则 1 次增加 1/2 的阻力或 5 cmH$_2$O，2 次 / 日，20～30 下 / 次；缩唇腹式呼吸，患者需用鼻子吸气，然后用嘴呼气，呼气时嘴唇呈吹口哨状，使呼气时间延长，每次 5～10 min，2～3 次 / 日。

3　出院后康复锻炼及生活指导

心脏外科术后患者应根据自身情况选择合适的康复锻炼方式。一般来说，有氧运动如慢跑、打太极等有助于提升心肺功能，而抗阻运动如杠铃弯举、俯卧撑等则可增强心脏容量负荷，改善机体血运，提升心脏储备功能。此外，瑜伽、呼吸操等锻炼方式也有助于改善心理状态，提高生活质量。患者出院早期应避免剧烈的运动，如快速短跑、篮球，以免对心脏造成过大的负担。在术后康复过程中，患者以循序渐进方式提高患者运动耐力及心脏容量负荷，促进心功能恢复。

（1）初始阶段，可进行轻度的有氧运动，如散步、太极拳等，以促进血液循环和心肺功能的恢复。随着身体机能的提升，可逐步增加运动强度和时间，但应确保不出现过度疲劳或不适。合适运动量的主要标志为"运动时稍出汗""轻度呼吸加快但不影响对话""早晨起床时感舒适""无持续的疲劳感和其他不适"。在锻炼过程中，如出现胸闷、气短、心悸等不适症状，应立即停止运动并寻求医护人员的帮助。

（2）应定期参与医院或专业机构组织的康复训练。通过专业指导下的训练，患者可以更好地掌握康复技巧，提高锻炼效果，同时也有助于及时发现并处理康复过程中可能出现的问题。

（3）胸骨未愈合前请勿做推拿、按摩、挤压伤口等操作，以免影响伤口愈合。保持卫生干净，尤其注意口腔卫生，餐后建议使用冲牙器或牙线清洁。保持大便畅通，请勿用力排便，以免增加心脏负荷。

（4）营养支持与饮食：心脏外科术后患者应注意营养支持与饮食调理。养成良好生活习惯：戒烟、酒，均衡饮食，劳逸结合，早睡早起、避免劳累。饮食应以清淡、易消化、富含营养为主，适当增加蛋白质、维生素和矿物质的摄入。同时，患者应避免高脂肪、高盐、高糖食物的摄入，以免加重心脏负担。尽量避免使用中药材，如需服用中药材，必须咨询医生后方可服用。

（5）药物管理与调整：患者应遵医嘱按时服药，不得随意更改剂量或停药。医护人员应密切关注患者药物使用情况，及时发现并处理药物不良反应。同时，要加强患者教育，提高患者对药物管理的重视度。

（6）性生活：出院 6 周后，当患者能以每分钟 70～90 步的速度爬楼梯，上 3 层楼后心率在 110 次 / 分以下，并且无不适感觉就可以恢复性生活。

（7）心理干预与情绪管理：心脏外科术后患者可能面临一定的心理压力和焦虑情绪。因此，心理干预与情绪管理在康复锻炼中至关重要。医护人员应通过有效的沟通、心理疏导等方式，帮助患者缓解心理压力，树立信心，积极配合康复锻炼。此外，还可通过家庭支持、社会支持等途径，为患者提供全方位的心理支持。

4 注意事项

（1）术后早期肢体康复锻炼开始指标：①心率。静息状态时 60～120 次 / 分。②血压。平均动脉压 70～105 mmHg，收缩压 90～139 mmHg。③呼吸频率。静息状态 12～30 次 / 分，无胸闷及呼吸困难。④血氧饱和。静息未吸氧状态下血氧饱和度≥0.88。⑤血流动力学。2 h 内血压无急剧升高或下降达 20%，未启动或增加血管活性药物剂量；过去 8 h 内无新发严重心律失常或心电图改变；无心绞痛及心力衰竭失代偿征兆。⑥机械通气。吸入氧浓度＜60%，氧分压≥70

mmHg；呼气末正压≤10 cmH$_2$O。⑦其他。手术部位无明显出血或血肿；无下肢深静脉血栓形成；无各种管道置管位置及使用异常。

（2）术后早期肢体康复锻炼出现以下情况停止训练：出现新的心律失常；心率血压变化大于 30%；舒张压≥110 mmHg 或舒张压下降＞10 mmHg；SpO$_2$ 急剧下降或小于 90%；出现明显的人机对抗；运动不耐受，如出现心绞痛、明显气促、心电图心肌缺血表现；不良事件发生（如意外脱管）；谵妄发作；出现心力衰竭、呼吸衰竭。

（3）应选择餐前或餐后 30 min 后进行训练：注意观察患者面色、神态及生命体征，若有不适，不宜强行训练；疲惫体弱者缩短锻炼时间或减轻锻炼强度，增加间隔时间，给予营养支持；严重肺大泡患者禁忌呼吸训练群的练习。

5 总结和展望

心脏外科术后康复锻炼指导与策略应涵盖多个方面，从早期活动恢复到药物管理与调整，再到营养支持与心理调适等。应由医疗专家、护理专家、康复专家、营养师、心理医师组建多学科团队，更全面、多学科的为患者提供康复锻炼指导。心脏外科术后康复锻炼是一个复杂而重要的过程，需要医护人员、患者及其家属的共同努力。通过科学的康复锻炼指导与策略，我们可以有效改善患者心肺功能，提高生活质量，促进患者早日康复。患者应在医护人员指导下，积极参与康复锻炼，逐步恢复正常生活和工作。随着医学技术的进步和康复理念的更新，心脏外科术后康复锻炼将面临更多的发展机遇和挑战。未来，我们可以期待更加个性化、精准化的康复锻炼方案的出现，以及更多新技术、新方法的应用。同时，我们也需要关注康复锻炼过程中的挑战和问题，如患者依从性、医疗资源分配等，积极寻求解决方案，为患者提供更好的康复服务。

参考文献

[1] 王书鹏，孟树萍，陈会娟，等 . 早期康复锻炼对心脏外科术后患者预后的影响 [J]. 中国循环杂志，2019，34（5）：498-502.

[2] 杨满青,詹惠敏,刘智,等.阶段性康复护理在心脏瓣膜置换术后病人护理中的应用效果观察 [J].护理研究,2018,32(12):1901-1903.

[3] 王海媛,杨金保,陈文生,等.基于知信行评估的循环健康教育结合阶段性心脏康复对心脏瓣膜置换术后患者心脏康复及治疗知识掌握程度的影响 [J].临床医学研究与实践,2024,9(11):123-126.

[4] 宋素娜,宋亚敏,谢雪均.55例肥厚型梗阻性心肌病患者全胸腔镜下扩大心肌切除术后护理 [J].护理学报,2022,29(6):71-72.

[5] 杨青,方芳,杨富,等.心脏外科术后早期康复的研究进展 [J].中国实用护理杂志,2021,37(16):1277-1281.

[6] 杨青,方芳,虞敏,等.老年心脏外科术后患者早期康复实践 [J].护理学杂志,2020,35(20):79-82.

[7] 刘珍,陈湘,任志玲,等.多种肺部康复训练方法联合对心脏瓣膜置换术病人的影响 [J].护理研究,2022,36(23):4277-4280.

第二节　长期管理与随访计划

　　长期管理与随访计划是确保患者康复和持续健康的重要环节，涉及多个方面的内容，包括切口愈合观察、生命体征监测、心肺功能评估、并发症预防与处理、药物管理、饮食与运动指导、心理支持与疏导、日常生活习惯、定期随访与复查等。因此，加强患者教育，提高患者对术后康复的重视程度和自我管理能力，以及制定更加个性化的随访方案显得尤为重要。

1　切口愈合观察

　　（1）术后切口愈合情况直接影响患者的恢复进度和生活质量。因此，在心脏外科术后，需定期监测切口愈合情况，出院后每天自我检查伤口情况，如出现有红肿、热、痛、破溃、渗液、颜色异常、出血等现象，应立刻医院就诊，及时采取措施进行处理，避免感染或愈合不良等情况的发生。

　　（2）保持伤口皮肤清洁干爽，不要揉搓、抓挠或热敷。有腿部伤口者，避免久站或久坐，在睡眠或休息时，可用枕头抬高患肢。如伤口干燥且愈合良好，则可用温和的沐浴露或无刺激性的肥皂轻柔洗抹伤口皮肤。拆线前以擦身为主，待伤口痂皮完全脱落，且无明显创面后即可洗澡。

　　（3）伤口拆线时间：上腹部缝线于拔胸管后 14 天拆线。

　　（4）胸骨需 3～4 个月才能愈合，所以早期伤口仍会感觉疼痛，必要时可遵医嘱服用止痛药。请勿过度伸展胸骨，出院后半年内勿提举重物，做扩胸运动，比如搬箱子、抱小孩或小动物。还应当避免使用真空吸尘器，用力打开关的紧的窗户，旋转拧紧的瓶盖或推拉很重的门等，以免影响伤口愈合。

（5）绑好胸带。胸带可以使胸骨相对固定，减轻疼痛。一般建议使用 3 个月，松紧度以容纳 2 指为宜。

2　生命体征监测

生命体征是反映患者身体状况的重要指标，包括体温、心率、血压、呼吸等。术后需定期监测并记录患者的生命体征数据，以及时发现可能出现的异常情况。维持血压＜140/90 mmHg，低密度脂蛋白胆固醇（LDL-C）＜1.8 mmol/L，糖化血红蛋白（HbA1c）＜7 %，血糖控制于 8～10 mmol/L。同时，医生应关注患者生命体征的变化趋势，以便调整治疗方案和康复计划。

3　心肺功能评估

心脏外科手术后，患者的心肺功能可能会受到一定程度的影响。因此，在术后管理中，需定期进行心肺功能评估，包括心电图检查、心功能测试等，以了解患者心肺功能的恢复情况。根据评估结果，医生和患者一同制定个性化基本药物治疗方案以及康复锻炼计划，调动患者防病治病的积极性，以促进心肺功能的恢复。

4　并发症预防与处理

心脏外科术后可能出现各种并发症，如心律失常、心包积液、肺部感染等。为预防并发症的发生，需加强术后护理和康复指导，如保持呼吸道通畅、合理饮食等。同时，一旦发现并发症，应立即采取措施进行处理，以减少对患者康复的影响。

5　药物管理

（1）遵医嘱服药。高血压患者正确规律服用降压药，使血压维持在医生建议范围内。

（2）嘱患者密切监测体温变化，及时服用抗感染药物，降低切开感染发生率。

（3）如果患者的主动脉瓣有置换需口服华法林，以下为注意事项：

①按照医嘱准确服药。每天固定同一时间（如20：00）服药，可通过设置闹钟提醒，请勿多服或漏服；请勿自行随意调整剂量。

②如果当天发现漏服，想起时应尽快补服；如果第2天想起漏服，跳过漏服的剂量，当天仍服当天的药量；如果连续漏服≥2天，则应与医生／药师联系。

③按照要求定期复查凝血指标。

④避免容易受伤的活动。

（4）如果患者有血管搭桥，则需要服用阿司匹林。

（5）主动脉夹层患者的药物治疗旨在降低血压，从而减少主动脉内壁压力。向患者解释用药原因以确保患者的依从性。控制血压对主动脉夹层术后患者的长期预后有着显著的影响。其中β受体阻滞剂能同时降低心率和血压，因此除了控制血压，还能够通过控制心率以降低主动脉壁压力。

（6）出院后，伤口可能仍觉疼痛，可遵医嘱服用止痛药，以减少痛楚。

（7）越来越多的证据表明，大环内酯类和氟喹诺酮类药物可能会影响心律，有心血管危险因素的患者谨慎使用这类药物。

（8）不良反应观察：消化道黏膜损伤如黑便、胃部不适。如出现以上情况，应及时到医院就诊。

6　饮食与运动指导

（1）实施一体化心脏康复管理模式，出院最初的1～2周，对患者进行全面宣教，并做运动评估，制定个体化的心脏康复方案，为下一阶段门诊康复做准备。然后开始进行12周的心脏康复治疗计划：运动方式结合患者平时运动习惯，有行走、慢跑、骑自行车、健身操等，以及在器械上完成的踏车、行走、划船等；运动强度为40%～60%；运动过程分为热身阶段、训练阶段和恢复阶段，每次20～40 min，每周3次。

（2）术后4～6星期内避免牵拉胸部的动作，包括抱小孩、推移重物、开车等。

（3）运动时要注意保暖，尽量选择下午或傍晚进行锻炼，切勿空腹运动。

（4）日常饮食饮食以低盐（钠）、低脂、高蛋白饮食为主，尽量避免摄入影响华法林抗凝效果的食物。①选择低脂肪食物，避免煎炸食物，最好用蒸、煮、炖、焖的烹饪方式，不吃肥肉、腌制肉制品、油炸食品。②食物以清淡为主，每天的食盐量不超过5 g（约1啤酒瓶盖的量），避免食用刺激性食物和含糖量高的饮品、甜品。③选择含丰富蛋白质食物，如奶制品、鱼肉、鸡肉、瘦肉、鸡蛋白等，帮助伤口愈合。④多吃维生素丰富及高纤维素食物如水果、蔬菜，以促进胆固醇和脂肪的代谢。

（5）饮水量可逐渐恢复至正常，但要关注尿量，保持出入平衡。如出现胸闷、气促、下肢水肿等情况，应及时就医。

7 心理支持与疏导

心脏外科手术对患者心理影响较大，术后患者可能出现焦虑、抑郁等心理问题。因此，医生和护士应关注患者的心理状态，提供心理支持和疏导。家属也应给予患者足够的关爱和鼓励，帮助患者树立战胜疾病的信心。患者要学会调节情绪，保持良好心态，有适当的娱乐活动来缓解神经系统的紧张状态，平时可听音乐、下棋、绘画等，不要轻易动怒，遇事保持冷静，为自己创造一个和睦的生活、工作环境，避免情绪波动对心脏造成不良影响。

8 日常生活习惯

（1）心脏外科术后患者需要关注长期生活管理，包括养成良好的生活习惯、戒烟限酒、避免过度劳累。

（2）对于高血压、糖尿病等慢性疾病患者，应积极控制病情，以降低心脏负担。定期测量血压，避免血压急剧上升或波动的情况。糖尿病患者出院后必须定期到内分泌门诊复查，控制好血糖。

（3）避免便秘。避免进行屏气一蹴而就的活动。尽量温水洗脸。盆浴时建议只浸泡胸部以下。

（4）控制体重，避免超重和肥胖，男性体脂不超过体重 25%，女性体脂不超过体重 30%，控制体型，避免中心性肥胖。保持正常体重，减轻心脏负担，体重超标的患者需要减肥。根据体质指数（ BMI ）＝体重（kg）÷身高（m²），BMI＜18.5 kg/m² 为体重过低，18.5～23.9 kg/m² 为体重正常，24～26 kg/m² 为超重，≥27 为肥胖；搭桥术后超重或肥胖患者，BMI 需维持在 18.5～23.9 kg/m²。腰围：男性＜90 cm，女性＜85 cm。⑥饮水量可逐渐恢复至正常，但要关注尿量，保持出入平衡。如出现胸闷、气促、下肢水肿等情况，应及时就医。

（5）关注睡眠，提高睡眠质量。

9　定期随访与复查

心脏手术后需要定期随访与复查，主要目的是了解患者的心功能、用药情况、是否有相关并发症和合并的疾病、病情有无变化，以利于患者的康复。

医护人员应从心血管疾病危险因素方面着手，提高患者的健康素养及增加相关疾病知识，积极采取措施改善患者术后自我管理能力及日常生活能力，逐渐降低身心依赖，提高患者出院准备度。患者出院前进行宣教，详细告知患者应如何改变生活方式、出院时所带药物及可能发生的副作用和停药导致的风险，强调院外定期随访的重要性，同时建立患者数据库及随访档案，逐步完善患者复查随访体系，为每位患者定制个性化随访手册，通过家庭访视、电话随访、短信随访和网络随访等方式对患者进行延续护理，加强健康教育，告知患者复查的重要性及复查方案。设置公众微信号，以增加科普宣教，注重护患、医患、患患沟通，极大地提高患者参与度，为复查就诊提供快捷渠道。此外，加强对患者家属的宣教与沟通，使患者获得家属的支持。随访时间间隔可根据患者恢复情况和医生建议进行安排，一般为术后 1 个月、3 个月、半年、1 年等。随访内容包括询问患者病情变化、观察手术部位恢复情况、评估心肺功能等。

复查项目主要检查包括心脏超声、胸部 X 线、心电图检查等，以监测心脏功能，评估主动脉瓣和心室功能以及主动脉重塑的情况。超声心动图对主动脉与心脏功能的检测也非常重要，CT 与 MRI 的横断面成像可用于诊断主动脉扩张及其他主动脉相关并发症。一般来讲，术后复查找回患者本来的手术医生（最好带上出院小结与诊断证明），术后 1 个月需要患者回医院调药，3 个月左右回来本院复查一次（复查心电图、心脏彩超、胸片），之后 6 个月复查一次，以后每年复查一次心脏彩超。如果患者在当地做过检查，应将检查结果一并带回复查。主动脉夹层患者，术后半年到 1 年复查主动脉 CT。1 年以后病人稳定的情况下，须每年复查 CT 及心脏彩超，以明确人工血管及心脏的情况。影像学检查应覆盖血流灌注的不同时期，包括静脉期、动脉期和延迟期，以便于对主动脉夹层患者假腔灌注情况进行更全面的评估。还应对主动脉夹层患者的一级亲属进行经胸超声心动图筛查，如果发现有特征性的影像学表现，应对患者进行遗传性胸主动脉疾病的基因检测。

10 总结和展望

随着心血管疾病发病率的增加，接受心脏外科手术的患者人数也在不断增长。然而，手术后的康复过程往往被忽视，尤其是在缺乏有效长期管理和随访的情况下。因此，设计并实施一个全面有效的长期管理与随访计划对于提升患者的生活质量和减少并发症具有重要意义。未来，我们将进一步优化随访计划，根据患者个体差异和恢复情况制定更加个性化的随访方案。同时，我们将加强患者教育，提高患者对术后康复的重视程度和自我管理能力。此外，我们还将积极探索新的技术手段，如远程监测、智能穿戴设备等，以提高随访效率和质量。展望未来，我们希望通过不断努力，为患者提供更加全面、细致的术后康复指导和支持，帮助患者早日恢复健康。

参考文献

[1] Marti H P, Pavía López A A, Schwartzmann P. Safety and tolerability of β-blockers: importance of cardioselectivity [J]. Curr Med Res Opin, 2024, 40.

[2] Bonaldo G, Andriani L A, D Annibali O, et al.Cardiovascular safety of macrolide and fluoroquinolone antibiotics: An analysis of the WHO database of adverse drug reactions [J]. Pharmacoepidem Dr S, 2019, 28.

[3] Hollis I B, Jennings D L, Oliphant C S, et al. Key articles and guidelines in the management of patients undergoing cardiac surgery [J]. J Pharm Pract, 2015, 28（1）: 67-85.

[4] 焦玉清，王坚刚，张海波，等 . 心脏外科术后随访数据库的建立及完善 [J]. 中国医院管理，2015，35（3）: 53-55.

[5] 栗林，武文贤，王学艳，等 . 自我管理和护理依赖在 A 型主动脉夹层术后患者健康素养与出院准备度间的链式中介作用 [J]. 护理学杂志，2024，39（2）: 42-46.

[6] 潘惠娟，何鑫，李海清，等 . 一体化管理模式对冠状动脉搭桥术后患者康复效果的研究 [J]. 心血管病防治知识，2021，11（13）: 19-22.

第十章 重症评分与血气分析

第一节 常用重症评分工具与患者病情评估

重症评分工具是评估患者病情严重程度的重要手段，主要包括病情危重程度相关评估量表、意识障碍（昏迷和谵妄）相关评估量表、镇痛镇静相关评估量表、营养风险相关评估量表、护理风险相关评估量表。这些评分工具能够帮助医护人员准确地了解患者的病情，从而制定合适的治疗方案和护理措施，更好地提高患者的治疗效果和生存质量。

1 病情危重程度的评估

针对危重患者病情危重程度的评估工具有 MEWS 评分（modified early warning score）、APACHE-Ⅱ、创伤严重程度评分（injury severity score, ISS）、器官衰竭评分（sequential organ failure assessment, SOFA）、治疗干预评分系统（TISS）和死亡率预测模型（MPM）。

（1）MEWS 评分：是一种改进的早期预警评分系统，用于评估住院患者的病情严重程度和潜在风险，以便及早识别并及时干预需要紧急医疗救治的病人。MEWS 评分主要包括体温、呼吸、脉搏、收缩压、清醒程度、排尿情况、氧饱和度和血糖等 8 项指标，通过综合分析这些指标的异常情况来评估患者的病情。MEWS 评分 0～3 分：常规护理；MEWS 评分 4～5 分或单项 3 分：注意观察病情遵医给予相应的处理；MEWS 评分 6～8 分：立即报告医生，密切观察患者的病情变化,给予紧急处理;MEWS 评分≥9 分:立即抢救,必要时收入重症医学科。

（2）APACHE-Ⅱ:是一种病情分类和预后预测系统,目前使用较为普遍。应用于 ICU,由急性生理评分（APS）、慢性健康状况（CHS）及年龄评分3 个部分组成,评分范围为 0～71 分,得分越高,表示患者病情危重程度越重。APACHE-Ⅱ 能够全面地反映危重患者的病情,评估指标客观,较少受主观因素干扰,同时适于动态观察,有助于及时掌握患者病情的发展趋势。此外,该系统在设计上注重简便、可靠和预测的准确性,因此被广泛应用于危重病患者的评估和治疗中。

（3）ISS:是一种用于评估多发创伤患者伤情严重程度的标准化评分系统。该评分表基于解剖学部位损伤程度及多部位损伤对整体健康状况的影响,为临床决策、预后评估及资源调配提供依据。本评分表遵循医学伦理和法律法规,确保信息的真实性、可靠性和实用性。将人体划分为 6 个区域,分别为头颈部、面部、胸部、腹部、骨盆（含会阴、臀部、下肢及肛门）、体表（皮肤包括肌肉和皮下组织）。根据每个区域的最高简明损伤定级标准（abbreviated injury scale,AIS）分值进行评分。AIS 是一个解剖学上的损伤定级系统,每个区域的损伤根据严重程度分为 6 级（1 级最轻,6 级最重）。选择 3 个损伤最严重区域中 AIS 值的平方和,即为 ISS 总分。若同一区域有多个损伤,则取最高 AIS 值。ISS 总分范围为 0～75,分数越高,表示伤情越严重。ISS 是一种实用且可操作性强的评估工具,有助于医护人员全面了解患者伤情,制定合理的治疗方案,并预测预后。

（4）SOFA 评分:即序贯器官衰竭评分。SOFA 评分的主要目的是寻找一个客观而简单的方法,以连续的形式描述单个器官的功能障碍或衰竭,同时能够评价从轻微的功能障碍到重度衰竭的程度。这种评分方法旨在临床研究中反复计量单个或全体器官功能障碍的发生发展,从而确定描述器官功能障碍或衰竭的特征。它强调了感染导致的器官功能障碍,反映了比普通感染患者更复杂的病理生理状态。SOFA 评分涵盖呼吸系统、血液系统、肝脏系统、心血管系统、

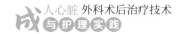

神经系统以及肾脏系统等多个方面，具体评分依据包括呼吸指数、血小板计数、平均动脉压、是否需要血管活性药物或呼吸机维持、格拉斯哥评分以及尿量等指标。评分的平均值和最高值能够预测脓毒症患者的病死率，评分增加时，病死率也会相应增加。需要注意的是，SOFA 评分虽然是一种有效的评估工具，但并非万能。医生在诊断时还需要结合患者的临床表现和其他辅助检查结果进行综合评估，以确保诊断的准确性和完整性。

（5）TISS：用于评估医护工作负荷和人力资源配备，用于评估人力资源时，主要依据操作的复杂性和劳动负荷强度，为临床管理提供客观参考依据。TISS 在欧美被广泛使用，1989 年引入我国。TISS 可以量化护理人员工作负荷，较为科学、客观地有效反映工作量，进行护理人员配置。75 项监护质量任务赋予分值 1～4 分，根据 TISS 计分将患者分为 4 级，Ⅰ级 0～9 分（需要护士人数 0.25），Ⅱ级 10～19 分（需要护士人数 0.5），Ⅲ级 20～29 分（需要护士人数 0.5），Ⅳ级 ≥40 分（需要护士人数 ≥1）。TISS 评分分数越高，表示患者病情越重，需要护理措施和护理人员越多。在所有护理操作当中，输液治疗和基础护理耗时占护理工作总量 50%，医嘱处理和护理记录工作耗时也是最多的。在国外有静脉药物配制中心，在国内许多医院也都配有治疗班。ICU 大多数患者有自理能力缺陷。在国外，翻身、皮肤护理、个人清洁、换床单、大小便护理等生活护理都是由助理护士或未注册护士完成的；但在国内，大多数是由护士或助理护士协助完成。TISS 评分主要反映与患者相关的直接护理工作量，未能体现患者及家属心理支持方面的工作量，运用 TISS 评分要与实际工作情形相结合。

（6）MPM：它并不是一个广泛认知的通用模型名称。在医疗领域，死亡率预测模型通常基于大量的统计数据和复杂的算法来构建，以预测患者或特定人群的死亡风险。这些模型可能包括多种因素，如年龄、性别、疾病状态、遗传特征、生活方式等。

2 意识障碍（昏迷和谵妄）的评估

（1）格拉斯哥昏迷评分（glasgow coma scale, GCS）：是医学上评估病人昏迷程度的方法。该方法主要通过评估患者的睁眼反应、语言反应和肢体运动3个方面来判断其意识状态。每个方面的评分从1分到最高分不等，3个方面的分数加总即为昏迷指数。具体而言，睁眼反应的最高评分为4分，即患者能够自主睁眼；语言反应的最高评分为5分，即患者能够正常交谈，表达清晰；肢体运动的最高评分为6分，即患者能够按照指令进行动作。综合这3个方面的评分，最高分为15分，表示患者意识清楚。分数越低则意识障碍越重。格拉斯哥昏迷评分总分为3～15分。具体评分标准如下。①睁眼反应：可自主睁眼、听到言语刺激睁眼、感受疼痛刺激睁眼、不睁眼依次评为4分、3分、2分、1分。如因眼肿、骨折等不能睁眼，则以"C"（closed）表示。②语言反应：可以正常交谈、言语错乱、只能说出简短的语句、只能发音、无法发音依次评为5分、4分、3分、2分、1分。因气管插管或切开而无法正常发声，以"T"（tube）表示；平素有言语障碍史，以"D"（dysphasic）表示。③动作反应：可按指令运动、疼痛刺激可定位、疼痛刺激可逃避、疼痛刺激有屈曲动作、疼痛刺激有过伸反应、疼痛刺激无反应依次评为6分、5分、4分、3分、2分、1分。昏迷程度判定方面，格拉斯哥昏迷评分法认为，15分为正常；12～14分为轻度意识障碍；9～11分为中度意识障碍；8分以下为昏迷。此外，评分结果还可以用于预测患者的预后情况，例如，评分在4分以下可能提示生存率极低，而4～7分可能预示预后极差。

（2）全面无反应性量表（FOUR）：是一种用于评估昏迷患者意识障碍程度的工具。该量表通过对患者的眼睛反应评估、呼吸功能分析、运动反应观察、脑干反射测试4个方面进行综合评估，每个项目满分为4分，总分为16分，用于判断患者的意识障碍程度。总分越高，说明患者的意识障碍程度越轻；总分越低，说明患者的意识障碍程度越重。通过总分，可以对患者的意识障碍程度进行初步判断。FOUR的脑干反射和呼吸功能比GCS的语言评分预测ICU患者死亡风险更敏感。

（3）ICU患者意识模糊评估量表（CAM-ICU）：是一种用于评估重症监护病房（ICU）中患者意识状态改变的评分系统。通过全面评估患者的意识、注意力、思维逻辑、意识清晰度以及运动和语言反应等多个方面，有助于医护人员及时识别患者的意识状态变化,从而采取相应的治疗措施。在进行 CAM-ICU 评分时,医护人员需要综合考虑 8 个方面的评估结果,并根据评分系统为每个方面打分,最后将各项评分汇总,得出总分,从而判断患者的意识状态改变程度。(注意:如果 RASS 评分为 −4 或 −5 分,则停止使用此量表评估)CAM-ICU 总体评估:特征 1 加 2 和特征 3 或 4 阳性 = CAM-ICU 阳性,否则为 CAM-ICU 阴性。需要注意的是,CAM-ICU 评分仅作为辅助诊断工具,不能完全替代医生的临床判断。在进行评分时,医护人员应充分考虑患者的个体差异、病情严重程度以及其他可能影响评分结果的因素。同时,应结合其他检查结果和临床表现,综合评估患者的意识状态,制定个性化的治疗方案。通过 CAM-ICU 评分,医护人员能够及时发现患者的意识状态变化,为早期干预和治疗提供有力支持,同时也有助于降低患者因意识障碍导致的并发症风险,提高治疗效果和生活质量。因此,医护人员应熟练掌握 CAM-ICU 评分方法,并在实际工作中加以应用。

(4)重症监护谵妄筛查表(ICDSC):本量表适用于 ICU 患者的谵妄筛查。在评估过程中,医护人员需仔细观察患者的行为表现,并根据患者的实际情况对每一项目进行评分。总分越高,表明患者谵妄的可能性越大,ICDSC 的总分 ≥4 分,诊断谵妄的敏感性可高达 99%。医护人员应根据筛查结果及时采取相应的干预措施,确保患者的安全和舒适。此量表仅作为谵妄筛查的辅助工具,具体的诊断和治疗还须结合患者的病史、体征及相关检查结果进行综合评估。在使用过程中,医护人员应根据实际情况灵活应用,确保患者的安全和合理治疗。

3 镇痛镇静的评估

详见第五章第二节。

4 营养风险评估

(1)营养风险筛查 2002(NRS2002):是欧洲肠外肠内营养学会(ESPEN)于 2002 年提出并推荐使用的营养筛查工具,旨在预测营养不良的风险,并能前瞻性地动态判断病人营养状态变化，便于及时反馈病人的营养状况，并为调整营养支持方案提供证据。NRS2002 的评分主要包括 3 个部分的总和：疾病严重程度评分、营养状态受损评分以及年龄评分。如果总评分≥3 分，表示患者存在营养风险，需要进行营养支持；如果总评分<3 分，则应在患者住院期间每周重复进行营养风险筛查。

此外，NRS2002 的突出优点在于其能够预测营养不良的风险，并且能动态地判断病人的营养状态变化。然而，它也存在一些限制，比如对于卧床无法测量体重、有水肿或腹水等影响体重测量的患者，以及意识不清、无法回答评估者问题的患者，NRS2002 的使用可能受到限制。同时，NRS2002 只能判断是否存在营养风险，但不能确定患者是否存在营养不良以及营养不良的具体程度。

（2）重症病人营养风险筛查量表（NUTRIC 评分）：是一种综合评估患者营养状况的工具，主要应用于重症患者的营养风险评估。该评分方法包括多个指标，如年龄、当前 BMI、慢性疾病状态、临床营养不良风险、手术类型和手术风险等。每个指标都有相应的得分，通过将各指标的得分相加，得出 NUTRIC 评分。评分越高，表示患者的营养状况越差，面临较高的营养风险。NUTRIC 评分考虑了年龄、疾病严重程度以及包括或不包括以 IL-6 水平来评估的炎症反应等因素。其预期优势是能够显示评分与营养干预之间关于结果的相互作用，但缺点是不包括营养参数。对于急诊危重症患者，特别是滞留急诊超过 48 小时或入住急诊重症监护病房的患者，NUTRIC 评分可以作为评估其营养风险的重要工具。当 NUTRIC 评分达到或超过一定阈值（如≥5 分）时，提示患者存在高营养风险，建议进行营养治疗；<5 分患者应在住院期间随病情变化定期评估。

（3）主观整体评估（subjective global assessment，SGA）：是一种营养评估方法。它结合了主观评估和客观评估，以辅助医生判断患者的营养需要，并采取相应的营养干预措施。SGA 评估主要包括 3 个方面的内容：①主观评估：通过与患者进行面对面的交谈来获取信息。医生可以询问患者的食欲、体重变化、消化系统症状等方面的情况，了解患者的饮食状况和营养摄入情况。②客观评估：通过体格检查、实验室检查和营养标志物等来获取信息。医生可以检查患者的体重、身高、体质指数等指标，检查患者的血液、尿液等样本，评估患者的蛋白质、维生素、矿物质等营养状况。③全面评估：在获取主观和客观评估信息后，医生会综合评估患者的营养状况。根据评估结果，患者可以被分为3个级别：正常营养、轻度营养不良和重度营养不良。医生会根据患者的营养状况等级，制定相应的营养干预方案。

SGA评估方法有助于医生更全面地了解患者的营养状况，为制定个性化的营养支持方案提供依据。然而，需要注意的是，SGA评估方法存在一定的主观性，因此在使用过程中应结合患者的具体情况和医生的经验进行综合判断。

（4）营养风险筛查（malnutrition universal screening tool，MUST）：是英国肠外肠内营养协会开发的营养风险筛查工具。它主要用于蛋白质–能量营养不良及其风险的筛查，适用于所有住院患者的营养状况评估。MUST评估工具主要包括3个方面的评估内容：BMI、体重变化以及疾病所致进食量减少。通过对这三部分的评分进行汇总，可以得出患者的整体营养风险评分。评分结果分为低风险、中风险和高风险3个等级。对于低风险的患者，通常无须营养干预，但需要定期进行重复筛查；对于中风险的患者，建议进行连续3天的饮食和液体摄入量记录，必要时给予饮食指导；对于高风险的患者，则需要由专业营养医师制定营养治疗方案，并密切监测和评估治疗计划。MUST工具的优点在于其操作简便，通常只需3～5分钟即可完成评估。此外，它还具有广泛的适用性，不仅可以在社区人群中使用，也适用于住院老年患者。然而，与其他营养风险筛查工具相比，其特异性和针对性可能相对较弱。

（5）营养不良筛查工具（malnutrition screening tool，MST）：是1999年由澳大利亚昆士兰大学的弗格森（Ferguson）等研究开发的。它是一种简单、快捷、有效、可靠的工具，用于鉴别患者是否存在营养不良风险。MST通常包含多个问题，涉及患者的食欲、体重变化、身体功能和营养摄入等方面。通过这些问题，医生或营养师可以迅速评估患者的营养状况，并确定是否存在营养不良的风险，总分≥2分提示患者存在营养不良风险。MST的优点在于其简便性和快速性，使得它适用于各种临床场景，特别是在门诊和住院环境中。然而，需要注意的是，MST 只是一个筛查工具，其结果并不能完全确定患者是否存在营养不良。对于疑似营养不良的患者，还需要进行更详细的评估和诊断，以制定个性化的营养治疗方案。

其他营养筛查评分还有肿瘤患者营养不良筛查评估工具（MSTC）、老年特异性营养筛查微型营养评价（MNA）、营养不良炎症评分（MIS）、营养风险指数（NRI）、预后营养指数（PNI）、营养评定指数（NAI）和老年人营养风险指数（GNRI）等。

5 护理风险的评估

（1）Caprini VTE 风险评估：是一种常用于外科系统的深静脉血栓（VTE）风险评估工具。这个评估模型有助于医生准确判断患者发生静脉血栓栓塞的风险，并据此制定相应的预防和治疗措施。Caprini 评分包括多个风险因素，如患者的年龄、卧床时间、既往病史（如恶性肿瘤、深静脉血栓、肺栓塞等）、妊娠情况、药物使用情况等。根据这些因素，每个患者都会得到一个相应的分数。根据分数的不同，患者的 VTE 风险被划分为不同的等级，如低危（0～1 分，DVT 发生风险率<10%，预防措施：尽早活动，物理预防）、中危（2 分，DVT 发生风险率 10%～20%，预防措施：药物预防＋物理预防）、高危（3～4 分，DVT 发生风险率 20%～40%，预防措施：药物预防＋物理预防）和极高危（≥5 分，DVT 发生风险率 40%～80%，预防措施：药物预防＋物理预防）。对于低危患者，通常建议尽早活动，并进行物理预防，如穿防血栓的裤子、多喝水等。对于中危和高危患者，除了物理预防外，还需要结合药物干预，如使用低分子肝素或利伐沙班等抗凝药物，以预防 VTE 的发生。对于极高危患者，需要在与家属沟通的同时给予抗凝药物以预防与治疗，并密切关注病情变化，及时调整预防措施。需要注意的是，Caprini VTE 风险评估并非绝对准确，它只是一种辅助工具。医生在评估患者风险时，还需要结合患者的具体情况、临床表现和其他检查结果进行综合判断。同时，对于高风险患者，除了采取预防措施外，还需要密切监测

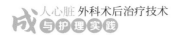

病情变化，及时调整治疗方案。

（2）Braden量表：是一种在医学上广泛使用的压疮风险评估工具，主要用于全身性压疮危险因素的评估。它包括以下6个方面的评估内容：潮湿程度、感知能力、活动能力、移动能力、营养摄取情况、摩擦力和剪切力。根据这6个方面的评估，Braden量表可以给出总分，分数范围通常是6～24分。分数越低，表示患者发生压疮的风险越大。具体的分数区间与压疮风险的关系可能因不同的研究和应用场景而略有差异，但一般而言，分数在某一特定区间内可能表示无风险（＞18分）、轻度（15～18分）、中度（13～14分）、高度（10～12分）或极度的压疮风险（≤9分）。Braden量表因其操作简便和较好的预测效果，在各国得到了广泛的应用。然而，也有研究认为Braden量表在用于手术期间患者的压疮危险因素评估时有一定局限性。因此，在使用Braden量表时，需要结合患者的具体情况和临床工作者的经验进行综合判断。

（3）Waterlow量表：也被称为沃特洛压疮危险因素评估量表，是由英国的沃特洛（Waterlow）于20世纪80年代设计的一种评估工具，用于评估压疮危险因素。该量表包含了体型、皮肤类型、性别、年龄、营养不良、控便能力、运动能力、食欲、大手术/创伤、神经系统病变、药物治疗等10个方面的评估内容。根据评估累计的分值，可以确定患者的压疮风险等级：累计＜10分为无危险；10～14分为轻度危险；15～19分为高度危险；20分以上为极度危险。Waterlow量表尤其适用于60岁以上的老年患者，通过评估可以预测压疮发生的危险因素，从而对压疮高危患者实施针对性、综合性的护理措施。

（4）Norton量表：也被称为Norton压疮风险评估量表（norton pressure ulcer risk assessment scale），是1962年源自于老年人的研究而建立的一种评估工具。其主要应用于评估压疮风险，尤其在老年病房中广泛使用。该量表具有简单、快速、易于使用的优点，包含5项评估内容，分别是体力状况、精神状况、活动情况、运动能力以及大小便失禁情况。每一项的评分范围是1～4分，整个量表的评分范围则为5至20分。随着分数的降低，患者发生压疮的危险性也相应增加。≤14分为有发生压疮的危险，≤12分为高度风险，≤8分为极度危险。

Norton 量表在效度和信度方面表现良好，仅次于 Braden 量表，是临床上常用的压疮评估工具之一。使用 Norton 量表可以帮助医护人员更准确地识别压疮高风险患者，从而为他们提供及时、有效的预防和干预措施，降低压疮的发生率，提高患者的生活质量。

（5）Morse 跌倒风险评估：是一种临床上广泛使用的工具，旨在预测和评估住院患者的跌倒风险。该评估方法由美国宾西法尼亚大学的 Morse 教授于1989 年研制，具有明确的有效性和可靠性。评估过程主要涵盖跌倒史及频率、医学诊断数量、活动辅助需求、输液与药物评估、步态稳定性和认知状态，基于上述 6 个方面的评估结果，Morse 跌倒风险评估会为每位患者计算一个总分，并根据总分将患者划分为低风险（0~24 分，干预措施：基础护理）、中风险（25~45 分，干预措施：跌倒标准预防性干预）和高风险（>45 分，干预措施：跌倒高风险预防性干预）。医护人员可以根据这一评估结果，为患者制定个性化的预防措施，从而降低跌倒的发生率。总的来说，Morse 跌倒风险评估是一种简便且有效的工具，可以帮助医护人员更好地识别和管理跌倒风险，保障患者的安全。

（6）HAS-BLED 评分：是一种针对心房颤动患者的出血风险进行量化评估的标准。该评分系统具体考虑了高血压、肾功能或肝功能异常、卒中、出血、国际标准化比值（INR）的易变性或高于平均反应时限、年龄、药物或酒精因素，尤其是合并使用抗血小板药物及非载体类消炎药，当 HAS-BLED 评分累计≥3分时，提示患者有高出血风险，≤2 分为低出血风险。HAS-BLED 评分在临床实践中有广泛的应用，不仅用于评估抗凝治疗的出血风险，还用于手术风险评估以及治疗方案的选择。通过这一评分系统，医生可以更准确地了解患者的出血风险，从而制定更为合适的治疗方案。

（7）CRUSADE 评分：是一个出血风险评分系统，由美国心脏病学会和美国心脏病协会共同开发，旨在帮助临床医生评估急性冠状动脉综合征（ACS）患者在接受抗凝治疗后的出血风险。这个评分系统主要适用于接受抗凝治疗的ACS 患者，包括不稳定型心绞痛和非 ST 段抬高型心肌梗死患者。CRUSADE

评分包含以下 8 个预测因子：性别、血压、心率、红细胞比容、肌酐清除率、糖尿病、充血性心衰、既往血管系统疾病病史。每个预测因子都对应不同的分值，根据患者的具体情况进行评分。根据 CRUSADE 评分，可以将患者划分为极高危、高危、中危、低危和极低危 5 个不同的风险等级。具体来说，CRUSADE 评分的风险等级划分和对应的出血发生率如下：

1～20 分：很低风险，出血发生率为 3.1%；

21～30 分：低风险，出血发生率为 5.5%；

31～40 分：中度风险，出血发生率为 8.6%；

41～50 分：高风险，出血发生率为 11.9%；

51～91 分：很高风险，出血发生率为 19.5%。

CRUSADE 评分系统虽然并未包括住院后的治疗情况，但研究显示它能够一致地鉴别各治疗亚组的患者。通过使用这个评分系统，医生可以更好地了解患者的出血风险，从而制定更合适的抗凝治疗方案，减少患者出血的风险。

（8）TIMI 危险评分：是临床上针对急性冠脉综合征患者预后进行的危险评分。该评分的变量来自 TIMI 试验人群经多因素 Logistic 回归分析法筛选出的对预后具有独立预测作用的变量。TIMI 评分总分为 7 分，0～2 分为低危，3～4 分为中危，5～7 分为高危；评分越高，14 天内患者发生不良心血管事件的风险越高。这种评分方法简单易行，有助于判断患者的临床预后情况，从而选择最佳的治疗方案。

（9）洼田饮水试验：是一种用于评估吞咽功能的临床检查方法。该试验由日本学者洼田俊夫于 1982 年提出，并广泛应用于神经科、康复科及老年科等领域。洼田饮水试验通过观察患者饮水的动作和过程，评估患者的吞咽功能，为临床诊断和治疗提供重要依据。试验方法与步骤：①试验前准备——患者需保持坐位或半卧位，保持头部中立位，确保视线与水平面平行。同时，准备一杯清水（约 30 mL）。②试验过程：第一步，患者尝试一次咽下少量水（约 5 mL），观察有无呛咳、停顿等现象；第二步，患者无呛咳现象时，可逐渐增加饮水量至一口饮尽（约 30 mL），观察患者的吞咽过程、时间和是否出现呛咳等现象。洼田

饮水试验根据患者的饮水表现,可分为以下 5 个等级:

Ⅰ级:患者能顺利地一次将水咽下;

Ⅱ级:患者分两次以上,能不呛咳地咽下;

Ⅲ级:患者能一次咽下,但有呛咳;

Ⅳ级:患者分两次以上咽下,但有呛咳;

Ⅴ级:患者常有呛咳,难以全部咽下。

其中,Ⅰ级和Ⅱ级为正常,Ⅲ级、Ⅳ级和Ⅴ级为异常。医生可以根据患者的试验等级,初步判断其吞咽障碍的程度,从而制定相应的治疗方案,为患者提供有效的治疗和康复指导。然而,现有的洼田饮水试验仍有其局限性,需要进一步完善和改进。未来,我们可以通过深入研究吞咽功能的生理机制,结合先进的医学技术和设备,开发更加准确、全面的吞咽功能评估方法,为临床诊断和治疗提供更加有力的支持。

(10)自理能力(Barthel)指数:是临床上常用来评估患者日常生活活动能力的一种方法。该指数通过对患者的进食、洗澡、修饰、穿衣、如厕、控制大小便、床椅转移、平地行走、上下楼梯等 10 个项目进行评定,从而确定患者的自理能力水平。患者能够独立完成则得分较高,如需他人帮助或完全依赖他人则得分较低。根据这些项目的得分总和,可以将患者的自理能力分为 4 个等级:重度依赖(≤40 分)、中度依赖(41~60 分)、轻度依赖(61~99 分)和无须依赖(100 分)。总分越低,表示患者的自理能力越差,需要他人照护的程度越高;总分越高,则表示患者的自理能力越好,无须他人照护。这种评估方法有助于护士和医生全面了解患者的日常生活活动能力,为患者制定个性化的护理计划和康复方案提供依据。同时,通过对患者自理能力的评估,也可以更好地安排护理人力资源,提高护理质量,提升患者的满意度和生活质量。

(11)Smilketein 家庭功能评定量表(表 10-1-1):是评估家庭成员间相互作用、家庭结构和家庭环境对个体发展影响的重要工具。Smilketein 家庭功能评定量表作为一种全面、科学的评估工具,旨在帮助家庭成员更好地了解彼此,提升家庭功能,从而促进家庭成员的健康成长和幸福生活。

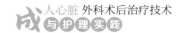

表 10-1-1　Smilketein 家庭功能评定量表

内　容	经常	有时	很少
当我遇到困难时,可从家人得到满意帮助 补充说明:			
我很满意家人与我讨论与分担问题的方式 补充说明:			
当我从事新的活动或希望发展时,家人能接受并给我支持 补充说明:			
我很满意家人对我表达感情的方式以及对我情绪(如愤怒、悲伤、爱)的反应 补充说明:			
我很满意家人与我共度时光的方式 补充说明:			

评分方法:经常＝2分,有时＝1分,很少＝0分;评价标准:总分在7～10表示家庭功能良好;4～6分表示家庭功能中度障碍;0～3分表示家庭功能严重障碍。

(12)Procidano 与 Heller 的家庭支持量表(表 10-1-2)

表 10-1-2　Procidano 与 Heller 的家庭支持量表

内　容	是	否
我的家人给予我所需的精神支持		
遇到棘手的事时,我的家人帮我出主意		
我的家人愿意倾听我的想法		
我的家人给予我情感支持		
我与我的家人能开诚布公地交谈		
我的家人分享我的爱好与兴趣		
我的家人能时时察觉到我的需求		
我的家人善于帮助我解决问题		
我与家人感情深厚		

评分方法:是＝1分,否＝0分。总得分越高,家庭支持度越高。

（13）简易智能状态检查表（MMSE）：是一种广泛应用于临床的简短神经心理学测试，用于评估患者的认知功能状态。该量表简单易行，涵盖了多个认知域，能够迅速筛查出认知障碍的疑似患者。总分通常根据具体版本和评估标准有所不同，但一般范围在 0～30 分之间。根据总分，可以初步判断患者的认知功能状态，如正常、轻度认知障碍或痴呆等。评分标准：正常 24～30 分；轻度痴呆 21～24 分；中度痴呆 11～20 分；重度痴呆≤10 分。

（14）Morisky 用药依从性问卷：是一种用于评估患者服药依从性的有效工具。该问卷通过一系列问题，涵盖了患者在不同情境下的服药行为，从而全面评估患者的用药依从性。根据患者在各个部分的回答，计算总分并进行用药依从性评估。一般来说，总分越高，表明患者的用药依从性越好。量表满分为 8 分，得分小于 6 分为依从性差，得分 6～8 分为依从性中等，得分 8 分为依从性好。

（15）焦虑自评量表（SAS）：是一种广泛应用于临床和科研领域的心理测量工具，旨在帮助个体自我评估焦虑症状的严重程度。本量表包含多个维度，能够全面反映焦虑的不同表现方面，为后续的干预和治疗提供科学依据。评分结果的解释：①正常状态，标准分在 50 分以下；②轻度焦虑，标准分 50～59 分；③中度焦虑，标准分为 60～69 分；④重度焦虑，标准分在 70 分以上。

（16）抑郁自评量表（SDS）：是一种用于评估个体抑郁症状严重程度的有效工具。通过该量表，个体可以自我评估在不同方面的情绪体验和生活状况，从而了解自身的抑郁状态。评分结果的解释：①正常状态，标准分在 50 分以下；②轻度抑郁，标准分 50～59 分；③中度抑郁，标准分为 60～69 分；④重度抑郁，标准分在 70 分以上。

（17）会阴评估工具（perineal assessment tool，PAT）：是一种用于评估女性会阴健康状况的工具。它通过对会阴的观察和测量，帮助医生或护士判断会阴是否存在异常情况，并提供相应的治疗建议。PAT 评估量表由 4 个部分组成：刺激物类型、刺激时间、会阴部皮肤状况以及构成因素。总分范围在 4～12 分之间，分数越高，表示发生失禁性皮炎（IAD）的危险性越高。总分在 4～6 分之间属于低危险群，而 7～12 分则属高危险群。

（18）约束等级评估：通常用于评估需要约束的患者的约束程度，以确保患者的安全和医疗护理的顺利进行。评估约束等级时，需综合考虑患者的病情、意识状态、肢体活动度、约束部位皮肤色泽、温度及完整性等因素。同时，还需根据评估结果，选择适当的保护具种类和使用时间，并向患者和家属解释约束的必要性和保护具的作用及使用方法，以获得他们的配合。约束等级一般可分为以下4个等级：

完全约束：适用于躁动患者，需要四肢或全身约束，以维持患者肢体功能位。

预防性约束：适用于意识处于嗜睡或谵妄、模糊状态的患者，以及意识清楚但焦虑不安、不配合的患者。此时约束患者肢体，给予肢体较大的活动度，但无法触及导管及跨越床栏。

间断性约束：适用于意识清楚且能配合的患者，尤其在患者睡眠和护士不在床边时，或患者主动要求约束时使用。

无约束：适用于昏迷或意识清醒并能配合的患者。

（19）导管脱落是医疗过程中常见的风险之一，可能导致患者病情加重、延长住院时间，甚至威胁患者生命。因此，对导管脱落风险进行全面、科学的评估至关重要。评估分数越高，导管滑落风险越高。评分≤10分，患者存在导管脱落的轻度风险，有管道脱落的可能，但风险较低；评分10~15分，存在导管滑落的中度风险；评分≥15分的患者存在管道脱落重度风险，随时可能发生导管脱落，应重点关注。

（20）肌力评估：是评价个体肌肉力量的重要手段，通过对患者肌力进行分级，有助于了解肌肉功能状况，为后续治疗和康复计划提供依据。肌力评估分级通常采用6级分法，即0~5级，每一级都代表了肌肉力量的不同表现。0级：表示肌肉完全无收缩，无任何肌力活动。患者无法进行任何主动运动，肌肉完全瘫痪。Ⅰ级：肌肉有轻微收缩，但无法引起关节活动。患者能感受到肌肉的收缩，但无法产生可见的关节运动。Ⅱ级：肌肉收缩可引起关节活动，但不能对抗地心引力。患者能在床上进行水平方向的关节活动，但无法抬起肢体对抗重力。Ⅲ级：肌肉能对抗地心引力做主动关节活动，但不能对抗阻力。患者能抬起肢体对抗重力，但无法承受外界施加的阻力。Ⅳ级：肌肉能对抗较大的阻力，但比正常者弱。患者能进行主动关节活动，并能承受一定程度的阻力，但力量仍弱于正常人。Ⅴ级：肌力正常，运动自如。患者肌肉力量完全正常，能进行正常的关节活动和运动。肌力评估分级对于患者的康复治疗具有重要意义。首先，它有助于了解患者的肌肉功能状况，为制定个性化的康复计划提供依据。其次，通过定期评估，可以了解患者肌力的恢复情况，及时调整康复治疗方案，提高治疗效果。最后，肌力评估分级还可以用于评价康复治疗效果，为康复医学的研究提供有价值的参考数据。

6. 总结

综上所述，重症评分工具在重症医学领域具有广泛的应用价值。首先，它能够帮助医疗团队快速、准确地评估患者的病情严重程度，从而为制定个性化的治疗方案提供有力支持。通过重症评分，医生可以更好地了解患者的生理状态、疾病特征以及预后情况，进而制定出更加精准的治疗方案，提高治疗效果。其次，重症评分工具在医疗资源分配方面发挥了重要作用。通过评估患者的危险性，医生可以判断患者是否需要入住 ICU、需要何种级别的护理以及治疗需求等，从而合理分配医疗资源，确保患者得到及时、有效的治疗。这有助于避免医疗资源的浪费和不足，提高医疗服务的效率和质量。再次，重症评分工具还有助于提高医疗团队的工作效率和协作能力。通过标准化和量化的评估方法，医生可以更加明确地了解患者的病情和需求，从而更好地与护士、康复师等其他医疗团队成员进行沟通和协作。这有助于确保患者得到全方位的照顾，提高治疗效果和患者满意度。最后，重症评分工具的应用还可以促进医疗质量的持续改进。通过对患者的评估结果进行统计和分析，医疗机构可以了解自身在重症治疗方面的优势和不足，从而有针对性地制定改进措施，提高整体医疗水平。

参考文献

[1] 蒋颖，毛可适，岳春贤，等．长程脑电图和 Glasgow 昏迷量表评分对重症脑

功能损伤患者预后的预测价值 [J]. 临床神经病学杂志，2018，31（4）：257-259.

[2] 吴燕丽，蓝翠珍. 重症监护病房患者压疮发生的危险因素及 SOFA 评分联合 Braden 量表评分对压疮的预测价值 [J]. 海南医学，2019，30（16）：2102-2106.

[3] 刘好，冯英璞，陈云霞，等. NUTRIC 评分与 NRS2002 在 ICU 老年脑卒中病人营养风险评估中的效果比较 [J]. 护理研究，2023，37（8）：1332-1337.

[4] 张元元，李艳，曹连香. Braden 量表与 MEWS 在重症监护室重度创伤损伤患者压力性损伤中的预测价值分析 [J]. 齐鲁护理杂志，2023，29（8）：106-109.

[5] 张川林，米洁，王雪琴，等. 不同风险评估工具对危重症患者静脉血栓栓塞症的预测价值研究 [J]. 护士进修杂志，2022，37（19）：1767-1770.

[6] 胡晓霞，林芸，雷丹. 基于 TISS 评分量表的工作量评定在 ICU 责任护士人力资源配置优化中的应用效果 [J]. 国际护理学杂志，2023，42（24）：4452-4455.

[7] 马晓欢，韩姝，汪莉，等. 重症监护病房患者自理能力纵向调查研究 [J]. 中国全科医学，2020，23（29）：3735-3741.

[8] 王兆北，张静萍. 3 种评分系统评估 ICU 护士个人管床数的研究 [J]. 护理研究，2019，33（3）：530-532.

[9] 赵经纬，罗旭颖，徐明，等. 全面无反应量表在重症动脉瘤性蛛网膜下腔出血预后评估中的应用 [J]. 首都医科大学学报，2018，39（1）：28-34.

[10] 胡夷，胡司. 拉莫三嗪预处理对重症颅脑损伤患者术后癫痫风险及 MMSE 评分的影响 [J]. 中国处方药，2020，18（7）：140-142.

[11] 马姗，范玲玲，杨永祥，等. 188 例重症肌无力患者生活质量研究 [J]. 中国神经免疫学和神经病学杂志，2016，23（2）：77-82.

[12] 周继涛，黄晓靖，韩小燕，等. Orem 自理理论对重症烧伤患者生活质量的影响 [J]. 中国医药导报，2011，8（20）：55-57.

[13] 王惠. 重症消化性溃疡上消化道大出血的临床护理探究 [J]. 世界最新医学信息文摘（连续型电子期刊），2019，19（88）：300-301.

[14] 罗爱林，张杰. 2017 版欧洲麻醉学会《基于循证和专家共识的术后谵妄指南》解读 [J]. 临床外科杂志，2018，26（1）：29-33.

第二节　血气分析的解读与临床应用

在成人心脏手术后的恢复过程中，如何准确评估患者的氧合、通气和酸碱平衡至关重要。血气分析作为一项关键的监测手段，在诊疗过程中发挥着不可替代的作用。通过血气分析，我们能够实时了解患者的动脉血氧分压、二氧化碳分压以及血液的酸碱状态，从而及时发现并处理术后低氧血症、呼吸性酸中毒或碱中毒等并发症。本章节旨在简要介绍心脏术后血气分析在评估患者生理状态中的重要性，以期为临床医生提供指导，优化患者的术后恢复和治疗效果。

1 心脏术后的血气分析基础

1.1 血气分析的指标

心脏术后血气分析涉及的主要指标包括动脉血氧分压（PaO_2）、动脉血二氧化碳分压（$PaCO_2$）、血液的酸碱状态（pH 值）、碳酸氢根离子浓度（HCO_3^-）、以及动脉血氧饱和度（SaO_2）。这些指标反映了患者的氧合情况、通气状态和酸碱平衡。

1.2 血气分析的临床意义

心脏术后血气分析对于评估患者的术后恢复情况至关重要。通过监测血气分析指标，医生可以及时发现并处理术后低氧血症、呼吸性酸中毒或碱中毒等并发症，优化患者的康复进程。

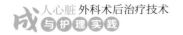
1.3 血气分析与心脏功能

心脏功能与血气分析密切相关。心脏术后可能影响氧合情况和通气功能，例如，手术中的体外循环会影响氧分压和氧输送，术后可能出现肺水肿或肺不张等呼吸功能障碍，导致血气分析指标异常。因此，血气分析结果可间接反映心脏功能的状况，为临床医生提供重要参考。

2 心脏术后血气分析的评估

2.1 机械通气患者的监测

对于接受机械通气的心脏术后患者，血气分析是一种重要的监测手段。通过监测 PaO_2 和 $PaCO_2$，可以评估患者的氧合和通气情况，及时调整通气参数，确保气体交换的有效性。

2.2 氧合异常的评估

心脏手术后氧合异常，如低氧血症。血气分析可用于评估患者的氧合情况，指导氧疗和呼吸支持的管理，以确保组织器官得到足够的氧供。

2.3 代谢紊乱的诊断

术后代谢紊乱是常见的并发症。血气分析可以评估血液的酸碱状态，如 pH 值和 HCO_3^-，帮助医生及时诊断和处理代谢性酸中毒或碱中毒。

3 心脏术后血气分析的常见异常

3.1 低氧血症

心脏术后患者常见的氧合异常之一是低氧血症，即 PaO_2 降低是肺水肿、通气／灌注失衡或呼吸功能不全等因素引起的。低氧血症导致组织缺氧和器官功能损害，需要及时的氧疗和呼吸支持。

3.2 高碳酸血症

高碳酸血症是指 $PaCO_2$ 升高，通常是呼吸功能不全或通气不足引起的。在心脏术后患者中，出现呼吸衰竭或机械通气不足的情况，导致高碳酸血症，需要及时调整通气支持水平。

3.3 酸碱失衡

心脏术后酸碱失衡,即血液的酸碱平衡被打破。可出现代谢性酸中毒或碱中毒,导致血液 pH 值异常。酸碱失衡往往由多种因素引起,包括呼吸功能不全、肾功能障碍或液体失衡等。

4 血气分析的解读

4.1 pH 值

pH 值反映了血液的酸碱平衡,对于心脏术后患者的监测至关重要。正常血液 pH 值为 7.35～7.45,低于此范围表示酸中毒,高于此范围表示碱中毒。在心脏术后,酸中毒由呼吸性或代谢性因素引起,而碱中毒是失血、呼吸性或代谢性因素导致的。

4.2 动脉血二氧化碳分压($PaCO_2$)

$PaCO_2$ 反映了肺泡通气功能,正常范围为 35～45 mmHg。高于此范围表示呼吸性酸中毒或通气不足,而低于此范围表示呼吸性碱中毒或过度通气。

4.3 动脉血氧分压(PaO_2)

PaO_2 是动脉血液中的氧含量,正常范围为 75～100 mmHg。低于此范围表示低氧血症,由通气 / 灌注失衡、肺部疾病或低氧供给等因素引起。

4.4 氧饱和度(SaO_2)和氧合血红蛋白

SaO_2 反映了血红蛋白与氧结合的程度,正常范围为 95%～100%。血红蛋白饱和度低于此范围表示低氧血症或缺氧,需要进一步评估氧输送和组织氧合情况。

5 心脏术后血气分析的临床应用

5.1 指导呼吸机设置

心脏术后患者常需要机械通气支持,血气分析可提供关键信息,指导呼吸机设置。通过监测 $PaCO_2$ 和 PaO_2,医生可以调整呼吸机参数,确保患者的通气和氧合水平处于理想状态。

5.2 评估氧疗效果

对于心脏术后出现低氧血症的患者，血气分析可用于评估氧疗的效果。通过监测 PaO_2 和 SaO_2，医生可以及时调整氧疗浓度和方式，确保患者获得足够的氧供。

5.3 监测酸碱平衡和电解质状态

心脏术后患者常伴有酸碱失衡和电解质紊乱，血气分析可用于监测这些生理参数。通过评估血液的 pH 值、碳酸氢根离子浓度（HCO_3^-）以及其他电解质的水平，临床医生可以及时发现并处理术后的代谢性酸中毒、碱中毒或电解质紊乱等情况。

6 心脏术后血气分析的动态监测

6.1 动态监测的重要性

动态监测血气分析在心脏术后患者管理中具有重要意义。由于术后病情变化快速，及时了解患者的氧合、通气和酸碱平衡情况，有助于早期发现并及时处理术后并发症，提高患者的生存率和康复率。

6.2 监测频率的确定

监测频率的确定应根据患者的临床病情和治疗需求进行个体化评估。在术后初期，尤其是在手术复杂或患者病情不稳定的情况下，监测频率可能需要增加。一般情况下，每隔 4 至 6 小时进行一次血气分析监测是常规做法，但需要根据患者的情况进行调整，对于术后当天、危重症患者，有可能需要每隔 1 或 2 小时进行监测。

6.3 监测结果的临床解释

监测结果的临床解释需要综合考虑患者的临床情况、病史和其他辅助检查结果。根据血气分析结果，医生可以及时调整氧疗浓度、呼吸机参数或其他治疗措施，以维持患者的氧合、通气和酸碱平衡状态。

7 特殊情况下的血气分析

7.1 心脏术后肺并发症

心脏术后患者出现肺并发症，如呼吸机相关性肺炎、肺水肿或肺不张等。针对这些情况，血气分析可帮助评估患者的氧合和通气情况，指导呼吸支持和治疗措施的调整，以减少肺部并发症的发生和加重。

7.2 心脏术后休克状态

心脏术后休克，导致组织灌注不足和氧输送障碍。血气分析可以评估患者的氧合和通气情况，帮助医生及时发现休克患者的呼吸功能异常，优化液体管理和血管活性药物的使用，改善组织灌注和氧合状态。

7.3 心脏术后肾功能不全

心脏术后伴有肾功能不全时，影响酸碱平衡和电解质代谢。血气分析可以评估患者的酸碱状态和电解质水平，帮助医生及时发现和处理代谢性酸中毒或碱中毒等情况，保护肾脏功能。

8 与其他监测手段的联合应用

8.1 与心电图（ECG）的联合应用

血气分析和 ECG 可以相互补充，共同评估心脏功能和血液氧合情况，临床医生可以更全面地了解心脏术后患者的心血管状态，及时发现和处理心律失常、心肌缺血或心肌损伤等情况。

8.2 与超声心动图的联合应用

血气分析和超声心动图可以相互协助，对心脏结构和功能以及血液氧合情况进行联合评估。结合血气分析结果和超声心动图检查，医生可以更准确地评估心脏术后患者的心功能和血流动力学状态，优化指导治疗决策和预后评估。

8.3 与生物标志物的联合应用

血气分析和生物标志物可以相互辅助，共同评价心脏术后患者的病情严重程度和预后情况。根据血气分析结果和生物标志物水平，医生可以更全面地评估患者的炎症反应、心肌损伤和器官功能损害程度，进一步指导治疗策略的制定和调整。

参考文献

[1] Pelosi P, Ball L, Barbas C S V, et al. Personalized mechanical ventilation in acute respiratory distress syndrome [J]. Crit Care, 2021, 25（1）: 250. DOI: 10.1186/s13054-021-03686-3.

[2] Park J J, Choi D J, Yoon C H, et al. The prognostic value of arterial blood gas analysis in high-risk acute heart failure patients: an analysis of the Korean Heart Failure（KorHF）registry [J]. Eur J Heart Fail, 2015, 17（6）: 601-11.DOI: 10.1002/ejhf.276.

[3] Gómez-García A, Ruiz Albi T, Santos Plaza J, et al.The Effect of Time Between Sample Extraction and Arterial Blood Gas Analysis in Clinical Practice [J]. Arch Bronconeumol, 2019, 55（9）: 501-502. DOI: 10.1016/j.arbr.2019.02.012.

[4] Rowling S C, Fløjstrup M, Henriksen D P, et al. Arterial blood gas analysis: as safe as we think? A multicentre historical cohort study [J]. Erj Open Res, 2022, 8（1）. DOI: 10.1183/23120541.00535-2021.

[5] Lima Junior N A, Bacelar S C, Japiassú A M, et al. Arterial blood gas analysis in two different intra-hospital transport methods for postoperative cardiac surgery patients [J]. Rev Bras Ter Intensiva, 2012, 24（2）: 162-166. PMID: 23917764.

[6] Taghizadeh A, Naghashian H, Faroughi R, et al. Evaluation of the correlation between end-tidal arterial carbon dioxide pressure based on mainstream capnography technique and arterial carbon dioxide pressure based on arterial blood gas analysis before and after cardiopulmonary bypass pump in children with non-cyanotic congenital heart defects [J]. Med J Tabriz Uni Med Sciences, 2022. DOI: 10.34172/mj.2022.019.

[7] Fusada T, Shiraishi A, Suzuki T, et al. Blood gas analysis can poorly predict

subsequent recovery of spontaneous circulation in patients with out of hospital cardiac arrest: A retrospective observational study [J]. Resuscitation, 2017, 118. e87.DOI: 10.1016/j.resuscitation.2017.08.209.

[8] Tanner L, Lindau S, Velten M, et al. Factors influencing the bias between blood gas analysis versus central laboratory hemoglobin testing. A secondary analysis of a randomized controlled trial [J]. PLoS One, 2020, 15（10）: e0240721. DOI: 10.1371/journal.pone.0240721.

[9] Khubulava G, Naumov A, Marchenko S, et al. Blood gas analysis in newborns with low cardiac output syndrome after cardiac surgery [J]. Bbccd, 2018, 19（5）: 676–687. DOI: 10.24022/1810–0694–2018–19–5–676–687.

[10] Ihan S, Günay R, Özkan S, et al. Arterial Blood Gas Analysis in Chronic Obstructive Pulmonary Disease Patients Undergoing Coronary Artery Bypass Surgery [J]. Turk Thorac J, 2016, 17（3）: 93–99. DOI: 10.5578/ttj.30503.

[11] Park J, Lee Y J, Hong K S. Proposed safe apnea test using positive end–expiratory pressure valve and short–term blood gas analysis: Observational study [J]. Medicine, 2019, 98（19）: e15602. DOI: 10.1097/MD.00015602.

[12] Shi B, Zhou T, Lv S, et al. An evolutionary machine learning for pulmonary hypertension animal model from arterial blood gas analysis [J]. Comput Biol Med, 2022, 146: 105529.DOI: 10.1016/j.compbiomed.2022.105529.

[13] Bass C M, Sajed D R, Adedipe A A, et al. Pulmonary ultrasound and pulse oximetry versus chest radiography and arterial blood gas analysis for the diagnosis of acute respiratory distress syndrome: a pilot study [J]. Crit Care, 2015, 19: 282. DOI: 10.1186/s13054–015–0995–5.

[14] Zhang X, Sun Y, Zhang H, et al. The Relationship Between the Utilization of Arterial Blood Gas Analysis and Rehospitalization in Heart Failure: A Retrospective Cohort Study [J]. Front Cardiovasc Med, 2022, 9: 847049. DOI: 10.3389/fcvm.2022.847049.

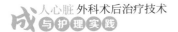
[15] Martin C M, Priestap F. Agreement between venous and arterial blood gas analysis of acid-base status in critical care and ward patients: a retrospective cohort study [J]. Can J Anesth, 2017, 64（11）: 1138-1143. DOI: 10.1007/s12630-017-0951-8.

[16] Paganini M, Moon R E, Giacon T A, et al. Relative hypoxemia at depth during breath-hold diving investigated through arterial blood gas analysis and lung ultrasound [J]. J Appl Physiol, 2023, 135（4）: 863-871. DOI: 10.1152/japplphysiol.00777.2022.

[17] Marshall W. Arterial Blood Gas Analysis [J]. Ann Clin Biochem, 2010, 47（3）: 283. DOI: 10.1258/acb. 2010.201005.

[18] Krzych L, Wojnarowicz O, Ignacy P, et al. Be cautious during the interpretation of arterial blood gas analysis performed outside the intensive care unit [J]. Acta Biochim Pol, 2020, 67（3）: 353-358. DOI: 10.18388/abp. 2020_5178.

[19] Ganter M T, Schneider U, Heinzelmann M, et al. How often should we perform arterial blood gas analysis during thoracoscopic surgery? [J]. J Clin Anesth, 2007, 19（8）: 569-575. DOI: 10.1016/j.jclinane.2007.06.006.

[20] Dreher M, Daher A, Keszei A, et al. Whole-Body Plethysmography and Blood Gas Analysis in Patients with Acute Myocardial Infarction Undergoing Percutaneous Coronary Intervention [J]. Respiration, 2018, 97（1）: 24-33. DOI: 10.1159/000491096.